Heidi Grund-Thorpe
Das Leuchten der Gipfel

W0300748

Heidi Grund-Thorpe, geboren 1960 in Oberfranken, war nach dem Studium für Mode- und Grafikdesign für ein Frauenmagazin tätig. Seit 25 Jahren ist sie selbstständig tätig als Autorin und Producerin von DIY-Titeln. Sie lebt mit ihrer Familie in Bayern.

Heidi Grund-Thorpe

Das Leuchten der Gipfel

PIPER

Mehr über unsere Autoren und Bücher:
www.piper.de

Wenn Ihnen dieser Roman gefallen hat, schreiben Sie uns unter Nennung des Titels »Das Leuchten der Gipfel« an empfehlungen@piper.de, und wir empfehlen Ihnen gerne vergleichbare Bücher.

Wir produzieren nachhaltig
www.piper.de

ISBN 978-3-492-50589-5
© Piper Verlag GmbH, München 2022
Redaktion: Julia Feldbaum
Satz auf Grundlage eines CSS-Layouts
von digital publishing competence (München)
mit abavo vlow (Buchloe)
Covergestaltung: Traumstoff Buchdesign traumstoff.at
Covermotiv: Bilder unter Lizenzierung von Shutterstock.com genutzt
Printed in Germany

Prolog

1. April 1933

»Die Vorsuppe war wieder mal köstlich, Afra.« Miriam zwinkerte ihrer Köchin zu, während diese die Schüsseln mit dem Hauptgericht servierte. »Und dieser verlockende Duft von den Karotten und dem sauren Kartoffelgemüs. Ich könnt direkt auf die Fleischpflanzerl verzichten.« Miriam reckte ihre Nase in die Luft.

»Des bisserl Fleisch in die Pflanzerl schad ned, wenn i des so sagn darf, Sie könnens vertragn.«

»Dass du dich auch immer so sorgst um mich.« Miriam nickte Afra anerkennend zu. »Die Süßspeis trag ich später selbst auf, du kannst ruhig schon nach Hause gehn. Und nimm die Reste aus der Küche mit, für uns ist es eh zu viel.«

»Gnädige Frau Miriam, ein herzliches Vergelts Gott, sag ich. Meine Kinder wern sich unbandig gfrein. I mach mi dann, mit Ihrer Erlaubnis, gleich aufn Weg.« Mit einem Knicks in Richtung der Herrschaften verließ sie das hell erleuchtete Speisezimmer.

Miriam wusste, dass bei Afra zu Hause ihr arbeitsloser Mann, ihr siebenjähriger Sohn und die beiden halbwüchsigen Kinder ihrer verstorbenen Schwester auf sie warteten, die sicher hungrig über das Essen herfallen würden. Außerdem wollte Miriam mit ihrem Mann allein sein, sie musste dringend ungestört mit ihm reden.

Als Arthur Goldstein am frühen Abend aus dem Geschäft zurückgekommen war, war ihm eine kaum spürbare Spannung angehangen. Für Miriam fühlte es sich an wie eine kurz vor dem Reißen gespannte Saite auf ihrer Geige, im Geiste erwartete sie ständig das »Pling«. Normalerweise ließ Arthur, wenn er die Haustür hinter sich schloss, die Vorkommnisse in der Firma oder Ereignisse der Politik, die sich seit der Machtübernahme Hitlers überschlugen und die auch ihr Unternehmen betrafen, draußen. Er streifte alles, was die heile Welt seiner von ihm vergötterten Gemahlin und seines zehnjährigen Sohnes Jakob in irgendeiner Weise bedrohen könnte, gleichsam mit dem Schmutz unter den Schuhen auf dem Fußabstreifer vor der Eingangstreppe ab. Dafür hatte er die prächtige Gründerzeitvilla im Münchner Stadtteil Bogenhausen, direkt am Hochufer der Isar gelegen, als Wohnsitz für die kleine Familie ausgewählt: Sie sollte eine Trutzburg gegen alle Unbill von außen sein.

Selbst seine Begrüßung, als er sie in den Arm nahm und küsste, war anders. In der Umarmung fehlte die Leichtigkeit, sie war etwas ungelenk und distanziert, sein Blick streifte sie nur kurz, die gewohnheitsmäßige, aber immer ehrlich interessierte Frage nach ihrem Befinden blieb aus. Heute war etwas mit ihm durch die Tür geschlüpft, das sie nicht hatte fassen können.

Aber sie würde es herausfinden. Miriam war eine Frau, die auf Klärung pochte, und sie wich keinem Thema aus. Beide hatten sich vor der Heirat versprochen, niemals etwas Unausgesprochenes zwischen sich stehen zu lassen, auch wenn es schmerzte.

»Wenn du fertig bist, räume ich ab und wir essen die Nachspeise.« Miriam hatte nur wenige Bissen gegessen, und aus den Augenwinkeln sah sie, dass auch Arthur nur auf dem Teller herumstocherte und das Essen hin- und herschob.

Sie nahm die Teller zusammen, stand auf und holte das Dessert.

»Da schau her, Afra hat deine Lieblingssüßspeise gemacht, Grießpudding mit Blaubeerkompott.« Sie stellte das Schüsselchen vor ihm ab und legte den Arm um ihn. »Gehts dir nicht gut?« Arthur wich ihrem Blick aus. Miriam dagegen fixierte ihn. »Ich glaub, wir haben was zu bereden, oder?«

»Ach verzeih, mein Herz, ich hab nicht gleich bemerkt, dass du ein neues Gwand hast. Es kleidet dich hervorragend, der Grünton unterstreicht deine Augen, und es betont deine wunderbare Figur.« Arthur strich mit den Händen über ihre Hüften, nahm seine Finger dann aber sofort wieder weg. Als Textilhändler und -fabrikant kannte er jedes einzelne Kleidungsstück seiner Frau, er schätzte ihren stilsicheren Geschmack und ihre Kreativität, mit der sie die Hausschneiderin zu ungewöhnlichen Konstruktionen anregte.

Die Begeisterung Miriams für die bayerischen Trachten flossen in ihre Kostüme und Kleider ein. Leider war es als Frau ihres Standes nicht angemessen, Dirndl zu tragen, denn das wäre ihr am liebsten gewesen. Aber sie fand immer eine Möglichkeit, mit miederartigen Oberteilen in Anlehnung ans Dirndl ihre schlanke Figur zu betonen und einen neuen Stil zu erschaffen. Exklusive Stoffe wie Seide und Samt unterstrichen die Eleganz der Schnitte, viele ihrer Freundinnen baten immer wieder darum, ihre Ideen kopieren zu dürfen. Wenn dann Arthur das Aussehen der Damen in Gesellschaft honorierte, folgte dem Dank oft ein leises, fast unhörbares Seufzen, dass er sicher wisse, dass es eine Kopie von Miriams Entwurf sei. Arthur unterdrückte meist ein schelmisches Grinsen und lobte anerkennend, das Individuelle der Trägerin mache das Ganze doch erst einmalig. Die Damen schmachteten ihn an, nicht nur wegen seines guten Aussehens, sondern auch, weil er sich tatsächlich als Mann nicht zu schade war, über Mode zu sprechen.

»Es freut mich, dass dir mein neues Kleid gefällt, aber das meine ich nicht.« Miriam schenkte ihm Wein nach und rückte etwas näher zu ihm hin. »Etwas bedrückt dich.« Sie stellte gar nicht erst eine Frage, sondern konfrontierte ihn mit ihrer Feststellung.

Erneut wich er ihrem Blick aus, erst nach einigem Zögern wandte er sich ihr zu.

Sie erschrak. Als hätte er eine Maske abgezogen, saß nun ein anderer Mensch vor ihr. Seine positive und aufrechte Haltung war gefallen.

Er nahm ihre Hände und legte sie vor sich auf den Tisch, dabei streichelte er immer wieder zärtlich darüber. Miriam spürte, wie er Mühe hatte, die Fassung zu wahren. Er suchte nach Worten und schüttelte immer wieder den Kopf, als fände er nicht den richtigen Anfang. Erst nach einem tiefen Seufzer begann er zu sprechen.

»Heute wurde die Bevölkerung öffentlich aufgefordert, alle jüdischen Geschäfte, Ärzte und Rechtsanwälte zu boykottieren. Auf dem Weg zu einem Einzelhändler in der Theatinerstraße, einem Kunden unseres Handelshauses, wurde ich durch uniformierte Soldaten und aufgewiegelte Bürger davon abgehalten, das Haus zu betreten. Schaufenster von jüdischen Geschäften wurden eingeschlagen, davor postierten sich Uniformierte. Der Mob schwadronierte auf der Straße«, er seufzte tief, »es war einfach entsetzlich. Seit der Machtübernahme Hitlers am 30. Januar deutete sich Schlimmes an, und die heutigen Geschehnisse weisen auf eine Entwicklung hin, die ich zwar befürchtet, aber nicht so schnell erwartet habe.« Während Arthur sprach, sackte er immer mehr in sich zusammen. Sein Entsetzen spiegelte sich in Miriams Zügen, ihre rosige Gesichtsfarbe hatte einen bleichen Grauton bekommen.

»Gut, dass Jakob bei meinen Eltern ist und nicht hier in München. Oder meinst du, in Murnau ist es genauso schlimm?« Sie schlug die Hand vor den Mund.

»Es ist zu befürchten. Morgen werd ich gleich von der Firma aus telefonieren. Sicher hätten sich deine Eltern gemeldet, wenn etwas vorgefallen wäre.«

Miriam wusste, dass er sie beruhigen wollte, aber sie musste auf der Stelle erfahren, wie es Jakob ging, und lief mit schnellen Schritten im Zimmer hin und her. »Wenn Papa sich doch bloß nicht gegen ein Telefon gewehrt hätte! So müssen wir immer warten, bis dein Kompagnon im Geschäft ist und sie benachrichtigen kann.«

»Das hilft jetzt nichts, morgen früh wissen wir mehr, Liebes.« Arthur wandte sich mit ernstem Ausdruck an Miriam.

»Ich bitte dich, geh nicht mehr allein aus dem Haus. Was dir vor wenigen Wochen passiert ist, könnte dich jetzt ins Gefängnis bringen, oder weitaus Schlimmeres könnte dir drohen.«

Miriam war mit ihrer Freundin Edda bei Dallmayr in der Dienerstraße verabredet gewesen. Auf ihrem Weg dorthin hatte sie beobachtet, wie ein blutjunger Bursche einen alten Mann mit Kippa bedroht und brutal auf ihn eingeschlagen hatte, weil er ihm aufgrund seiner Gehbehinderung nicht schnell genug aus dem Weg gehen konnte. Miriam hatte versucht, mit ihrem Stockschirm den jungen Mann abzudrängen, worauf er sie mit voller Wucht gegen die Wand geschleudert hatte. Er hatte nach der Polizei gerufen, nur durch die schmeichelnden und anbiedernden Beschwichtigungen Eddas hatte er sich beruhigen lassen. Sie hatte ihm hinter vorgehaltener Hand zugeflüstert, dass Miriam mit Eheproblemen kämpfe und deswegen etwas zu tief in Glas geschaut habe. Er solle bitte über den Vorfall von eben hinwegsehen, denn ihr Mann habe sich mit einer Jüngeren eingelassen. Miriam war entsetzt gewesen und hatte zu ihrem Glück vor Schock nicht antworten können.

»Arthur, ich verspreche dir, im Haus zu bleiben. Aber wie soll das weitergehen, wie soll Jakob, wenn er von den Eltern zurückkehrt, in die Schule kommen? Das erscheint mir alles aussichtslos. Unser schönes München, von solchen Barbaren heimgesucht, es ist unfassbar. Ich habe mich hier immer so sicher gefühlt.« Miriam konnte ihre Tränen nicht zurückhalten, ihre Verzweiflung machte sie fast ohnmächtig.

Arthur nahm sie fest in die Arme und wiegte sie wie ein Kind. »Liebes, wir hatten doch erst vor Kurzem darüber gesprochen, dass wir München verlassen werden, wenn sich die politische Situation zuspitzt.« Seitdem hatte er nach einem Käufer für die Firma gesucht, und es gab einige ernst zu nehmende Interessenten. Für ihn war entscheidend, dass der Käufer einem Rückkauf nach einigen Jahren, wenn sich die politische Situation wieder beruhigt hätte, zustimmte. Er würde den Verkauf möglichst schnell in die Wege leiten, da durch die von der Politik geschürten Aggressionen gegen die Juden mit einem Absturz der Preise zu rechnen war. Aber trotz allem, es gab noch ehrliche Menschen, in die er Vertrauen setzte. »Unser Vermögen ist zu einem Teil schon in Gold angelegt, einen Teil werde ich nach Neuseeland transferieren. Dort lebt mein Bruder, der das alles für uns verwalten und verwahren kann. Und dann werde ich einen Teil der Lösung, die wir vor unserer Hochzeit beschlossen haben, umsetzen.«

Miriam hob den Kopf zu ihm, ihre Stimme klang fremd und blechern, ohne jede Emotion. »Tu das, mein Liebling.«

17. Juni 1933

»Ist es so weit?« Miriam hätte die Frage nicht stellen müssen, sie spürte es, sie sah es Arthur an. Das tonnenschwere Gewicht der Verantwortung, unter dem seine aufrechte Haltung sich in den vergangenen Wochen mehr und mehr gebeugt hatte, seine fahrigen Bewegungen und auch sein leichtes Aufbrausen – all das war neu für Miriam, das gehörte nicht zu dem Arthur, den sie kannte. Er versuchte immer noch, schlechte Nachrichten, Erniedrigung und Schmach von ihr fernzuhalten. Für Jakob hatte er einen Privatlehrer gefunden, um ihm die öffentliche Schule zu ersparen.

Sie fühlte sich wie in einem Glashaus. Sie wollte raus, die Menschen aufrütteln, alle darauf hinweisen, was um sie herum passierte. Durch Afra erfuhr sie, was sich auf den Straßen abspielte. Die Tageszeitung bestätigte Afras Berichte, ihr Entsetzen wuchs ins Unermessliche. Auch wenn sie München liebte und es sich nie hätte vorstellen konnte, jetzt war es an der Zeit, ihr elegantes Haus zu verlassen, um ihr Kind in Sicherheit zu bringen. An sich selbst dachte sie dabei überhaupt nicht.

»Setzen wir uns in mein Arbeitszimmer, dort sind wir ungestört?« Jeder im Haus wusste, wenn der Hausherr dort verweilte, gab es außer einem Notfall keinen Grund, ihn zu stören.

Miriam nahm ihm gegenüber am Schreibtisch Platz. Schweigend zog Arthur drei kleine Schatullen aus der Tasche seiner Anzugjacke und legte sie nebeneinander vor sich hin. Sie erkannte, dass auf den Deckeln *Jakob, Miriam* und *Arthur* eingraviert war.

Miriam beobachtete stumm jede seiner Bewegungen, ihr früheres launiges Geplapper hatte sie sich in den vergangenen Wochen abgewöhnt, es blieben nur noch scharfsinnige Kommentare, die sie sich aber auch meistens verkniff.

Arthur holte tief Luft und legte beide Hände auf den Schreibtisch. »Alles, was ich dir jetzt sagen muss, fällt mir äußerst schwer, aber ich halte mich an unser Versprechen, offen und ehrlich miteinander umzugehen.« Er sah Miriam auffordernd an, als wollte er hören, er solle sich nicht an das Versprochene halten.

Miriam nickte schweigend.

»Die Firma hier in München habe ich an einen früheren Kunden verkauft, zu einem niedrigen, aber akzeptablen Preis. Unser Haus übernimmt Korbinian Stockacher aus

Hochkogel. Du erinnerst dich sicher an ihn, während unserer Sommerfrische auf dem Hauserhof haben wir öfter mit ihm gesprochen. Ich werde, solange es die politische Situation noch irgendwie zulässt, in der Firma als Geschäftsführer weiterbeschäftigt. Für Afra habe ich auch gesorgt, sie und ihr Mann wie auch alle bisherigen Angestellten können bei meinem Nachfolger weiterarbeiten.«

Miriam atmete hörbar auf.

»Jetzt kommt für mich der schlimmste Teil«, er kämpfte mit den Tränen. »Du und Jakob, ihr werdet zu einem langjährigen Freund unserer Familie, Roman von Hollweg, ziehen. Offiziell steht er auf der Seite von Hitler, leistet aber im Untergrund Widerstand. Er wohnt südlich von München vollkommen abgeschieden in einer kleinen, alten Villa. Du wirst seine Ehefrau, und Jakob als sein Ziehsohn erhält Privatunterricht.«

Miriam sprang auf, dabei fiel ihr Stuhl nach hinten. »Niemals, was hast du dir dabei gedacht?« Sie stemmte beide Hände auf die Schreibtischkante und richtete sich deutlich auf. Sie wirkte größer, als sie eigentlich war.

»Mein geliebtes Herz, das ist die einzige Lösung für euch. Roman hat alle Papiere anfertigen lassen, die jeder Überprüfung standhalten sollten: eine Bescheinigung für unsere Scheidung genauso wie die Dokumente für die Eheschließung zwischen dir und Roman. Sollte es für mich hier in München zu unsicher werden, dann kann ich immer noch fliehen, allein ist das viel einfacher. Ihr beide seid bei Roman sicher, mehr als irgendwo sonst auf der Welt. Du weißt, dass es mir das Herz bricht, dich gehen zu lassen.«

Miriam lief zu ihm hin und klammerte sich an ihn, sie hatte ihn noch nie weinen sehen. Sie konnte es nicht ertragen – ihr starker Arthur, in Tränen aufgelöst. Auch sie weinte, sie konnte sich nicht mehr beherrschen. Sie trösteten und küssten sich, sie wiegten sich und klammerten sich aneinander.

Eine gemeinsame Flucht der Familie nach Neuseeland hatte Arthur schon in Erwägung gezogen, aber sowohl Eltern als auch Schwiegereltern hatten es abgelehnt, deswegen sah er sich genötigt, zu bleiben und sie solange wie möglich zu unterstützen. Sein einziger Hoffnungsschimmer war, dass sich die NSDAP langfristig nicht durchsetzen würde. Dann könnten Miriam und Jakob wieder zurückkommen, das Rückkaufsrecht für seine Firma und die Villa hatte er vorsorglich im Kaufvertrag fixiert.

Nach vielen Stunden, in denen sie alle denkbaren Alternativen durchgespielt hatten, wie sie sich vor den Nazis schützen und verbergen konnten, erkannte Miriam, dass Arthurs Vorschlag der einzig richtige war.

Er öffnete die Schatulle mit ihrem Namen. »Und hier ist die endgültige Lösung, wie wir sie besprochen haben. Die Elfenbeinplatte dieses Rings lässt sich zur Seite schieben, darunter ist eine winzige Kapsel, gefüllt mit Zyankali, versteckt. Bevor uns jemand irgendein Leid zufügt, ist das unser Weg in die Freiheit.«

Januar 2021

Bekkas Ankunft

»Ja, Madl, is des a Freid, dass du mi bsuachst«.

Bekka konnte es kaum glauben. Sie hatte mit Ablehnung gerechnet und war bereit gewesen zum sofortigen Rückzug. Alles hatte sie erwartet, nur nicht diese herzliche Begrüßung ihrer Oma Nanny. Sie ließ sich immer tiefer in deren Arme fallen. Die Umarmung umhüllte sie wie ein Kokon, dessen Seidenfaden aus Geborgenheit und Liebe bestand. Nichts Unangenehmes, nur Vertrautes – als hätte es die letzten zehn Jahre nicht gegeben.

»Kemmts einer in die gute Stubn, I hab grad an Kaffee aufgsetzt, und an Topfenstrudel hab i a. Mei, is des schee, so a Freid.«

Während Nanny ihre Enkelin und deren Vater Benji, ihren Sohn, der sich wortlos im Hintergrund hielt, in die Wohnküche schob, wiederholte sie es wieder und wieder. »Is des a Freid. Hats dir in Berlin nimmer gfoin, hast Sehnsucht ghabt nach de Berg?« Die Oma tätschelte Bekkas dunklen Lockenschopf und drückte ihre Enkelin immer wieder an sich. Sie äußerte sich nicht über die bunten Strähnen am Pony, obwohl Bekka sie mehrmals um ihre Finger gewickelt hatte und vor Nervosität hin und her zwirbelte.

Bekka schloss die Augen. Das war es, was ihr gefehlt hatte, die Herzenswärme von ihrer Oma Nanny. Sie umarmte die alte Frau, und Tränen flossen. »Ach, Nanny ... es tut mir furchtbar leid, dass ich mich nicht mehr gemeldet habe. Ich ...«

»Lass guad sei, Madl, ois hat sei Zeit. Aber erzähl, wie is dir ergangen? Studiert hast, hat der Benji erzählt, und gleich zwei Abschlüsse hast in der Daschn! Kannst stolz sei auf di.«

Stolz? Das Gefühl war ihr fremd. Früher, ja, da war sie vor Stolz geplatzt, wenn sie eine gute Note nach Hause brachte oder mit den Eltern zusammen einen Gipfel bestieg, ein Tennisturnier gewann oder von der Nanny gelobt wurde, weil sie die Tageseinnahmen des Gasthauses sorgfältig eingetragen hatte und bis auf den Cent alles stimmte. Aber in den letzten Jahren war ihr dieses Gefühl abhanden gekommen, vermutlich, weil es niemand gegeben hatte, der sich dafür interessiert hätte.

Sie saßen in der Wohnküche, genauso wie früher. Ihr Vater Benji am Kopfende, Bekka auf der Chaiselongue und Nanny gegenüber auf dem Lehnstuhl, der mit Kissen ausgepolstert war. Die Kuhle auf dem Sofa fühlte sich noch genauso an wie früher, eine der Polsterfedern stach durch den Velourbezug und pikste sie in den Po. Sie grinste über diese vertraute Stichelei, als wäre es eine Begrüßung. Der Duft des frisch aufgebrühten Kaffees vermischte sich mit den süßlichen Schwaden des Strudels, der rauchige Geruch des leise knisternden Herdfeuers, mit dem Nanny selbst im Sommer kochte – Bekkas Sinne erkannten all das wieder, es hatte sich für immer in ihre DNA eingebrannt.

Nanny öffnete die Tür des Geschirrschranks, das quietschende Scharnier erklang wie früher in der gleichen Klangfolge. Den letzten Ton, der schon immer ausgeblieben war, pfiff Bekka.

Alle drei lächelten, jeder hatte darauf gewartet.

Nanny reichte Bekka einen Teller, den sie zuunterst aus dem Tellerstapel hervorholte. »Meinen Lieblingsteller, den hast du noch?« Bekka strich mit der Fingerkuppe rund um den Rand, der mit Vergissmeinnicht-Blümchen bemalt war.

Sie stoppte an einer bestimmten Erhebung, sie würde sie auch blind ertasten. Dieses Blümchen war nur auf ihrem Teller, auf allen anderen Tellern des Services, das seit jeher nur an besonderen Tagen herausgeholt wurde, fehlte es.

Gewohnheitsmäßig wischte Nanny mit der Hand über das blitzblanke Wachstischtuch, bevor sie den Teller abstellte, und achtete darauf, dass trotz des riesigen Stücks Topfenstrudel das Blümchen sichtbar blieb. Jede Bewegung, jede kleinste Geste war Bekka vertraut. Nichts fehlte, nichts war dazugekommen.

»Lass da´ss schmegga Madl. Und erzähl mir, wies dir geht.«

Bekka mampfte vor sich hin. »In Berlin ging's mir schon gut, vor allem anfangs war es sehr aufregend, ganz anders als in München. Nach dem Studium habe ich verschiedene Arbeitsstellen ausprobiert, bis Corona kam. Dann war alles weg, meine Jobs, meine Mitbewohner und sogar meine Wohnung.« Sie zögerte. »Ich hätte mich fast nicht getraut, einfach so bei dir wieder aufzutauchen, aber Papa meinte, das wär genau das Richtige für mich, jetzt zu dir zu ziehen.«

»Da hat er recht, dei Papa.« Sie nickte ihrem Sohn zustimmend zu. »Wie lang warst in München, dort is ja kaum Platz für drei Leit?«

»Ein paar Tage, dann hatten wir genug voneinander.« Sie lachte ihren Vater an. »Nein, ich finde wir haben uns super verstanden. Chiara war ausgesprochen lieb, obwohl ich Papa und sie vollkommen überrumpelt hatte mit meinem Besuch. Aber zu dritt in einer Dreizimmerwohnung wird der Platz schnell eng, vor allem, weil Paps und Chiara im Homeoffice arbeiteten und ich nie wusste, wie ich meine Zeit verbringen sollte. Wegen der Coronabestimmungen konnte ich ja nirgendwo hin, niemanden treffen, die Cafés und Kinos waren zu ... einfach ätzend. Und in München halten sich die Leute viel krasser an die Vorschriften als in Berlin, da ging schon das ein oder andere.«

Der erste Abend

»Du konnst in dci oids Zimmer«

»Alles ist noch wie früher? Kann man den Turm noch besteigen?«

Das, was Bekka immer als *ihren Turm* bezeichnet hatte, war ein quadratischer Erker über dem Hauseingang mit einer riesigen Zwiebel als Abschluss, der den beiden darüberliegenden Stockwerke vorgelagert war und über den hohen First des Hauses hinausragte. Früher, lange vor Bekkas Zeit, war dort eine Glocke gehangen, mit der das Dorf beim Ausbruch eines Feuers oder bei nahendem Unwetter gewarnt wurde. Später, als die Glocke nicht mehr gebraucht worden war, hatte Nannys Mutter an allen vier Seiten Fenster einbauen lassen. So war daraus eine Art Turmzimmer mit dem Zugang über eine Wendeltreppe von Bekkas Zimmer aus geworden.

Bekka hatte als Kind im Turm Rapunzel und Dornröschen gespielt, stundenlang war sie in ihre Märchenwelt versunken. Sie wechselte die Rollen, einmal war sie der mutige Prinz, ein anderes Mal die verzauberte Prinzessin. An Nanny gekuschelt verfolgte sie im Turm schwere Gewitter, seitdem war ihre Angst davor verschwunden. Als sie älter wurde, bewunderte sie die Aussicht auf den Wendelstein und die umliegenden Gipfel, die nach Wetterlage zum Anfassen nah oder im Dunst weit weg und unerreichbar schienen. Und ganz besonders schön in ihrer Erinnerung waren die Nächte, in denen sie zwischen Mum und Paps in dicke Decken gewickelt den Sternenhimmel beobachtete. So hell und nah wie hier in den Bergen hatte sie das nie mehr erlebt.

Nicht einen Gedanken daran hatte sie sich in den vergangenen Jahren gestattet. Sie hatte ihre Erinnerungen in einem tiefen Schacht abgelegt und den Weg dorthin mit einigen Umleitungsschildern versperrt, um ihnen nicht zu nahe zu kommen. Als hätte sie Angst gehabt, diese Erlebnisse könnten ihr Leben, für das sie sich mit Beginn des Studiums in Berlin entschieden hatte, auf den Kopf stellen.

Aber jetzt kribbelte es in ihren Händen und Füßen, sie verspürte eine Lust und wollte plötzlich all das wiederfinden. Ob sie die alten mit den neuen Erlebnisse würde verknüpfen können?

»Alles is noch da, es wart nur auf di.« Nanny lächelte und stupste ihr auf die Nase. »I habs gwusst, dass du wiederkommst. I musst nur warten. Und i hätt a no länger gwart.«

Bekka stand auf und umarmte ihre Oma über die Stuhllehne hinweg. »Ach, Nanny, das tut so gut, hier bei dir zu sein. Und ich ärgere mich wahnsinnig, dass ich so a schlechte Enkelin war die letzten Jahre.«

Nanny schüttelte nur den Kopf und strich ihr über die Locken. »Passt scho, Madl, jetzt bist ja da.«

Benji schleppte unter übertrieben lauten Ächzlauten die beiden riesigen Koffer nach oben, den Rucksack schulterte Bekka selbst. »Was hast du bloß alles da drin, die sind ja Tonnen schwer?«

»Alles, Papa, das ist alles, was ich besitze.« Plötzlich liefen die Tränen, und Benji nahm sie in den Arm.

»Schsch. Ist alles a bisserl viel auf einmal. Wirst sehn, alles wird gut.«

Bekka wühlte ihre Waschtasche und ein ausgeleiertes Shirt aus dem Rucksack, alles Übrige würde sie in den kommenden Tagen auspacken. Nanny hatte das Zimmer schon vorbereitet, denn Benji hatte ihre Ankunft angekündigt. Bekka erkannte ihre Lieblingsbettwäsche mit den kleinen Röschen wieder – ihr *Dornröschenbett.* Selbst heute fand sie das Rosenmuster irgendwie gut ... vintagemäßig. Sie warf sich aufs Bett und kuschelte sich ein, wie früher. Jetzt fehlte nur noch, dass Nanny hereinkam und ihr eine gute Nacht wünschte, aber dazu war sie wohl doch ein bisschen zu alt. Aber sie täuschte sich, denn es klopfte an der Tür, die einen Spalt geöffnet wurde.

»I hab denkt, i schau noch mal rein zu dir. Passt alles, brauchst was für die Nacht?« Nanny blieb im Türrahmen stehen.

»Machst du die Mumie?«

»Ja, freili, des tu i doch gern.« Als wäre kein Tag seit dem letzten Mal vergangen, schob die alte Frau die Ränder der Decke unter die ausgestreckt daliegende Bekka, erst die Längsseiten, dann die Querkante unter die Füße. »Und jetzt schlaf gut, mei Madl.« Nanny drückte ihr einen Kuss auf die Stirn und ging aus dem Zimmer.

Bekka starrte an die Decke, an schlafen war nicht zu denken. Ihre Gedankenkarussell drehte sich und wurde immer schneller, sie versuchte, einen Gedanken festzuhalten, um auszusteigen oder zumindest das Karussell zu verlangsamen.

Was war bloß in sie gefahren, dass sie den Kontakt zu Nanny mit jedem Jahr in Berlin mehr und mehr reduziert hatte? Anfangs hatte sie Nanny mindestens einmal im Monat angerufen, dann waren die Telefonate immer sporadischer geworden, und zum Schluss hatte sie an Nannys Geburtstag, an Weihnachten und manchmal zum neuen Jahr angerufen. Immer mit einem schlechten Gewissen, immer kurz angebunden, ohne dass es zwischen ihr und Nanny zu einem Streit oder irgendeiner Äußerung der Kritik oder Ablehnung gekommen war. Dabei hätte Bekka dringend jemanden gebraucht, mit dem sie den Schock der plötzlichen Trennung der Eltern und den damit verbundenen Verlust von allem, was ihr bis dahin wichtig gewesen war, besprechen und aufarbeiten hätte können. Mit ihrer Sprachlosigkeit hatte sie sich und die wichtigsten Menschen bestraft, die bis dahin zu den unverrückbaren Säulen ihres Lebens gehört hatten.

Dabei hatte Nanny mit der Scheidung ihrer Eltern nichts zu tun gehabt, sicher wäre es ihr auch lieber gewesen, dass die beiden zusammengeblieben wären. Paps war total verliebt in Lilly gewesen – bis zum Schluss und vermutlich weit darüber hinaus. Den Tag nach ihrer Abifeier würde sie nie vergessen, er hatte seitdem den Rest ihres bisherigen Lebens bestimmt.

Auf Wunsch ihrer Mutter sollte sie mit ihren Eltern frühstücken, Lilly hatte ihr das schon Tage vorher immer wieder gesagt. Natürlich wollte Bekka ausschlafen, denn die Abiturienten waren nach dem offiziellen Teil mit Eltern und Lehrern noch in den Englischen Garten gezogen, hatten Musik gehört, den mitgebrachten Alkohol getrunken und ausgelassen sich selbst und ihre neu gewonnene Freiheit gefeiert. Alle waren erleichtert gewesen, dass die Schulzeit hinter ihnen lag, sie hatten über ihre Pläne gesprochen, wo sie studieren, was sie lernen oder wohin sie reisen würden. Die Stimmung war heiter und gelöst gewesen, die Grüppchen und Pärchen waren zusammengesessen, wie sie sich in den Jahren der gemeinsamen Schulzeit gebildet hatten.

Lilly hatte den Wecker auf 8.30 Uhr gestellt. Kaum hatte Bekka ihn im Halbschlaf ausgeschaltet, kam Lilly schon ins Zimmer gestürmt. Sie sollte sich keinesfalls umdrehen und einfach weiterschlafen. Ein derartiges Verhalten kannte Bekka nicht von ihren Eltern, sie hatten immer großes Verständnis gezeigt, wenn sie nach Partys ausschlafen wollte oder auch mal einen Tag lang nicht ansprechbar war. Aber gerade nach ihrer Abifeier beharrten sie auf einem gemeinsamen Frühstück, was sollte das?

Als Bekka sich total verschlafen an den Terrassentisch setzte, schloss sie sofort die Augen, das Sonnenlicht war zu grell, es erzeugte Blitze auf ihrer Netzhaut. Die vertrauten Geräusche der bimmelnden Straßenbahn zwei Straßen weiter, das Rauschen des Verkehrs, selbst das Summen der Bienen im Garten wurden zum Störfeuer in ihrem Kopf. Lilly schenkte ihr eine Tasse Kaffee ein und fragte, ob sie einen frisch gepressten Saft haben wolle. Bekkas Antwort klang nach einem Brummen, ein Ja oder Nein war nicht zu verstehen. Wäre Bekka ausgeschlafen gewesen, hätte sie etwas bemerkt, denn ihr Vater saß still am Tisch, ohne sich über ihren Kater lustig zu machen.

»Let's talk«, begann ihre Mutter, von Bekka zu Benji blickend, der den Kopf zur Seite drehte.

»Hat das nicht Zeit bis später«, stöhnte Bekka. »Heute Nachmittag bin ich bestimmt wieder fit.«

»Heute Nachmittag bin ich nicht mehr da, my dear.« Lillys Stimme überschlug sich, und Bekka riss erstaunt die Augen auf.

»Fährst du übers Wochenende weg oder was?«

»Ich fliege in wenigen Stunden nach England und übernehme dort einen Topjob in meiner Firma in London.«

Bekka kapierte es nicht. Warum wollte sie nach London, sie wohnten doch hier, und hier hatte sie ihre gut bezahlte Arbeit, ihr Traumjob in ihrer Traumstadt, wie sie es oft gesagt hatte. Was sollte das? »Wie, kommst du dann an den Wochenenden nach Hause? Und Paps ...?« Bekka wandte sich ihrem Vater zu, der wie ein Häufchen Elend zusammengesunken am Tisch saß und auf seinen Teller starrte.

»Bekka, my dear, dein Vater und ich werden uns trennen.« Lillys sonst so tiefe und warme Stimme war hoch und schrill und klang in Bekkas Kopf wie ein Bohrer beim Zahnarzt.

Die Trennung ihrer Eltern, das kam in ihrem Universum nicht vor. Paps turtelte ständig mit Lilly und erklärte ihr täglich, auch im Beisein anderer, seine Liebe. Jeder bezeichnete sie als das Traumpaar schlechthin. »Paps, sag doch mal was.«

Bekka hoffte, dass er alles gleich als blöden Scherz darstellen würde, aber er schaute sie nur traurig an. Kein Wort kam über seine Lippen, er schüttelte den Kopf, stand hastig auf und flüchtete ins Haus.

Das, was Lilly ihr nun mit wenigen Worten, aber detailliert erklärte, kam bei ihr an, als würde sie ihr die Bedienungsanweisung für eine Spülmaschine darlegen. Lilly hatte eine Führungsposition bei ihrer Firma in der Filiale in London angenommen, sie sollte eine neue, internationale Abteilung aufbauen. Da sich ihre Liebe seit einigen Jahren sehr abgekühlt hätte, hätten sie und Benji schon länger beschlossen, sich zu trennen, wollten ihr das aber erst nach dem Abitur mitteilen und damit vermeiden, dass sie schulische Probleme in den beiden letzten wichtigen Schuljahren bekäme. Außerdem würde Bekka sich ab sofort sowieso abnabeln, das brächte ein Studium automatisch mit sich, dann würde sie die Trennung eh nicht hautnah miterleben.

Bekka fühlte sich wie schockgefroren, sie war zu keiner Bewegung oder Antwort fähig. Lilly war ihr in diesem Moment so fremd; sie hätte das Wort *Mum* nicht über die Lippen gebracht. Als Lilly sie aufforderte, etwas dazu zu sagen, begann Bekka erst leise, dann immer lauter und hysterisch kreischend zu lachen, bis Lilly sie an den Schultern fasste und schüttelte. Sie redete auf sie ein, sie müsse endlich erwachsen werden, schlimm genug, dass sie nie etwas davon gespürt habe, was zwischen ihren Eltern gelaufen sei. Sie hätten sie einfach zu sehr umsorgt, alles aus dem Weg geräumt, und nun sei sie nicht in der Lage zu erkennen, dass ihre Eltern das Recht auf ein eigenes Leben hätten.

Bekka schüttelte die Hände ihrer Mutter ab, sie konnte die Berührung nicht mehr ertragen. »Ja, Lilly, es stimmt, ich hatte das Leben einer Märchenprinzessin – im festen Glauben daran, alles, was ich erlebte, sei echt. Das Schauspiel ist euch perfekt gelungen, euer Drama ist nun zu Ende. Ich wünsche dir alles Gute für den Rest deines Lebens. Ohne mich. Ohne ... uns.«

Bekka ließ die vollkommen verdatterte Lilly stehen, sie drehte sich auch nicht mehr um, als sie ihr nachrief, ob sie sie denn nicht zum Flughafen bringen wolle ... sie würde ihr die neue Adresse schicken, im Moment wohne sie erst mal im Hotel.

Bekka lief stundenlang stumm, dann wieder weinend durch München. Irgendwann sprach sie jemand an, ob sie Hilfe brauche, aber sie ließ die Person einfach stehen. Am späten Nachmittag landete sie an der Isar, an einem Platz, an dem sie früher oft mit ihrem Vater gewesen war. Ihre schmerzenden Muskeln empfand sie wie eine Erlösung, dadurch spürte sie sich selbst. Der unfassbare Schmerz in ihrer Seele breitete sich wie ein Entzündungsherd in ihr aus, eine offene Wunde, die wucherte. Bewegungslos, in die fließende Isar starrend, saß sie lange Zeit am Ufer. Sie wollte, nein, sie musste weit weg von hier. Ihren Erinnerungen entkommen. Sie wollte nicht jeden Tag sehen und erleben, was ihr fehlte und was ihren Schmerz täglich neu anstachelte.

In den nächsten Tagen musste sie sich für das geplante Anglistikstudium an den Universitäten bewerben. Sie strich München. Berlin, das wäre eine gute Entfernung. Ein Dorado für Studenten, eine hippe Szene, so hatte sie es bei ihrer Abireise erlebt. Während sie darüber nachdachte, hörte sie, wie jemand durch das Gebüsch hinter ihr kroch. Sie drehte sich nicht um, es war ihr egal, ob es ein Schulfreund, ein Junkie oder ein Sandler war.

Plötzlich spürte sie zwei vertraute Hände auf ihren Schultern. »Paps, woher weißt du ...? Hast du dich an früher erinnert, als wir hier heimlich geangelt haben?«

Er setzte sich neben sie und zog sie an seine Schulter. »Es tut mir so leid ... ich hätte es dir sagen sollen, du weißt, dass mir Ehrlichkeit über alles geht. Aber ich hatte bis zum Schluss gehofft, dass Lilly und ich es doch noch schaffen würden. Als ihr dann der neue Job angeboten wurde, habe ich schlagartig erkannt, dass ich sie endgültig verloren hatte. Ich konnte mich der Erkenntnis nicht mehr entziehen ...« Er zog die Luft zwischen den Zähnen ein. »... dass man Liebe nicht erzwingen kann.«

Bekka schlang beide Arme um ihn, wie um ihn zu schützen. Er hatte ihr keine Show vorgespielt. Seine Liebesbezeugungen gegenüber Lilly waren bis zum Schluss echt gewesen, wenn er sie hofiert und ihr jeden Wunsch von den Lippen abgelesen hatte, wenn er mit ihr geturtelt hatte, als wären sie frisch verliebt. Es war der Strohhalm gewesen, an den er sich geklammert hatte, um ihre Liebe zurückzugewinnen.

Schweigsam gingen sie in der Dunkelheit nach Hause, ihr Zuhause, das sie ab sofort nie wieder unbefangen betreten konnte. Während sie sich in der Küche ein Butterbrot strich, erklärte ihr Benji, dass er das Haus verkaufen müsse, denn Lilly wolle ihren Anteil ausbezahlt haben, um sich in London eine Wohnung kaufen zu können. Obwohl er als Ingenieur bei BMW gut verdiene, könne er es nicht stemmen, den restlichen Kredit ab- und gleichzeitig Lilly auszubezahlen. Bekka sagte ihm, dass sie sich vermutlich für Berlin als Studienort entscheiden würde, sie müsse erst mal weit weg von hier.

Er nickte nur. Er würde sich eine Wohnung kaufen, und natürlich wäre immer ein Zimmer für sie eingeplant, es würde ihr neues Zuhause werden. »Bekka, du bist der wichtigste Mensch in meinem Leben, vergiss das bitte nie«, hatte er mit Tränen in den Augen gesagt, bevor er die Küche verließ.

Juli 1948, Christchurch, Neuseeland

Meine liebste Frieda,
wie geht es Dir, mein Herz? Ich hoffe, du bist wohlauf und hast die Nachkriegszeit unversehrt überstanden.
Leider sah ich mich außerstande, Dir früher zu schreiben, denn eine lange Odyssee mit vielen Zwischenstationen liegt hinter mir.
In den vergangenen drei Jahren verging kein Tag, an dem ich nicht an Dich dachte, meine Liebste.
Hätte Dein eifersüchtiger Nachbar mein Versteck auf der Almhütte nicht verraten, wären wir heute glücklich verheiratet, so, wie wir uns das beide wünschten. Aber jetzt liegt die halbe Welt zwischen uns – und sicher noch viele andere Widrigkeiten.
Ich hoffe, mein Sehnen nach Deiner Antwort ist nicht anmaßend. Falls Du Dich außerstande siehst, unsere Liebe über die endlos scheinende Entfernung hinweg aufrechtzuerhalten, kannst Du Dir meines Verständnisses sicher sein. Eine Antwort von Dir würde mich jedoch auf Wolken schweben lassen.
Meine Liebe zu Dir hat sich nicht geändert, allenfalls ist sie größer und tiefer geworden.
Mit den herzlichsten Grüßen und Küssen
für immer Dein
Jakob

Januar 2021

Bekkas Fundstücke

Während des Aufwachens musste Bekka sich räumlich orientieren. Ja, sie war hier in ihrem Turmzimmer. Seit Langem hatte sie nicht mehr so tief und entspannt geschlafen. Ein Blick auf ihr Handy, und sie stöhnte. Schon fast elf Uhr. Nicht dass sie einen Termin gehabt hätte, aber dass sie solange schlafen konnte, war ungewöhnlich.

Auf Socken betrat sie die Wohnküche und war erstaunt, dass Nanny nicht da war. Aber aus der Küche der Gastwirtschaft kamen Geräusche. Töpfe klapperten, gerade schien sie etwas zu hacken, das schnelle, rhythmische Klopfen eines Messers deutete darauf hin. Bekka war überrascht, dass Nanny kochte, denn auch hier in den Bergen galt für alle Gastwirte der Lockdown. Und Take-away konnte sie sich hier nicht vorstellen, wer sollte das in diesem kleinen Dorf mit vielleicht 2000 Einwohnern benötigen. Hier lebten viele Großfamilien unter einem Dach, Jung und Alt versorgten und unterstützten sich gegenseitig, so, wie das früher auch gewesen war.

Mit einem Kaffeebecher in der Hand schob sie sich durch die Tür der Küche. Wie sie vermutet hatte, hackte Nanny Kräuter, auf dem Herd quoll der Dampf aus zwei großen Töpfen, und im Backofen thronte ein großes Stück Braten.

»Gutn Morgn, mei Madl. Lang hast gschlafn. Hastn wohl braucht, dein Schlaf.« Ohne das Hacken zu unterbrechen, lächelte sie Bekka an.

»Machst du die Wirtschaft auf, trotz Corona?«

»Wo denkst du hin, das tät i mi nie traun. Der Kaspar von gegenüber dad mi sofort hinhänga bei der Polizei.«

»Für wen kochst du dann, das ist doch eine ziemliche Menge?«

»Ich koch sozusagen *to go* für einen festen Kundenstamm. Einige von denen san früher immer zum Mittagessen bei mir gwesn. Entweder schaffen di des nimmer, selbst zu kochn, oder den Männern sind die Frauen weggestorbn. Damit die trotzdem was Gscheits zum Essen kriegn, koch ich weiter. Sie holns ab, dann hat mar a die Gelegenheit, a bisserl mitanand zu redn. Und sie bleibn in Bewegung ... und i a.«

»Sind die schon so alt?«

»Na, na, die sind zum Teil sogar um einiges jünger als i. Aber halt ned so fit. Des is entscheidend.« Nanny tippte sich lachend mit der Hand an die Schläfe. »Und des Geld nimm i a ganz gern mit.«

»Du bist echt der Hammer. Soll ich dir was helfen? Wenn nicht, würde ich duschen gehen und anfangen auszupacken.«

»Mach das, i hab hier alles im Griff. Spätestens um halb eins, wenn alle ihr Essen abgholt habn, gibts a für uns a Mittagessen. Semmelknödel, Schweinsbraten und Krautsalat. Nur dass du dich drauf einrichten kannst.«

Bekka war mehr als verblüfft, dass hier im Dorf Essen zum Mitnehmen gefragt war. Aber Nanny war schon immer up to date gewesen und vor allem flexibel, wenn es um Veränderungen ging. Vermutlich, weil sie schon immer auf sich selbst gestellt gewesen war. Aus Erzählungen wusste Bekka, dass Nannys Mann drei Jahre nach Benjis Geburt einen tödlichen Unfall bei der Waldarbeit gehabt hatte. Mit ihrer Mutter hatte sie die Gastwirtschaft mit den Pensionsgästen und dem kleinen Bauernhof weiterbetrieben und hatte dabei ihren Sohn zu einem tollen Mann großgezogen. Hut ab, sie war damals schon emanzipierter gewesen als manche Frauen heutzutage.

Nachdem sie sich geduscht und ihre geliebte Jogginghose übergezogen hatte, machte sie sich ans Auspacken. Sie öffnete die Türen des dreiflügeligen Schrankes, der einst zur Aussteuer ihrer Oma gehört hatte. Als sich Nanny eine modernere Einrichtung für ihr Schlafzimmer gekauft hatte, hatte Bekka auf eigenen Wunsch den alten Bauernschrank bekommen, denn sie war von den Bemalungen mit Blümchen begeistert gewesen. Wie die Bettwäsche mit den Röschen gefiel er ihr auch jetzt noch, er gehörte einfach zu ihrem Zimmer. Ebenso die Kommode aus Fichtenholz mit den schweren Schubladen. In Erinnerung an das Gewicht zog sie mit aller Kraft an der untersten Lade und landet rücklings auf dem Po, denn die Schublade war aus der Kommode gerutscht. Klar, als Kind hatte sie doch weniger Kraft gehabt als heute.

Im obersten Schub lagen zwei Spiralhefte. Neugierig öffnete sie sie und lächelte. Sie hatte damals schon den Tick gehabt, für alles Listen zu schreiben.

Solange sie in München zur Schule gegangen war, hatte sie es kaum erwarten können, bis die Ferien begannen. Bekka genoss es, die Zeit in den Bergen zu verbringen, denn ihre Großmutter übertrug ihr viel Verantwortung. Sie fühlte sich wichtig, wenn sie am Abend die Rechnungsbeträge der Quittungen der Gastwirtschaft sorgfältig unter der Rubrik »Einnahmen« auflistete, zusammenzählte und anschließend den Inhalt der Kasse überprüfte. Sie musste immer so viel Geld entnehmen, dass noch fünfzig Euro als Wechselgeld in der Kasse blieben. Das übrige Geld versah sie mit einer Banderole, die sie mit dem Datum und der Summe beschriftet in einer Kassette im Nannys Schlafzimmer deponierte. Stimmte die Summe der Einnahmen nicht mit der Summe in der Kasse überein, notierte sie das dazu, aber meistens handelte es sich nur um Centbeträge, die durch die Trinkgelder entstanden waren. Wie groß war ihre Aufregung, als sie das erste Mal eine kleine Differenz in Rechnung und Kasseninhalt bemerkte. Aber Nanny beruhigte sie und erklärte, dass die Kellnerin nach ihrer Abrechnung ihr Trinkgeld selbst herausnehmen würde, dabei passierte es schon mal, dass ein paar Cent zu viel oder auch zu wenig in der Kasse lagen, was aber kein Thema wäre. Nanny hatte großes Vertrauen in ihre Mitarbeiter gehabt, und war, soweit Bekka sich erinnern konnte, nie enttäuscht worden.

Bekka staunte, als sie die täglichen Summen der damaligen Einnahmen las, es waren zwar keine Reichtümer, aber trotzdem stattliche Summen, ähnliche Beträge wie in ihrem Café in Berlin. Dazu kamen dann noch die Abrechnungen der Pensionsgäste. An manche der Gäste, die alljährlich in die Berge zum Wandern gekommen waren, konnte sich Bekka noch gut erinnern. Manchmal waren auch gleichaltrige Mädchen oder Jungs dabei gewesen, denen Bekka ihre Lieblingsorte gezeigt hatte.

Auch das zweite Heft war mit Listen beschrieben, die lustigste war die mit der Anzahl der Eier, die die Hühner täglich gelegt hatten. Dann folgten To-do-Listen für die jeweiligen Ferien an Ostern, an Pfingsten, im Sommer und im Herbst. Dazu gehörte das Eierfärben, das Osternester-Binden, das Hühnerstall-Ausmisten oder das Erbsenpflücken, das Marmelade-Einkochen im Sommer, das Zwetschgen-Einwecken im Herbst und vieles mehr. Auf den letzten Seiten führte sie eine Strichliste, wann welcher der Einheimischen zum Stammtisch, Mittag- oder Abendessen kam. An den Zweck, den sie damit verfolgt hatte, konnte sie sich nicht mehr erinnern, aber damals hatte sie bestimmt ein Ziel vor Augen gehabt. Bekka staunte, dass Nanny ihr das alles zugetraut hatte; nach den Datumsangaben zu schließen, war sie gerade mal zwölf Jahre alt gewesen. Aber Nanny hatte sich auf sie verlassen können, alles, was ihr aufgetragen worden war, hatte Bekka pflichtbewusst und zuverlässig erledigt.

Damit hat sie mich nicht nur gefordert, sondern auch viele Eigenschaften in mir gefördert. Ein einfaches Prinzip der Erziehung, das sicher besser funktionierte als manches großartige pädagogische Konzept.

Im mittleren Schub fand sie Wollknäuel und unförmige Stricklappen, drei Federn, verschiedene Steine und einen Ast, der mit viel Fantasie die Form eines Notenschlüssels hatte. Außerdem ihre ersten Strickversuche. Sie strich mit der Hand über alle Fundstücke, als hätte sie einen Schatz geborgen. Die drei Federn hatte sie aufbewahrt, um Entscheidungen treffen zu können wie der Königssohn in Grimms Märchen. Jeder Stein hatte eine Bedeutung gehabt oder eine Geschichte beinhaltet, die sie mit dem Fund verbunden hatte. Bekka wunderte sich, dass sie sich nicht mehr an alle Einzelheiten erinnern konnte, denn früher war sie überzeugt gewesen, dass sie niemals etwas vergessen würde. Der Ast in Form eines Notenschlüssels würde sie jedoch immer an Florian erinnern, der als Gast bei ihnen gewohnt, jeden Tag Geige geübt hatte und unsterblich in Bekka verliebt gewesen war. Auf einem Streifzug durch den Wald hatte er den Ast gefunden, ihn ihr überreicht – und sie hatte ihren ersten Kuss bekommen.

»Bekka, kommst runter zum Mittagessn?«, hörte sie Nanny durchs Haus rufen.

Der Vormittag war vorbei, und noch hing kein einziges Kleidungsstück im Schrank oder lag in der Kommode. Aber ihr Bärenhunger überzeugte sie, dass sie das auch später erledigen konnte.

Nanny hatte schon aufgedeckt, der Bratenduft verstärkte Bekkas Kohldampf auf der Stelle um ein Vielfaches. Wann sie das letzte Mal Schweinebraten gegessen hatte, wusste sie schon nicht mehr, es konnte gut sein, dass es hier bei Nanny gewesen war.

»Dass du Essen *to go* anbietest, finde ich super. Wie viele Kunden hast du jeden Tag?« Bekka schob sich ein Stück Knödel, das sie in die dunkle Soße getaucht hatte, in den Mund. »Mhm, das ist so lecker.«

»Woast, kochn muss i sowieso, und i kenn meine Leit, die schon vor Corona regelmäßig zum Essen kumma san. Nachdem mich a paar drauf angsprochen ham, eher aus Spaß, ob i ned Take-away wie in der Stadt machn dad, hab i für mi denkt, warum ned. Ich habs alle gfragt, was davon halten tätn, und bis auf zwoa sind alle dabei ... einundzwanzig an der Zahl.«

Dienstag, Donnerstag und Freitag bot sie Mittagessen an, immer Vor-, Haupt- und Nachspeise. Ihre Kunden hatten quasi ein Dreitages-Abo bei ihr. Sie war nach langem Überlegen auf diese Tage gekommen, da am Wochenende die meisten bei ihren Kindern oder Enkeln eingeladen waren und für den Montag was eingepackt bekamen.

Jeder brachte seine eigenen Behälter mit. So konnte sie die Portionen in den Schüsseln individuell verteilen und sparte sich das Geld für Kunststoffbehälter, außerdem vermieden sie damit Müll. Und Nanny wusste genau, was jedem einzelnen schmeckte. Der Fonse wollte gern mehr Soße und Beilagen, der Otto brauchte a bisserl mehr Fleisch als die anderen, dafür war ihm das Grünzeug nicht so wichtig, und die Lina nahm gern eine großzügige Nachspeise.

»Die meisten«, vermutete Nanny, »teilen sich die Portionen auf, sodass sie noch den zweiten Tag davon essen können, vielleicht a bisserl gstreckt mit am fertign Kartoffelbrei oder am Gmias ausm Gfrierschrank.«

Bekka bewunderte ihre Oma dafür, dass sie nicht die Hände in den Schoß legte und rumjammerte, sondern sich etwas einfallen ließ. Aufgeben sei nie ein Thema in ihrer Familie gewesen, das sei nicht infrage gekommen, antwortete Nanny mit Bestimmtheit. Über diesen Satz wurde Bekka nachdenklich. Hatte sie aufgegeben ... sich selbst aufgegeben? Bedeutete aufgeben in ihrem Fall, dass sie nicht den Job angenommen hatte, der ihr durch das Studium möglich gewesen wäre und mit dem sie gut Geld hätte verdienen können? Aber sie hatte nie *sich* aufgegeben, sondern immer nur das, was ihr keinen Spaß gemacht hatte, was ihr sinnfrei erschienen war und nicht zu ihrem Leben gepasst hatte.

Während Nanny Kaffee kochte, holte Bekka die Stricklappen aus ihrem Zimmer. Mit den Lappen in beiden Händen umarmte sie ihre Oma.

»Du hast mir damals das Stricken beigebracht, und ich bin immer dabei geblieben, es ist richtig was draus geworden. Ich habe in Berlin ein Strick-Café geführt, das war echt gut. Und was crazy war, alle wollten plötzlich meine kunterbunten Pullover nachstricken, als wären die was Besonderes.«

»A Strick-Café ... Was es alles gibt?« Nanny schüttelte ungläubig den Kopf.

Sie beschlossen, dass Bekka ihre Koffer ausräumte, während Nanny zum Einkaufen in den Großmarkt fuhr. Nach dem Abendessen würden sie stricken, und vor allem wollte Nanny mehr von Bekkas Leben in Berlin hören. Das Strick-Café klinge ja schon sehr verheißungsvoll, sie sei gespannt auf alles andere.

Bekka hatte gar nicht genug bekommen können von Nannys selbst gebackenem Bauernbrot. Schön dick mit Butter bestrichen, mehr hatte sie nicht zum Abendessen gebraucht. Das Brot backte Nanny jeden Freitag für die ganze Woche, denn einen richtigen Bäcker gab es seit Jahren nicht mehr im Dorf. Hier im Ort war zwar eine Filiale, aber die Backwaren waren ihr zu teuer, schmecken würden sie auch nicht, und nach zwei Tagen sei alles staubtrocken. Diese »Fließbandbackwaren« aus Fertigmischungen waren nichts, was ihren Ansprüchen genügte.

Bekka saß auf der Chaiselongue, Nanny an ihrem gewohnten Platz im Lehnstuhl. Konzentriert lauschten sie der

Nachrichtensprecherin in der Tagesschau. Die Nachrichten waren Nanny wichtig, sie wollte wissen, was in der Welt passierte. Als die Gastwirtschaft noch offen gewesen war, hatte sie sie manchmal erst nachts um Viertel vor elf geschaut. Erst seit Corona ließ sie den Fernseher länger laufen, besonders interessierten sie Dokus über die Natur oder andere Länder.

Heute Abend griffen beide zu ihrem Strickzeug, nachdem Bekka ihre kunterbunten Garne unterschiedlichster Qualitäten aus einem Beutel hervorgeholt hatte. Bekka erklärte ihr System, dass sie immer ohne Plan mit dem Stricken beginne, ihre Pullis bestünden aus geraden Stücken für Vorder- und Rückenteil und auch für die Ärmel. Das Einzige, was sie vorher abstimmen würde, waren die Farben. Gelegentliche Muster fielen ihr beim Stricken ein, und die Form des Ausschnitts überlegte sie sich, wenn sie am Vorderteil arbeitete.

»Ziemlich wuid, aber gar ned so schlecht. I dads nimmer so hibringa, ganz ehrlich.« Nanny bewundert das Strickstück, das Bekka auf der Nadel hatte.

»Ich dagegen könnte nie mit dieser hauchdünnen Wolle Socken stricken, da kommst du ja kaum vorwärts. Dazu die Zopf- und Lochmuster, ein Wahnsinn.« Bekka bestaunt die erste Socke, die schon fertig war, und fuhr mit dem Zeigefinger an den Mustern entlang.

»Bestimmt gibt's viele Leute, die dafür viel Geld bezahlen würden. Feinste Sockenwolle, von Hand gestrickt mit traditionellen Mustern ... Das müsste bei dem derzeitigen Trachtentrend doch fast ein Selbstläufer sein.«

»Wer gibt denn scho gern Geld aus, wennst alles im Discounter nachgschmissn kriegst. Ob des richtige Wolle oder Kunstfaser is, des interessiert doch koan.«

»Nanny, da täuschst du dich. Ich recherchiere das morgen, wart's ab. Bei mir im Strick-Café war allen eine hochwertige Wolle aus Naturmaterialien wichtig. Es ist doch schade um die ganze Arbeit, wenn es zwar gut ausschaut, aber das Material aus Kunstfaser sich ständig aufläd.«

»Mei, vielleicht hast ja recht. Aber was wolln die mit meine Trachtensockn? Was mi viel mehr interessieren tät, wie bist denn zu deim Strick-Café kommen? Glernt hast doch was ganz andres.«

»Nachdem ich mit dem Anglistikstudium fertig war, habe ich einen zweiten Master in Pädagogik gemacht, weil mir das alles zu schnell ging. Gleichzeitig habe ich eine Ausbildung zur Yogalehrerin absolviert, das fand ich richtig klasse, weil es mir selbst sehr guttat. Ausbildungen habe ich genug, und auch an verschiedenen Arbeitsstellen hat es mir nicht gemangelt.«

Nach dem Abschluss hatte Bekka eine auf ein Jahr befristete Stelle in einem großen Verlag als Schwangerschaftsvertretung innegehabt, anschließend war sie acht Monate in einer Beratungsfirma gesessen, aber dort war ihr alles zu schnieke gewesen. Außerdem musste sie ohne Ende Überstunden leisten, an Freizeit war nicht zu denken. Aber das, was sie am meisten nervte, war der Dresscode. So was von altbacken und steif, sie fühlte sich immer verkleidet! Kostüm mit Rock über den Knien oder Hosenanzug mit weißer Bluse. Das war nicht ihr Ding, das konnte auch der gigantische Verdienst nicht ausgleichen. Dann folgte eine Teilzeitstelle als Gymnasiallehrerin in einer Privatschule, hauptsächlich für Englisch und Deutsch. Schon ganz okay, aber sie war stundenlang mit den Korrekturen beschäftigt, auch hier wurde ihre Freizeit erheblich eingeschränkt. Als sie Yogaunterricht in einem Fitnessstudio gab, erkannte sie, dass ihr das Unterrichten grundsätzlich Spaß machte, aber nicht für Deutsch oder Englisch, sondern nur für Yoga. Sie bot immer mehr Kurse an – für Schwangere, für Leute mit Rückenproblemen, als Prävention vor Burn-out, für Menschen, die nicht entspannen konnten, und vieles mehr. Sie war richtig gefragt. Ihre Mitbewohnerin in der WG war die Eigentümerin des Fitnessstudios, und sie verschaffte ihr ständig neue Kurse und immer mehr Teilnehmer. Und so kam sie auch zum Strick-Café, denn zum Studio gehörte eine kleine Kneipe, für die sich allerdings kein Betreiber fand, denn für einen Umsatz, von dem man leben konnte, war der Raum zu klein. Bei einer Party wurde Bekka auf ihren Pulli angesprochen, wie man etwas derartig Kreatives und Unkonventionelles bewerkstelligen könne und ob sie irgendwo Kurse gebe.

Ihre Mitbewohnerin hatte das gehört und so war die Idee des Strick-Cafés beim Fitnessstudio entstanden. Bekka hatte ihre Yogakurse mit dem Café verbunden und war zeitlich gut ausgelastet gewesen.

»Viel Geld zu verdienen war mir nie so wichtig, Nanny, Hauptsache, ich konnte von meinen Einnahmen leben. Ab und zu mal leistete ich mir ein Möbelstück oder ein paar Tage Urlaub, und ein bisschen was habe ich auch gespart. Aber ich hatte keine großen Ansprüche, ich lebte weiter wie als Studentin, das genügte mir. Karriere zu machen war mir vollkommen fremd.« Ihre Einstellung zum Geldverdienen klang fast entschuldigend, als wäre es nicht gerechtfertigt, so zu denken.

»Die Studiererei hättst dir halt sparn können, aber wasd hast, hast. Klingt aber scho sehr gspassig alles. Was tut man denn so beim Yoga, ich hab mal a Doku drüber gsehn, schaut alles a bisserl verrenkt aus?«

»Ach, das sind nur ein paar Stellungen. Das Ziel von Yoga ist ... *zu innerer Ruhe und der eigenen Mitte zu finden.* Bekka hatte nicht bemerkt, dass sie in ihre ganz besondere Yoga-Stimme verfallen war, dabei reckte sie sich, hob leicht den Kopf, ihre Stimme klang etwas tiefer, und sie sprach langsam und betont. *»Du lässt los, lässt deine Gedanken dahinziehen, und du konzentrierst dich nur auf dich und deine Atmung.«*

»Weißt was, Madl? Das zeigst mir morgn, für heit is es scho zu spät. Ich möcht genau wissn, wie des geht.« Nanny stand auf und räumte ihr Strickzeug in den Korb.

»Das ist eine super Idee, für Yoga ist es nie zu spät. Ich habe auch schon Kurse in einem Seniorenheim gegeben, die Teilnehmer waren viel älter als du.«

Eine Bestandsaufnahme

Bekka war von der Idee geflasht, mit Nanny Yoga zu machen. Am Vormittag durchstreifte sie das Haus auf der Suche nach einem geeigneten Raum. Natürlich hätte sie einfach ein paar Möbelstücke in einem der Gästezimmer auf die Seite räumen können, um die Matten auszubreiten, aber Bekka suchte einen Raum mit Atmosphäre.

Nanny grinste. »Da hast was zu tun, Zimmer hab i gnug im Haus.«

Bekka ging systematisch vor – mit ihrem alten Spiralheft bewaffnet. Zuerst nahm sie sich die Gaststube vor. Nicht etwa, um dort Yoga zu üben, sondern um eine Bestandsaufnahme zu machen. Wofür, konnte sie nicht sagen, aber es konnte nie falsch sein, den Überblick zu haben. Der mit Holz vertäfelte Raum wirkte auf sie, als warte er darauf, endlich wieder seiner Bestimmung übergeben zu werden, er lechzte nach Menschen, die gesellig essen und trinken wollten. Bekka wusste, dass das Haus gut hundert Jahre alt war, und die Gaststube war damals von einem ortsansässigen Schreiner ausgestattet worden.

Alles war noch im Original erhalten. An der Decke verliefen sternförmig Kassetten vom Mittelpunkt des rechteckigen Raumes zu den Seiten hin. Zwischen Decke und der Oberkante der Wandvertäfelung war die Wand grob verputzt, der leicht vergilbte, sicher ehemals weiße Anstrich könnte durchaus eine Auffrischung gebrauchen. Sie notierte es gleich auf ihrer Liste.

Vor der an den drei Seiten durchgehenden Sitzbank standen massive Holztische mit Stühlen davor. Mit den nebeneinanderliegenden Sprossenfenstern, den zur Seite gebundenen Leinengardinen und den einfachen kupfernen Lampen über den Tischen strahlte der Gastraum eine einladende Schlichtheit aus. Hier hatte sich nichts verändert, keine aufgesetzte Modernisierung, die die solide handwerkliche Ausstattung störte. Sie strich mit den Händen über das kühle Porzellan der ausladenden Zapfanlage mit grünen und rosafarbenen Jugendstilmotiven, die sie schon als Kind bewundert hatte.

Auch der Nebenraum, der sich durch eine Schiebetür anschloss, war ähnlich eingerichtet, nur die Decke war verputzt. Sie folgte dem breiten Flur mit alten Terrazzofliesen in den Festsaal, den Nannys Großeltern vor ungefähr fünfzig Jahren hatten ausbauen lassen. Hier war früher der Kuhstall gewesen, aus Erzählungen wusste Bekka, dass damals die Arbeit in der Landwirtschaft neben der Gastronomie zu viel geworden war und die Familie sich entschlossen hatte, die Tiere abzuschaffen und den Stall zum Festsaal umbauen zu lassen. Hier hatten fast hundert Personen Platz, mit einer Faltschiebetür ließ sich der Saal in einen kleineren und größeren Raum aufteilen.

Bekka schob die langen Vorhänge an den großen Fenstertüren zur Seite, die zu einer Terrasse und dem Garten hinter dem Haus führten, und plötzlich war der Raum lichtdurchflutet. Alte Holzrechen und die Zinken mehrerer Heugabeln, die zu einer Garderobe umfunktioniert worden waren, aber auch drei wunderschön verzierte Pferdekummets und eine umgestaltete Futtertraufe aus Holz hingen zur Dekoration an den Wänden und waren stille Zeugen der früheren Landwirtschaft. Schwarz-Weiß-Fotos, auf denen ein Pferdefuhrwerk mit Langholz im Schlepptau zu sehen war, Männer und Frauen beim Heumachen auf einer Almwiese, eine Frau beim Melken, aber auch Fotos von den Gipfeln der umliegenden Alpen hingen in massiven Holzrahmen an den Wänden. Bekka notierte: *Bilderrahmen austauschen, Vorhänge waschen oder neu?*

Diese Deko hatte Lilly noch zu verantworten, sie hatte ein echtes Händchen dafür gehabt, aber heute wirkten die massiven Holzbilderrahmen eher altbacken.

In diesem Saal hatten oft Hochzeitsfeiern stattgefunden, während Bekka die Ferien bei Nanny verbracht hatte. Als sie alt genug gewesen war, hatte sie beim Service im Festsaal helfen dürfen und war unheimlich stolz darauf gewesen, dass sie von Nanny als feste Hilfe mit eingeplant worden war. Bekka listete die Anzahl der Sitzplätze in den Räumen auf, wo die Wände gestrichen werden mussten.

Sie betrachtete den kleineren, mit der Falttür abgeteilten Raum. Er wäre perfekt für ihre Yogastunden, mit Nanny allein vielleicht einen Tick zu groß, aber wer wusste schon, was noch kommen würde ... Der Blick durch die großen Fenstertüren in den Garten, der, so schien es Bekka, trotz der teilweise noch vorhandenen Schneedecke wilder wirkte als früher, war wunderschön. Nanny war halt doch älter geworden, und den Garten und das Haus in Schuss zu halten bedeuteten eine Menge Arbeit. Das hatte ihr Benji schon angedeutet, als er davon gesprochen hatte, dass sie bei Nanny wohnen könne.

Hier wartete tatsächlich viel Arbeit auf Bekka, aber wie sollte sie das anstellen? Zwar hatte sie mehr als genug Zeit, aber ihr fehlte Geld, und ob Nanny etwas zur Seite gelegt hatte, wusste sie nicht. Paps hatte Bekka angeboten, ihr monatlich etwas zu überweisen, bis sie wieder einen Job gefunden hatte, aber das hatte sie abgelehnt. Sie brauchte nicht viel Geld, sie wohnte mietfrei und wurde bekocht. Wenn sie immer wieder mal eines ihrer handgestrickten Pulliunikate oder einen Schal über ihren Etsy-Account verkaufen würde, käme sie schon hin. Sie würde einfach mehr stricken, Zeit hatte sie ja wirklich genug.

Die Gästezimmer im ersten und zweiten Stockwerk über den Gasträumen, die seit Ausbruch der Pandemie leer standen, ähnelten sich mehr oder weniger. Da Nanny in den vergangenen Jahren mit Benjis Unterstützung regelmäßig die geräumigen Zimmer hatte renovieren lassen, würde es genügen, wenn man die typischen rot-weiß karierten Vorhänge abnehmen, die Wände streichen und die Deko erneuern würde. Dass in jedem Zimmer eine kleine Kitchenette stand, fand Bekka eine super Idee, so konnten sich die Gäste auf Wunsch auch selbst versorgen.

Wann würde der Lockdown enden? Das war wohl die alles entscheidende Frage. Im Moment sah es nicht danach aus, die heiß ersehnten und viel gepriesenen Impfungen kamen nicht in Gang, immer wieder gab es Pannen, ob bei der Beschaffung des Impfstoffes oder der Verteilung desselben. Bekka hatte sich noch nicht entschieden, ob sie sich impfen lassen würde, denn die langfristigen Auswirkungen des neuartigen mRNA-Impfstoffes waren nicht abzusehen. Aber darüber machte sie sich keinen Kopf, durch ihr Alter würde sie wohl erst in einem Jahr geimpft werden, wenn es bei den ständigen Verzögerungen bleiben würde. Bis dahin gäbe es genug Erfahrungspotenzial.

Plötzlich raste ihr Herz, sie bekam Atemnot, als hätte sie einen Asthmaanfall. Ihr Puls galoppierte davon, sie spürte ihn durch den ganzen Körper hasten.

Die Hände auf den Solarplexus legen und tief in den Bauch atmen, anhalten, lange ausatmen, bis keine Luft mehr in der Lunge ist, und wieder von vorn.

Bekkas Yoga-Stimme erteilte ihr die Anweisungen, und sie atmete, ein und aus, ein und aus. Allmählich beruhigte sich ihr Puls, ihr Herz klopfte normal weiter. Sie wusste, der Auslöser für die Panikattacke waren ihre ständig vorhandenen Fragen, wie es weitergehen sollte, was sie hier bei ihrer

Oma sollte ... Wie ein Programm, das im Hintergrund des Rechners gleichzeitig mit anderen Programmen lief und alle Funktionen beeinflusste. Hoffentlich würde *ihr* Hintergrundprogramm nicht zu ihrem Absturz führen, wie das bei Computern häufig der Fall war.

Pullis stricken oder Yogastunden mit Nanny, das machte zwar Spaß, war aber nicht die Lösung für ihre Zukunft und konnte nur einen Teil ihres Lebens ausmachen. Die wirklich herausfordernde Aufgabe, die zwar idealerweise Freude machen sollte, mit der sie aber auch ihren Lebensunterhalt verdienen konnte, die fehlte noch.

Um nicht gleich wieder Atemnot und Herzrasen zu bekommen, ging Bekka in ihr Zimmer und breitete die Yogamatte aus. Die drei Übungsfolgen des *Tanzenden Kriegers* erschienen ihr jetzt gerade richtig: anspannen und entspannen, dabei ein Ziel anvisieren, das sich zeigt, sobald man bereit dafür ist.

Der Alltag beginnt

Bekka übernahm wieder die Hühner, die sie am Morgen aus dem Stall entließ, fütterte und die Eier einsammelte. Außerdem gab sie ihnen Namen und führte eine Liste über die Anzahl der Eier. Am Abend scheuchte sie die lustigen Gesellen wieder zurück in den Stall.

An den Take-away-Tagen unterstützte sie Nanny in der Küche. Die anfänglichen Hilfsdienste, wie Gemüse zu putzen, Kartoffeln zu schälen oder Semmeln für die Knödel zu schneiden, wurden immer vielfältiger, und allmählich übertrug ihr Nanny vollständige Rezepte. In einem neuen Spiralheft sammelte sie diese sorgfältig, um für Nanny auch mal einspringen zu können. Semmelknödeln und die Zubereitung der Salate fiel nun in Bekkas Ressort, auch Nudelaufläufe und Gemüsesuppen wurden nach und nach von ihr übernommen. Bekkas Anregung, doch auch mal etwas Vegetarisches anzubieten, stand Nanny sehr skeptisch gegenüber. Doch als das erste Gericht, eine Gemüselasagne, ohne Kritik von den Gästen angenommen und sogar gelobt worden war, suchten sie nach weiteren vegetarischen Rezepten. Die Zubereitung der Braten blieb weiterhin fest in Nannys Hand, ihr einziges Zugeständnis waren Rindsrouladen, die Bekka nach genauer Anweisung füllen, wickeln und braten durfte.

Von den Essenskunden wurde Bekka anfangs stillschweigend zur Kenntnis genommen, ihr bunt gefärbter Haarschopf veranlasste vor allem einige der älteren Damen dazu, missbilligend den Kopf zu schütteln. Mit der Zeit erkannten die Mittagsgäste, dass Bekka trotz ihres Aussehens nicht anders als ihre eigenen Enkelkinder war. Sie wurden neugierig, fragten nach, warum sie von Berlin hierher gezogen sei, ob sie bliebe, ob ihr das Leben hier nicht zu langweilig sei ... all die Fragen, die sich Bekka selbst immer wieder stellte. Sie lernte ebenso wie Nanny die Vorlieben der verschiedenen Gäste kennen und zwinkerte ihnen verschwörerisch zu, wenn sie bei der Übergabe bemerkte, der ein oder andere hätte gern ein bisschen mehr vom Nachtisch oder der gute Bertl ein Extrastück Kruste vom Schweinebraten.

Die beiden fühlten sich wohl zusammen, egal, ob sie kochten, putzten oder am Abend in der Wohnküche saßen und strickten. Bekka hatte zwei Pullis über *Etsy* verkauft, und Nanny konnte es nicht glauben, dass es tatsächlich Frauen gab, die 390 Euro für einen Pullover bezahlten.

»Da bleibt scho a schöns bisserl Geld übrig. Hast du des mal ausgerechnet?«

»Da ich die Wolle zum Einkaufspreis beziehe, kostet das Material für einen Cashmerepullover circa 70 und für einen Schurwoll- oder Merinopuller so um die 45 Euro. Mir bleiben fürs Stricken knapp 320 Euro, das sollte bei der Anzahl der Stunden über den Daumen gepeilt den Mindestlohn einbringen.« Sie unterhielten sich beim Stricken, wie viele Stunden sie wirklich brauchen würde, denn Bekka hatte das noch nie aufgeschrieben, immer nur geschätzt. Beim nächsten Pulli würde sie die Zeit mal mitschreiben.

Die Wettervorhersage der Abendnachrichten versprach für die nächsten Tage ungewöhnlich warmes und sonniges Frühlingswetter.

»Was hältst du davon, wenn wir morgen eine Wanderung machen? Mittagsgäste hast du keine, das wäre der perfekte Tag.« Bekka hielt beim Stricken inne. »Ich habe das Gefühl, ich muss mal raus, mich intensiv bewegen und auslüften. Hättest du Lust?«

Nanny stöhnte leise, ihr Knie machte ihr in den letzten Tagen sehr zu schaffen. »Das dad i gern, aber i glaub, grad jetzt schaff i des ned. I dad di nur zruckhalten, des wär schad. Aber geh du nur, es wird bestimmt a bsonders schöner Tag morgen.«

Nanny schlug ihr einen Rundweg vor. Da auf den etwas höher gelegenen Wegen noch meterhoher Schnee lag, musste sie einen Weg wählen, der auf Höhe des Ortes verlief, da waren die Wege geräumt. Da sie selbst immer viel und gern gwandert war, konnte sie ihrer Enkelin jede Weggabelung genau beschreiben, und Bekka schrieb mit. Ihre Notizen waren nicht nur dazu da, um sich in den Bergen zurechtzufinden, irgendetwas schien sie damit festhalten zu wollen, nur was? Bewies sie sich ihre Daseinsberechtigung, wenn sie Schwarz auf Weiß die Ergebnisse nachlesen konnte? Vielleicht war es auch einfach nur eine geliebte Marotte?

Nachdem sie die Wegbeschreibung notiert hatte, holte sie ein Öl aus ihrem Zimmer, mit dem sie Nannys Knie massieren wollte. Sie selbst hatte es lange Zeit für Schmerzen im Arm verwendet, und sie vertraute auf die Wirkung. Da auch Nanny Heilmittel aus der Natur bevorzugte, war das Öl auf Basis von Aconitum genau das richtige.

Während Bekka hingebungsvoll Nannys Bein einrieb, entschied Bekka, dass sie ab morgen Abend mit Yoga beginnen würden, am besten vor dem Abendessen. Mit vollem Bauch übte es sich nicht gut.

»Wenn du des sagst, dann mach ma des. I glaub, i hab noch a Jogginghosn, die könnt i anziehn.«

Oktober 1948, Christchurch, Neuseeland

Meine liebste Frieda,
Du kannst Dir meine Aufregung nicht vorstellen, als ich Deinen Brief in Händen hielt. Ich habe den verschlossenen Umschlag wieder und wieder an mein Herz gedrückt, wohl wissend, dass Du mir auch eine Absage geschickt haben könntest. Bis zum Abend war ich hin- und hergerissen zwischen größter Hoffnung und tiefstem Bangen, aber ich wollte Deine Zeilen in meinem Zuhause lesen, in Ruhe und Hingabe. Die Betriebssamkeit im Geschäft hätte unsere traute Zweisamkeit empfindlich gestört.
Als ich abends nach dem Dinner in meinem Arbeitszimmer saß, öffnete ich andächtig das Kuvert.
Welch eine übergroße Freude, als ich las, dass Du mir noch genauso zugetan bist wie seit dem Zeitpunkt unserer Trennung.
Welch ein Entsetzen, dass ich Dich unwissentlich in größter Not mit einem Kind unter dem Herzen zurückließ! Gleichwohl ist meine Freude grenzenlos, dass wir ein Kind haben!
Jetzt sind wir eine kleine Familie, wenn auch über eine große Entfernung hinweg. Wie gern würde ich bei Euch sein, wie sehr sehne ich mich nach Dir.
Du schreibst, Du hast zu Deinem und unseres Kindes Schutz geheiratet, was ich nur befürworten kann. Die Schmach und der Spott der Dorfbewohner wären ein großer Stolperstein in eurem Leben geworden. Natürlich wäre

ich selbst gern der Auserwählte gewesen, was jedoch völlig undenkbar zum damaligen Zeitpunkt gewesen wäre.
Wie grausam kann das Schicksal doch sein, dass Dein guter Mann in den letzten Monaten des Krieges von den Nazis als Bollwerk gegen die russische Armee missbraucht und dabei getötet wurde. Welch sinnloses Opfer.
Es ist ein Segen, dass Deine Eltern zu Dir stehen und dein Vater die Vater- und Großvaterstelle gleichermaßen bei der kleinen Hannah einnimmt.
Der Name unseres Kindes rührt mich zu Tränen, denn unwissentlich hast du ihr den Namen meiner Großmutter gegeben. Ihr ruft sie Nanni, schreibst du, und sie ist ein wahrer Sonnenschein, wie ich auch auf dem Foto sehen kann.
Gib ihr jeden Abend einen extra Gutenachtkuss von mir, damit sie immer fühlt, dass sie auch einen Vater hat.
Jetzt, wo ich weiß, dass ich eine kleine Familie besitze, würde ich am liebsten zu Euch zurückkehren. Aber die Bedrohung durch die Nazis, die ständige Lebensangst, entdeckt und denunziert zu werden, überschatten noch zu oft mein seelisches Befinden, beherrschen meine Träume und stillen Gedanken. Ich bin leider noch nicht bereit zu einer Rückkehr, so sehr ich mir das wünschen würde.
In der Hoffnung, bald alles zu überwinden,
sende ich Dir und Hannah meine Küsse und Liebe,
Dein Jakob
PS: Ich lege Dir ein paar Dollar bei, ein bescheidener Beitrag zu eurem Unterhalt.

Januar 2021

Die Wanderung

Als Bekka noch leicht verschlafen in die Küche kam, lagen neben ihrem Frühstücksteller Butterbrotpakete und Dosen mit Obst und Gemüse. Nanny füllte gerade Tee in eine Thermoskanne.

»Du bist schon so geschäftig, wie lange bist du denn schon wach? Heute hättest du doch schlafen und endlich mal dein Knie schonen können.«

»Dei Öl hat Wunder gwirkt. Der Schmerz is weg, i spür nix mehr. Aber, i komm trotzdem ned mit zum Wandern. I wills ned herausfordern.«

Nanny umarmte Bekka, die Erleichterung über die Besserung ihres Knies war ihr anzusehen. »Um das Yoga kommst du aber nicht herum, falls du dich drücken willst. Wir müssen deine verklebten Faszien lösen und die Muskeln dehnen, die verursachen in der Regel die Schmerzen.« Bekka setzte an zu dozieren, unterbrach sich aber gleich selbst. »Das erspare ich dir jetzt, heute Abend erkläre ich es dir ganz ausführlich. Wäre ja gelacht, wenn wir das nicht hinbekommen würden.«

Während sie den Proviant in einen Tagesrucksack packte, lächelte sie. Eine Brotzeit hatte lange niemand mehr für sie gemacht, sie fühlte sich fast wieder in ihre Schulzeit zurückversetzt. Auch damals hätte sie ihr Frühstück selbst einpacken können, aber die von Lilly oder Benji liebevoll belegten Brote, das geschnittene Gemüse und Obst und meistens eine kleine Nascherei hatten bei ihr zum Gefühl des »Umsorgtwerdens und Behütetsein« dazugehört.

Zum Abschied umarmte sie Nanny und drückte sie besonders fest dafür, dass sie ihr, ohne es zu wissen, dieses Gefühl geschenkt hatte.

Nachdem Bekka das Dorf hinter sich gelassen hatte, fand sie auf Anhieb den Forstweg, der mit leichtem Anstiege in den Wald führte. Da auf dem festgefahrenen Schnee Splitt lag, der das Rutschen verhinderte, musste sie sich nicht auf jeden Schritt konzentrieren und ließ ihre Gedanken schweifen. Sie legte an Tempo zu. Wie schön war das früher gewesen, als sie zu dritt mit Lilly und Paps, manchmal auch in Begleitung von Nanny, losgezogen waren, immer einen Gipfel als Ziel vor Augen.

Nach einer halben Stunde ging ihr die Puste aus, und sie musste hechelnd stehen bleiben. Sie schüttelte über sich selbst den Kopf wegen dieses typischen Anfängerfehlers. Während sie leicht vornübergebeugt ausatmete, kam vom Waldrand her ein Mann auf sie zu. Er musste so alt wie Nanny sein.

Er blieb dicht vor ihr stehen und nickte. »Du bist doch der Kaschperl aus Berlin, hab i recht? Was willstn bei uns? Wohl jedn verrückt macha wie dei übrige Sippschaft. Tätst gut dran, wenn du di glei wieda schleichst.«

Bekka war vollkommen verdattert, sie brachte kein Wort hervor. Während sie noch überlegte, wer das gewesen sein könnte, ging der Alte weiter, ohne eine Antwort oder Reaktion von ihr abzuwarten. Sie sah ihm hinterher und überlegte, ob sie sich gerade verhört hatte?

Erst als der Mann nach ein paar Minuten außer Sichtweite war, drehte sie sich langsam wieder in Richtung ihres Weges und wanderte weiter. Sie hatte keinen Blick mehr für die Landschaft und die Berge vor ihr, ihre Gedanken kreisten ständig um das seltsame Zusammentreffen. Genervt von sich selbst beschloss sie, die Gedanken ziehen zu lassen, schließlich würde sie sowieso keine Lösung dafür finden. Sicher würde Nanny wissen, wer der aggressive Alte gewesen war.

Der Weg wurde schmäler und stieg an, dabei hatte sie immer die Sonne im Rücken. In kleinen Senken und an Hängen, die tagsüber durch den niedrigen Stand noch wenig Sonne abbekamen, lag noch viel Schnee, da er nicht wegtaute. Dort, wo die Sonnenstrahlen auf den Schnee trafen, glitzerte und funkelte es, als lägen dort Haufenweise Diamanten. An den besonders stark besonnten steilen Berghängen waren bereits einzelne grau-braune Wiesenstücke vom Schnee befreit, hier würde sich das Erwachen der Natur als Erstes zeigen.

Immer wieder blieb sie stehen, um die Aussicht ins Tal zu genießen, ihr Blick streifte aber auch zu den weiter entfernten Gipfeln in Richtung Süden, die wie mit Zucker überpudert in der Sonne glänzten.

Nach gut zwei Stunden erreichte sie eine Hütte, die, wie sie von Nanny wusste, jetzt noch nicht bewirtschaftet war. Erst Mitte Mai, Anfang Juni, je nach Wetterlage, würden die Hütten wieder öffnen. Bekka setzte sich auf eine verwitterte Bank, die durch das weit überstehende Hüttendach vor Nässe geschützt war. Sie breitete neben sich die Brote mit Käse, ein hart gekochtes Ei, Karotten und einen Apfel aus. Ihre Lieblingskekse, Shortbread Fingers, die Nanny vor einigen Tagen nach einem Rezept von Lilly gebacken hatte, lagen in einer Dose. Nanny hatte wirklich an alles gedacht, und Bekka ließ es sich schmecken. Der Tee dampfte und bildete kleine Wölkchen in der kühlen Luft.

Sie selbst spürte die Kälte nicht, denn durch das Gehen bergauf war ihr warm geworden. Sie lehnte sich zurück und streckte sich mit geschlossenen Augen genießerisch der Sonne entgegen. Sie atmete einige Male tief und laut durch.

»Es ist so schön hier, wie konnte ich das bloß vergessen?« Bekka stellte sich die Frage, seitdem sie bei Nanny wohnte, nicht zum ersten Mal, aber sofort setzten ihre Gedankenautomatismen ein. *Wie soll es mit mir weitergehen? Hier bleiben und einen Job suchen oder wieder nach Berlin zurückgehen?* Irgendwann, vielleicht schon bald, würde sich Corona erledigt haben und sie müsste sich wieder der Welt und dem Leben stellen.

Bei Nanny war es wie unter einer Art Schutzglocke. Keiner stellte Fragen, niemand forderte etwas von ihr, sie musste keinerlei Erwartungen erfüllen. Sie lebte in den Tag hinein, wie es sich gerade anbot. Es war das glückliche Leben eines unbedarften Kindes, aber sie war erwachsen und müsste zukünftig irgendeine messbare Leistung erbringen. Die Stimme ihrer Vernunft wurde täglich ungeduldiger und klopfte ihr mahnend auf die Schulter. Vielleicht hatte Nanny eine Idee?

Dabei fiel Bekka auf, dass sie mit Nanny nie darüber gesprochen hatte, wie es mit der Gastwirtschaft und der Pension nach Corona weitergehen sollte. Ob Nanny mit ihren sechsundsiebzig Jahren den Einstieg wieder bewältigen würde? Würden die Angestellten, die vor dem Lockdown in der Küche und dem Service gearbeitet hatten, wieder zurückkommen, oder hatten sie in der Zwischenzeit andere Aufgaben angenommen? Wäre sie in der Lage, den Betrieb zusammen mit Nanny zu stemmen? Sie hatte zwar durch ihre Kindheit und das Strick-Café eine gewisse Erfahrung in der Gastronomie, aber dort war sie hauptsächlich für die Organisation, die Einteilung der Bedienungen, die Bestellungen des Nachschubs und die Kurse zuständig gewesen. Es war nicht *nichts*, aber eine ganz andere Nummer, als täglich Mittag- und Abendessen anzubieten und für die Übernachtungsgäste einen Rundumservice vorzubereiten, wie das im Hauserhof so üblich gewesen war.

Sie musste über ihren Gedanken in der warmen Sonne eingeschlafen sein. Ihr Genick schmerzte, sicher war ihr beim Schlafen der Kopf auf den Brustkorb gefallen. Sie dehnte und streckte sich, sprang auf und hüpfte vor der Hütte hin und her.

»Auf geht's, Bekka, die Hälfte des Weges liegt noch vor dir«, forderte sie sich lautstark.

Sorgfältig verstaute sie die Dosen und Beutel in ihrem Rucksack, denn jeder, der nach ihr kam, sollte einen sauberen Platz vorfinden.

Der Weg ging auf gleicher Höhe weiter und führte in einem weiten Bogen, wie von Nanny beschrieben, auf eine Abzweigung, die mit *Jägersteig* beschildert war. Hier musste sie aufpassen, denn der Steig war steil und steinig, die engen Windungen führten auf und ab. Durch die dicht stehenden Bäume lag hier weniger Schnee als auf der freien Fläche, zudem hatten die Wanderer vor ihr einen Trampelpfad getreten.

Als Bekka an der Schlucht des Arzbachs ankam, bewunderte sie die Gewalt des Wasserfalls, der sich an einer höher gelegenen Stelle in einem natürlichen Becken anstaute und von dort herunterdonnerte. Aber auch die Kraft des Schnees war immens. Die gefrorenen Schneeüberhänge, die weit über die Schlucht in der Luft hingen, wirkten, als wären sie aus Stein.

Der Weg führte nun direkt am Rand der Schlucht entlang, bis sie unzählige Steinstufen steil bergab steigen musste, die zum Teil mit Holz oder eingeschlagenen Stahlrohren gehalten wurden. An einem extrem steilen Stück umschloss sie mit ihrer Faust ein Stahlseil, das vom Alpenverein zur Sicherung installiert worden war. Hoffentlich hält es auch nach dem langen Winter, blitzte ein kurzer Gedanke auf. Aber im nächsten Moment war er vergessen, denn der Steig erforderte ihre volle Aufmerksamkeit.

Nun ging es unmerklich immer weiter bergab, bis der Bach nur noch einen halben Meter unterhalb ihres Trampelpfades mit gewaltigen Wassermengen dahinrauschte.

Als sie wieder auf den Forstweg vom Beginn ihrer Tour traf, drehte sie sich um und blickte zurück, als wollte sie sich versichern, dass sie dort oben gewesen war. Natürlich hätte sie noch viel höher gehen können, aber der Schnee hatte es ohne eine entsprechende Ausrüstung nicht zugelassen. Diese Tour würde sie sich für den Frühsommer vornehmen, wenn die Wiesen anfingen zu blühen. Vielleicht würde Paps sie wie früher begleiten.

Bekka erzählte begeistert von dem wunderbaren Tag und der schönen Aussicht, die sie genossen hatte. Fast hätte sie durch die vielen Eindrücke die seltsame Begegnung mit dem Alten vergessen. Sie wiederholte seine Worte und Nanny nickte wissend.

»Des ist der Kaspar Stockacher von gegenüber. Der is seit einiger Zeit a bisserl verwirrt. Aber generell ist er auf niemandn und im Bsondern auf mi überhaupt ned gut zu sprechen. Und weil du zu mir ghörst, schert er dich über einen Kamm, der alte Krauterer. Dich als Kasperl aus Berlin zu bezeichnen und dir zu sagn, du sollst wieder geh ... Der soll mir bloß kumma, des sag i dir.«

»Was meint er damit, dass ich jeden verrückt mache wie meine übrige Sippschaft?« Bekka grinste. »Meint er dich damit? Dann hat er wirklich was an der Latte, wenn ich das mal so sagen darf. Hast du ihn bezirzt oder was bedeutet das?«

Nanny erzählte ihr, dass Kaspar schon seit der gemeinsamen Schulzeit hinter ihr hergewesen sei. Damals bedrängte er sie und lauerte ihr am Heimweg auf, und als sie in die Pubertät kam, erzählte er seinen Freunden Lügen über seine angebliche Liebelei mit ihr. Sie konnte ihn nie leiden, er war ein lästiger Aufschneider. Häufig war er in Schlägereien verwickelt, erst auf dem Schulhof, später dann auf Dorffesten. Die meisten im Dorf versuchten, ihm aus dem Weg zu gehen, aber wenn er jemanden im Visier hatte, dann hängte er sich wie eine Klette an sein Opfer. Kaspars Vater Korbinian hatte Nannys Mutter übel mitgespielt, allein deswegen wäre es für sie nie infrage gekommen, dem Werben des Sohnes nachzugeben. Kaspar wollte die Erniedrigung ihrer Zurückweisung nicht hinnehmen, immer wieder, auch noch, als sie schon verheiratet war, versuchte er ihr zu schaden. Die Lage der beiden gegenüberliegenden Höfe in der Mitte des Dorfes hatte die ganze Situation nicht leichter gemacht.

»Eigentlich«, schloss sie ihre kurze Erklärung, »betracht i des mit einer gewissen Genugtuung, dass die Stockacher-Männer immer den Kürzeren zogn ham, und des, obwohl der Hauserhof die meiste Zeit a reiner Frauenhaushalt war. Des hat die Schmach der Stockacher natürlich noch vergrößert.«

»Nanny, diese Geschichten musst du mir mal ausführlich erzählen. Ehrlich, du bist viel emanzipierter als manche der Frauen, die die Emanzipation für sich in Anspruch nehmen. Aber jetzt machen wir Yoga, ich hab's dir versprochen.«

»I woas ned, ob des ned eher a Drohung is als a Versprechn, aber gut, i bin dabei.«

Nannys erste Yogastunde

»Den Saal hast du auf Hochglanz gewienert, alle Achtung.« Nanny schaute sich im kleineren Teil des Festsaals um. Bekka hatte alle Stühle und Tische in den großen Saal getragen, die Fenstertüren geputzt und den Holzboden gescheuert und eingewachst. Die bodenlangen steingrauen Vorhänge vor den Fenstertüren hingen frisch gewaschen an der Eisenstange, die sich über die gesamte Raumbreite spannte. Sie gaben den Blick auf den dahinterliegenden Garten frei.

»Jaja, der Garten, da is bald wieder einiges zu tun.« Nanny schaute sich um. »Aber jetzt bist du da, da kriegn mir des alles in Griff.«

Bekka nickte, und zum erste Mal hatte sie das Gefühl, dass Nanny nicht mehr so voller Elan steckte, wie es den Anschein erweckte. »Die Wände und die Decke will ich noch streichen, da müssten wir mal drüber reden, wie wir das alles der Reihe nach machen. Aber im Moment, für uns beide, ist der Raum vollkommen okay.«

Bekka hatte alles vorbereitet, für Nanny hatte sie ihre flauschig weiche Schafwollmatte ausgerollt, sie selbst nahm die Kautschukmatte. Statt des Lotussitzes zeigte sie Nanny den aufrechten Sitz mit überkreuzten Unterschenkeln, den sie mit dem Sitzpouf unterstützen konnte. Nach den Atemübungen, mit denen jede Yogasession begann, um gedanklich zur Ruhe zu kommen, folgten Drehübungen zur rechten und linken Seite. Immer wieder unterstützte Bekka mit ihrer Hand Nannys Rücken, als sie die Hüfte berührte, stöhnte Nanny überrascht auf.

»Hier tuts grad narrisch weh, auch sonst, wenn i steh.«

»Das ist der sogenannte Piriformis, ein Muskel, der das Kreuzbein mit dem Oberschenkel verbindet. Ist er verspannt, reizt er den Ischiasnerv, was wiederum bis ins Bein ausstrahlt. Ich nehme an, deine Knieschmerzen kommen daher, ich habe gestern beim Massieren schon bemerkt, dass die Muskeln von der Hüfte zum Knie am Oberschenkel total verhärtet sind. Durch die Verkürzungen lösen sie die Schmerzen am Knie aus, wenn's noch schlimmer wird, dann kann das bis runter zu den Zehen gehen.« Während Bekka erklärte, führte sie ihre Hand an den Muskeln entlang, über die sie sprach.

»Ja, Madl, i staun ned schlecht, was du alles woast. Medizin hättst studiern solln, ned Anglistik.«

»Wer weiß. Ich habe mir einiges angelesen, weil es mich interessiert. Und auch bei der Yogaausbildung war viel

Theorie über die Knochen und Muskeln dabei. Wenn wir die Faszien, das sind die Häute, die die Muskeln umschließen, wieder lockern können, dann lösen sich allmählich deine Schmerzen auf.«

»Dann mach ma des, des is mir lieber als jede Tablette.«

»Die beste Übung dafür ist das *Nadelöhr*, noch besser wäre die *Taube*, aber die ist für den Anfang noch ein bisschen zu viel«, sagte Bekka grinsend.

Sie führte langsam die Übung vor und erklärte mit ihrer Yogastimme: *»Lege dich ausgestreckt auf die Matte. Stelle deine Beine auf. Nun lege deinen rechten Fuß auf den linken Oberschenkel, kurz vor dem Knie, dabei schiebst du den rechten Oberschenkel etwas von dir weg. Umfasse mit beiden Händen dein linkes Schienbein und ziehe es zum Körper hin, bis ein gerade noch angenehmer Zug entsteht. Du spürst eine leichte Dehnung im rechten Gesäß. Atme tief ein und aus, und lenke deinen Atem bewusst in den rechten Gesäßmuskel, der sich mit jedem Ausatmen ein bisschen weiter lockert.«*

Bekka stand zwischenzeitlich hinter Nanny und schob mit leichtem Druck ihre Schultern nach unten.

»Die Schultern bleiben unten, und nicht vergessen ... lächeln.« Fast flüsternd korrigierte sie die Haltung ihrer Großmutter. »Wenn etwas zieht, ist es okay, es darf aber niemals stechen. Dann sofort aus der Übung rausgehen.« Bekka führte sie nach dem anschließenden Lockern weiter mit dem linken Bein durch die Übung.

Schließlich lag Nanny ausgestreckt auf der Unterlage und brummte leise. »Des hat so gut getan, du kannst es dir ned vorstelln. I könnt direkt einschlafn.«

»Jetzt kommen noch ein paar Übungen zur Entspannung, dann ist es genug fürs erste Mal. Du machst das Klasse, Nanny«, lobte Bekka. »Wirst sehen, in ein paar Wochen kannst du dich an deine Knieschmerzen nicht mehr erinnern.«

Nach dem Abendessen massierte Bekka wieder das Schmerzöl in Nannys Bein, die glaubte, das sei nicht mehr nötig. Aber Bekka beharrte darauf, und Nanny ließ es sich gefallen.

»Du verwöhnst mi, des hat noch nie zuvor jemand für mi gmacht.«

Während sie mit den Händen rieb und knetete, kam Bekka auf den Yogaraum zurück. »Hättest du was dagegen, wenn ich die Wände und Decke streichen würde?«

»Mei Madl, die ganze Wirtschaft müsst gweißelt wern. Früher hab i des selber gmacht, aber jetzt is mir des vui zvui. Wenn du das machn willst, jederzeit gern. Dann fahrn ma in die Stadt und kaufa alles dafür ein, die Rollen und Pinsel hab i alle weggschmissn.«

»Klar mach ich das, Wände streichen kann ich fast genauso gut wie Yoga. In Berlin haben wir uns immer gegenseitig geholfen, wenn einer umgezogen ist oder einfach mal eine Wand auffrischen wollte.«

»Na ja, aber wie's hier überhaupt weitergeht ... ob sich die Müh no lohnt.« Plötzlich schien Nanny bedrückt zu sein, sie wirkte sehr nachdenklich.

»Wie meinst du das, Nanny? Etwas in Ordnung zu halten lohnt sich doch immer, oder nicht?« Bekka verstand in diesem Moment genau, was Nanny andeutete, aber sie wollte die Worte hervorlocken. Bisher hatten beide das Thema nicht angesprochen, sie wichen immer geschickt aus, wenn sich die Frage nach der Zukunft andeutete. Es ging letztendlich nicht nur um Bekka, auch Nanny musste Entscheidungen treffen. Oder hatte sie sie vielleicht schon getroffen und hielt sie zurück?

»Mei, i bin a alte Frau, und i muss mir überlegn, wie i nach Corona weitermachn will. Am liebsten wärs mir, es wär alles wie früher, aber i geh scho auf die achtzig zu. Innen drin fühl i mi zwar ned so alt, aber des is ned entscheidend.«

»Irgendwie geht es doch immer weiter.« Bekka könnte sich wegen dieser dämlichen Bemerkung ohrfeigen. So eine hohle Phrase, dümmer ging's nicht. »Du hast dir doch bestimmt schon mehrere Möglichkeiten durch den Kopf gehen lassen, so, wie ich dich kenne.«

»Ja sicher, aber des is alles ned das Gelbe vom Ei. I dacht scho an an Pächter, aber grad jetzt is des für jedn a Risiko. Weil koaner woaß, wann und vor allem, wies weitergeht. Alles andre, nur mit der Pension weiterzumachen oder nur Mittagessen anzubieten oder auch nur Brotzeit am Abend, des sind alles halb gare Ideen, nix Gscheits, von dem ma lebn kann.«

»Ich habe auch keinen blassen Schimmer, wie es bei mir weitergehen soll. Vielleicht kommen wir zu zweit auf sinnvollere Ideen als einer allein. Wir könnten uns morgen ausführlich drüber unterhalten, jetzt bin ich bin nämlich hundemüde.« Bekka konnte vor Gähnen kaum noch sprechen.

»Du wirst gut schlafn heit Nacht, wirst sehn. Und morgn schaut alles scho wieder anders aus.«

Februar 2021

Socken, Socken, Socken

Bekka fuhr mit Nannys altem Käfer in die Kreisstadt, um Farbe und die Malerutensilien abzuholen. Zum wiederholten Male ging sie ihre Liste durch, ob sie auch nichts Wichtiges vergessen hatte. Die Werkzeuge und Farben online zu bestellen, war eine ganz andere Sache, als im Baumarkt durch die Regalreihen zu schlendern und das eine oder andere, das nicht auf der Einkaufsliste stand, in den Wagen zu legen. Mit *Click and Collect* hatte sie bei der Bestellung an alles denken müssen, später war keine Änderung mehr möglich.

Mit einer FFP-2-Maske ausgerüstet, die seit Kurzem in allen Geschäften Pflicht waren, machte sich Bekka auf den Weg. Da sie in Berlin kein Auto gehabt hatte, musste sie sich erst mit dem mehr als dreißig Jahre alten Käfer vertraut machen, der schon ein Oldtimer-Kennzeichen hatte. Dass Nanny das alte Vehikel behalten hatte, fand Bekka irgendwie ganz cool. Als Zweitürer war es zwar unpraktisch für Einkäufe, aber ihre Oma hatte die Einstellung: wozu ein neues Auto kaufen, wenn das alte noch seinen Dienst tat. Das war in Bekkas Augen nachhaltiger als jedes Elektroauto. Und gerade jetzt, nach dem starken Schneefall der letzten Tage, verhielt sich der Käfer mit dem hinten liegenden Motor besser als manches andere Auto auf den verschneiten Straßen. Zu Bekkas Glück waren selbst die kleineren Nebenstraßen gut geräumt.

Die Abholung im Baumarkt stresste Bekka, sie hatte ständig das Gefühl, durch die Maske würde ihr Sauerstoff fehlen. Außerdem verstand sie dadurch den derben bayerischen Dialekt noch weniger, sie musste mehrmals nachfragen, als der Verkäufer ihr erklärte, dass er einen bestimmten Pinsel, den sie bestellt hatte, nicht mehr auf Lager hätte, ob sie dafür einen anderen nehmen wolle. Wie sie diese Beeinträchtigung hasste. Sie verbot es sich, darüber nachdenken, was sich in manchen der etwas schmuddelig wirkenden Masken sammelte. Ob das wirklich hygienisch war?

Als sie den schweren Farbeimer auf den Einkaufswagen lud, wurde ihr plötzlich schwindlig, gefolgt von einem Schweißausbruch, und sie rannte aus dem Markt. Sie riss sich die Maske vom Gesicht und stellte sich keuchend neben die Einkaufswagen unter der Überdachung, denn zwischenzeitlich hatte es zu regnen begonnen.

Eine junge Frau, die Bekka rauchend beobachtet hatte, kam auf sie zu. »Geht's oder brauchst frische Luft?« Sie hielt ihr zwinkernd eine offene Zigarettenschachtel hin.

»Danke, lass gut sein, ich rauche nicht. Aber Sauerstoff könnte ich brauchen, mit den Masken komme ich einfach nicht klar.« Bekka betrachtete die Frau und musste grinsen. Sie dürfte ungefähr im gleichen Alter wie sie sein, war jedoch um einiges größer und kräftiger, und ihr lag spontan der Ausdruck *Amazone* auf der Zunge. Mit ihren langen, bunt gefärbten Haaren wirkte sie hier ähnlich fremd wie Bekka.

»Die Maskn sind a richtigs Kreiz. Bist du von hier, i hab di nämlich no nie gsehn, und du foist ja scho a bisserl auf.« Sie zog ihre eigenen Haarsträhnen nach oben.

»Ich wohne seit ein paar Wochen bei meiner Oma in Hochkogel. Wir wollen ein paar Wände streichen, wenn schon nichts los ist. Ich geh mal wieder rein, mein Wagen steht noch voll beladen im Geschäft.«

»Sag, tätst du mi nach Hochkogel mitnehma? Sonst müsst i ewig aufn Bus wartn. I bin übrigens die Lotte.«

»Klar, kannst schon mal zu dem alten Käfer gehen, ich bezahle und komme gleich wieder.« Bekka freute sich über ein neues Gesicht. Die Art, wie Lotte sie angesprochen hatte, lag ihr, das hätte in Berlin ähnlich passieren können.

Zusammen hievten sie die Farbeimer, Malerrollen und -bürsten, Abdeckfolien und -vliese auf die Rückbank des Autos. Lotte fand das alte Auto stark, nicht so geschniegelt wie die SUVs und schweren Vierradantriebe, die dicht an dicht auf dem Parkplatz des Baumarktes standen. Sie stellten fest, dass beide wegen Corona hier gelandet waren. Lotte hatte bis vor wenigen Wochen in Garmisch als Köchin in einem Hotelrestaurant gearbeitet, wegen des Lockdowns war alles geschlossen worden. Jetzt jobbte sie in der Metzgerei ihrer Eltern als Verkäuferin, aber sie empfand es als ziemlich frustrierend. Ihr Vater stänkerte ständig an ihrem Aussehen und ihrer Art herum, seine größte Angst war, dass sie ins Gerede kämen.

»Genau deswegen bin ich vor Jahren weg und wollte nie mehr zurückkommen. Als Corona ausbrach, war ich auf dem Absprung nach Spanien, mal andre Luft schnuppern.« Lotte redete pausenlos, und Bekka konnte sich wegen des Regens auf die Straße konzentrieren.

Als sie Lotte aussteigen ließ, rief sie ihr noch zu, sie solle doch mal vorbeikommen, sie würde sich freuen.

»Das mach ich sicher, da brauchst ned lang zu warten«, rief Lotte und winkte fröhlich.

»Heut hast aber einiges gschafft, Madl. Du packst wirklich an.« Nanny schenkte für beide Rotwein ein. »Den Wein hast dir redlich verdient.« Die alte Frau prostete Bekka zu.

Danach holten beide, wie auch an den Abenden zuvor, ihre Stricksachen raus, Nanny aus einem Korb und Bekka aus ihrem Stoffsäckchen. Nanny vernähte die Fäden an einer Socke und steckte sie mit einer zweiten Socke zusammen. »Wieder a Paar fertig. Bist so lieb und legst die Socken in den Schrank in der Wohnstubn zu den andern«, fordert sie Bekka auf. »I sitz grad so bequem.«

Bekka nahm die Stricksocken und ging durch die Verbindungstür ins danebenliegende Wohnzimmer. »Ich kann mich nicht erinnern, dass wir jemals hier drin gesessen sind«, rief sie durch die offene Tür. »Dabei ist es richtig gemütlich.«

An der Einrichtung hatte sich, wie Bekka feststellte, in den vergangenen zehn Jahren nichts geändert. Zwei wuchtige Sofas mit vielen Kissen standen über Eck gegenüber des Kachelofens, der von der Küche aus beheizt wurde. Ein imposanter Schrank aus dunklem Holz beherrschte den Raum, hinter den Glastüren des Aufsatzes standen Krüge aus bemalter Keramik und Zinn, die zum Teil graviert und mit Jubiläen beschriftet waren, daneben funkelten eine große Zahl geschliffener Wein- und Sektgläser. Auf einer großen Holztruhe lag eine Holzschale mit dekorativ bemoosten Ästen und Steinen, zwei wuchtige Sessel zu beiden Seiten einer Stehlampe boten mit den übrigen Sitzgelegenheiten genügend Platz für eine Großfamilie.

Als Bekka eine der drei Schranktüren öffnete, stieß sie ein erstauntes »Wow!« aus. Sie ging zurück zur Küche. »Krass, Nanny, was machst du mit den Unmengen an Socken?!« Sie lehnte sich an den Türrahmen. »Das sind doch bestimmt dreißig Paar.«

»Scho, und hinter den anderen Tür und in der Truhe san no vui mehr.« Bekka öffnete die Truhe und die übrigen Schranktüren und war sprachlos. Auf den Schrankbrettern lagen, fein säuberlich gestapelt, unzählige Strickjacken, die Truhe war vollgestopft mit Socken.

»Jetzt glaubst bestimmt, i bin a bisserl spinnert, oder?« Nanny stand lächelnd im Zimmer und hatte die Hände vor dem Bauch verschränkt.

»Für wen hast du die denn gestrickt? Das sind alles unterschiedliche Größen, sogar für Kinder sind welche dabei.« Bekka hob die Jacken an und breitete sie auf den Sesseln aus.

»Ja, scho, für Männer, Frauen und Kindern. I hab mir denkt, dass i die irgendwann mal verschenk. Der Lisbeth, die immer Essen holt, und dem Quirin hab i scho welche mitgebn, die habn sich ehrlich gfreit.«

»Das glaube ich. Wer sich darüber nicht freut, hat keine Ahnung, wie viel Arbeit das ist. Besonders das kraus gestrickte Muster verschlingt Unmengen an Zeit und Wolle. Das Gestrick fühlt sich kuschelig weich an.« Bekka strich immer wieder über die Jacken. »Das Garn hat sicher eine Stange Geld gekostet.«

»Des hab ich noch von meiner Mutter, des ist feinste Merinowolle aus Neuseeland. Die ist zwar alt, aber wenn koane Motten neikumma, hält Wolle ewig. Und die melierten Farbn san genau richtig für Trachtensocken und -jacken.«

Bekka glaubte bisher, nur sie wäre so verrückt und würde einfach ins Blaue hineinstricken. Aber die Massen, die Nanny angefertigt hatte, übertrafen alles. Sie musste unzählige Stunden daran gearbeitet haben, Stunden, in denen sie hier allein in der Wohnküche gesessen hatte. Da konnte man schon ein bisschen seltsam werden …

Stopp, ermahnte sie sich. Nanny zeigte keinerlei Symptome, es war wohl eher ein Ausgleich für die tägliche Arbeit in der Gastwirtschaft.

Bekka fühlte die Einsamkeit, die die Hunderttausenden gestrickten Maschen der Jacken und Socken bedeuteten. Sie erzählten von unzähligen Stunden des Alleinseins. In dieser Zeit hatte ihre Enkeltochter nicht ein einziges Mal an ihre Großmutter gedacht, nicht ein Gedanke war aufgeploppt, wie sie wohl die geänderte Situation verkraften würde. In

Berlin hatte jeder ihrer Gedanken ihrem eigenen Befinden gegolten.

Plötzlich kamen ihr die Tränen, und sie drehte sich zur Truhe hin, damit Nanny nichts merkte. »Würdest du sie denn verkaufen wollen?«

»Freili, aber wer soll die denn kaufen? Ich hab koan Ladn, und im Dorf strickt jeder selbst, wenn er Sockn oder an Janker braucht.«

»Ich könnte sie über meinen *Etsy*-Account verkaufen. Noch besser wäre ein spezieller Trachten-Onlineshop, den könnte ich mit meinem *Etsy*-Account verlinken. Ich habe so viele Kunden, die nicht nur an meinen Patchwork-Pullis interessiert sind, ich bin sicher, denen gefallen auch Trachten. Das ist doch gerade der Megatrend. Vielleicht ist das auch was für meine Guerilla-Knitters oder die anderen DIY-Kursteilnehmer.« Bekka sprudelte plötzlich über vor Ideen, immer wieder fiel ihr noch etwas dazu ein.

»Was ist denn DIY und was ist *Etsy* ... und wer sind die Guerilla-Knitters?«, fragte Nanny stirnrunzelnd. Sie lächelte über Bekka, die plötzlich wieder so ungezwungen und heiter wie früher als Jugendliche war.

Nachdem Bekka ihr die Begriffe erklärt und Fotos dazu gezeigt hatte, gingen beide zurück in die Wohnküche. Bekka war so aufgewühlt, dass sie immer wieder ihr Strickzeug in den Schoß legte, um in ihrem Spiralheft Notizen zu machen. »Ich werde extra ein Heft anlegen für den Strickverkauf, beim nächsten Einkaufen muss ich dran denken. Puh, das wird eine Menge Arbeit. Und streichen will ich auch noch. Die kommenden Wochen haben wir einiges zu tun.« Bekka fühlte sich in ihrem Element, endlich gab es eine Aufgabe, die über den nächsten Tag hinausführte. Sie lebte zwar auch gern ohne große Pläne jeden Tag für sich, aber dieses Ziel lief auf eine Perspektive hinaus, bei der sie vor Aufregung ganz kribbelig wurde. Es war, als würde ihr innerer Motor wie bei einem Auto stetig mehr Gas geben, um jede Steigung problemlos zu bezwingen.

Sie besprachen die Pläne für den nächsten Tag; für alles Übrige wäre am Wochenende genug Zeit, wenn keine Mittagessen gekocht werden mussten. Dann könnten sie in Ruhe neue Ideen schmieden.

Die Polizei am Hauserhof

Bekka riss den letzten Klebestreifen von der Sockelleiste. Das wäre geschafft, sie war fertig mit Streichen. Zufrieden schaute sie sich um, die Arbeit hatte sich gelohnt. Sie rollte das Malervlies ein, denn das würde sie für die anderen Räume noch brauchen. Die Klebebänder knüllte sie mit der Abdeckfolie zusammen und warf sie in einen Müllsack, die ausgewaschenen Malerutensilien deponierte sie mit dem halb vollen Farbeimer im Lagerraum der Gastwirtschaft. Das war sicher nicht der richtige Platz, aber im Moment war das Lager leer. Sie entschloss sich, gleich noch die Fenster zu putzen und den Boden zu wischen, dann war wirklich alles fertig.

Eine Stunde später stand Bekka in der Mitte des kleinen Saals und betrachtete ihr Tagwerk, Nanny neben sich. Das Weiß der Wände und Decke strahlte und brachte den frisch geölten Holzboden zum Leuchten. Sie war seit Langem wieder einmal richtig zufrieden mit sich und klopfte sich innerlich selbst auf die Schulter.

Auch Nanny war begeistert. »Der Raum schaut aus wie neu, richtig einladend. I krieg Lust auf dei Yoga, anders kann is ned beschreibn.« Sie umarmte Bekka und bedankte sich. »Und jetzt hast du dir a richtige Brotzeit verdient. I hab an Schweizer Wurstsalat gmacht, und dazu gibts a Schnittlauchbrot. Der erste Schnittlauch spitzt nämlich scho im Gwächshaus raus.«

Die beiden saßen in der Küche und ließen sich den Wurstsalat schmecken. Bekka bemerkte erst jetzt, dass sie einen riesigen Hunger hatte, aber die große Schüssel war ein Garant dafür, dass sie satt werden konnte, sicher blieb noch viel übrig. Ihr Gespräch kam auf den Garten, denn während Bekka am Nachmittag die Wände gestrichen hatte, hatte Nanny zum ersten Mal nach dem Winter den Garten inspiziert. Obwohl in den Bergen noch viel Schnee lag, wäre es bald an der Zeit, im Gewächshaus Salat und Kohlrabi zu setzen, dann hätten sie im Frühjahr ihr eigenes Gemüse.

»Lohnt sich die Arbeit dafür?«

»Was hoaßt scho lohnen, Madl? Mir machts Spaß, und i woas, dass koa Gift dran is. Was eigenes is doch immer noch das Beste, moanst ned?«

»Sicher, da hast du recht. Oje, jetzt habe ich tatsächlich den ganzen Wurstsalat vertilgt. Aber der hat so gut geschmeckt, einfach köstlich.« Bekka strich sich in kreisrunden Bewegungen über den Bauch. »Mit deiner üppigen Rundumversorgung lege ich bestimmt Gewicht zu, mehr als mir guttut.«

»Da bist aber weit entfernt davo, a paar Gramm mehr tätn dir ganz gut.«

Sie unterhielten sich darüber, dass Bekkas Veranlagung, sehr viel essen zu können und dabei nicht zuzunehmen, wohl von Nanny vererbt sein musste, die trotz ihres Alters immer noch sehr schlank war. Bekkas Mutter Lilly dagegen neigte leicht zu ein paar Kilos zu viel, Bekka konnte sich noch gut an deren ständige Diätversuche erinnern. Wie sie wohl jetzt aussah? Bei ihrem letzten Treffen vor drei Jahren in London war sie regelmäßig ins Sportstudio gegangen und hatte einen eigenen Fitness- und Ernährungscoach gehabt, wie es sich für eine Upper-Class-Lady gehörte. Bekka fand das ziemlich affig, aber es passte zu ihrer Mutter.

»Hast du was von Lilly ghört?«, fragte Nanny, als das Gespräch auf sie kam.

»Ich habe schon länger nicht mehr mit ihr gesprochen ...«, Bekka holte tief Luft, »aber sie könnte mich auch mal anrufen, bisher ging die Telefonate immer von mir aus. Sie ist sicher sehr beschäftigt ... mit ihrer neuen Familie und ihrem Mann. Da bleibt keine Zeit für mich.« Bekkas Antwort war eindeutig, sie wollte nicht weiter über Lilly sprechen. Abrupt wechselte sie das Thema. »Schau mal, ich habe gestern im Baumarkt noch einen neuen Spiralblock mitgenommen, für unseren Trachten-Shop.«

»Mich wundert, dass du ned alles mit dem Laptop schreibst«, warf Nanny ein.

»Manches muss ich per Hand aufschreiben, so wie früher meine To-do-Listen. Irgendwie brauch ich das, bevor ich etwas Neues anfange. Später kommt dann der Computer zum Einsatz.«

»Mir solls recht sei, wie willst denn des Ganze anfangn?«

»Wir brauchen einen Namen für den Shop, wie wär's mit *Alpen-Strick* oder *Nannys Strick* oder *Handmade by Nanny*? Der Name muss gefällig sein, jeder soll sich daran erinnern.«

»Na, da wird dir was einfalln, i bin sicher.«

Am Samstag und Sonntag arbeiteten beide das von Bekka vorbereite System zur Bestandsaufnahme der Stricksachen ab. Sie sortierten die Jacken und Socken nach Farben, denn es gab Varianten in Hellgrau, Dunkelgrau, Dunkelgrün, Beige und Hellbraun meliert. Danach vermaßen sie die Jacken nach Ober-, Taillen- und Hüftweite, Jacken- und Ärmellänge, Schulterbreite und Armumfang. Bekka fotografierte jede Jacke und klebte einen Kreppstreifen mit der Modellnummer in den Rückenausschnitt. Sie müsste dringend

Etiketten bestellen, aber dazu brauchten sie den Namen des Shops. Sie notierte es in ihrem Heft, um es später nicht zu vergessen. Bei den Socken gingen sie genauso systematisch vor, Fußlänge und -weite sowie die Schafthöhe und obere Strumpfweite waren wichtig für die Käufer.

Während am Sonntagvormittag Bekka alle Maße und Modellnummern in eine Excel-Tabelle übertrug, bereitete Nanny einen Gemüsestrudel vor, schließlich musste auch ihr leibliches Wohl gesichert sein. Der Strudel war ein Vorschlag von Bekka gewesen, die Nanny immer öfter zu vegetarischen Gerichten anregte.

Beide waren so vertieft in ihre Arbeit, dass sie das Klopfen an der Tür überhörten. Plötzlich ging die Küchentür auf, und Lotte stand da.

»Habts ihr mi ned ghört, i klopf scho ewig an die Tür. Deswegn bin i einfach reinganga, i hoff, des passt.« Lotte lehnte grinsend im Türrahmen und schaute von Bekka zu Nanny, immer wieder hin und her.

»Hi, Lotte, das freut mich. Mit dir hätt ich heut gar nicht gerechnet. Komm doch rein, sonst wird es kalt.« Bekka zog sie in die Küche und schloss die Tür. »Nanny, das ist Lotte, die ich im Baumarkt getroffen habe. Sie ist …«

»Die Tochter vom Huber Loisl, dem Metzger. Glaubst, di kenn i ned.« Nanny ging auf sie zu und wollte ihr die Hand reichen, aber Lotte zog sie zurück.

»I woas ned, mit Corona gebn mir uns besser ned die Hand.«

»Wir können ja die Unterarme aneinanderlegen oder mit den Füßen die Waden anstupsen.« Bekka führte es lachend mit Lotte vor, die sich plötzlich den Arm vors Gesicht hielt.

»Oje, eine Maske hab ich auch vergessen. Ich hatte nur mit meinen Eltern Kontakt, im Geschäft bin ich mit einer Scheibe von den Kunden getrennt.«

»Is scho gut, Lotte. Magst was mitessen, der Strudel is glei fertig.«

Lotte ließ sich nicht lange bitten. Sie deckte den Tisch zusammen mit Bekka, und zu dritt ließen sie sich den Strudel schmecken, der mit Wirsing, Karotten, Brokkoli und Kartoffeln gefüllt war. Dazu gab es eine hausgemachte Remouladensoße mit Kräutern.

»Bist du a Veggie, oder ist das nur a einmalige Sach?«, erkundigte sich Lotte bei Bekka.

Sofort diskutierten sie ihre unterschiedlichen Standpunkte. Da Lotte Köchin war und noch dazu aus einer Metzgerei stammte, war sie begeisterte Fleischesserin, ganz im Gegensatz zu Bekka. Aber sie einigten sich darauf, dass Fleisch aus artgerechter Haltung und in geringen Mengen akzeptabel sei. Massentierhaltung wie am Stockacherhof gegenüber lehnten sie beide grundsätzlich ab. »Das tät der Vitus gern ändern, aber sei Vater, der Max, zieht nicht recht mit.«

»Ich kenn nur den alten Stockacher, den Kaspar, aber die Begegnung hätte ich mir lieber erspart.« Bekka berichtete ihr von dem Zusammentreffen bei ihrer Wanderung, und Lotte nickte.

»Der ist a bisserl wirr im Kopf. Wie weit das gediehen ist, weiß ich nicht. Aber noch lassen sie ihn frei herumlaufen. Ein paar Mal stand er schon mitten im Dorf und wusste nicht mehr, wo es nach Hause geht. Da ihn alle kennen, hilft ihm a jeder, obwohl er es nicht verdient hätte, wenn man den Geschichten von früher glauben kann. Er muss ein ziemlicher Stänkerer und Raufbold gewesen sein.« Sie erklärte Bekka, dass Vitus der Sohn vom Stockacher-Hof sei, sie hätten zusammen bis zur vierten Klasse die Schulbank gedrückt. Er lebe seit seinem Studium in München und hätte seine Zelte wegen Corona abgebrochen – wie sie selbst und Bekka auch. »Ich hab scho a paar Mal mit ihm gsprochn, wenn er bei uns im Gschäft war. Ich hab sei Handynummer, falls du mal was von ihm brauchst. Er macht irgendwas mit IT, is aber auch mit Leib und Seele Bauer und würde den

Hof gern auf an ökologischn Betrieb umstelln. Er hat scho Gspräche mit meim Vater geführt, ob der biologisch erzeugtes Fleisch vermarkten würde. Aber mei Vater is genauso wie der Max nicht überzeugt davon, außerdem würde des Jahre dauern und viel Geld kosten. Dabei hat sich doch bei allen Bauern herausgestellt, die bisher auf bio umgsattelt habn, dass das längerfristig der bessere und lohnendere Weg is, abgsehn davon, dass man sich bei der nicht artgerechten Haltung an den Tieren versündigt.«

Nanny lauschte den beiden jungen Frauen die ganze Zeit, als sie es erneut klopfen hörte. Bekka und Lotte hatten es wegen ihrer lebhaften Unterhaltung nicht mitbekommen.

Nanny ging zur Tür. Als sie zurückkam, folgten ihr zwei Polizisten, beide trugen vorschriftsmäßig Masken.

Bekka stellte sich neben Nanny, um eine Front gegen die Polizisten zu bilden. Das hatte sie in Berlin gelernt, bei Demos und anderen Aktionen. Sie würde sich nicht einschüchtern lassen, falls die beiden es drauf anlegen würden.

»Worum geht's denn, ist was passiert?« Bekka wollte nicht warten, bis einer der beiden loslegte.

»Uns wurde Meldung gemacht, dass sich hier im Haus drei Personen aus drei verschiedenen Hausständen aufhalten, und nach der aktuell gültigen Coronaverordnung ist das nicht zulässig. Ihr müsst's wissen, dass nur eine Person zwei andere aus einem Hausstand besuchen darf.«

»Ja, spinn i, wer hat euch denn den Blödsinn gsteckt?« Lotte war außer sich und lief im Raum hin und her.

»Das steht nicht zur Debatte. Fakt ist, dass das nicht zulässig ist.« Der jüngere Polizist schaute an die Wand über der Tür, als würde er dort seinen Text ablesen.

»Also, wer wohnt hier und wer ist zu Besuch?«, fragte der Ältere und taxierte Nanny, Bekka und Lotte ausgiebig.

Nun schob sich Nanny vor Bekka und Lotte. »Meine Herren, das ist ganz einfach, das ist meine Enkelin.«

»Ja scho, die muss aber zum Hausstand gehören«, warf der ältere Polizist ein.

»Das ist meine Enkelin Rebekka, und sie ist seit knapp dreißig Jahren hier mit zweitem Wohnsitz gemeldet. Reicht das?« Nanny schien größer zu werden, während sie sprach.

»Na, des woas i ned«, meinte der Jüngere. »Des müsst scho nachgwiesn werdn, des könnt ja a jeder behauptn.«

»Des is koa Problem, meine Herrn.« Nanny ließ die vier stehen, in ihren Gesichtern zeigte sich großes Erstaunen. Die Polizisten stammelten herum, sie müssten jedem Hinweis nachgehen, auch wenn sie es gar nicht wollten, aber es sei ihre Pflicht, sonst bekämen sie Probleme ...

»Wie meine Oma sagt, lässt sich alles erklären. Aber den Nachbarn würde ich mir gern vornehmen, der uns hinghängt hat. Als ob wir ein Verbrechen begehen würden. Muss jetzt jeder den anderen bespitzeln, ob er eine Maske trägt oder ob er Besuch bekommt ... Einfach daneben!«

Währenddessen kam Nanny in die Küche zurück und hatte einen dicken roten Ordner in der Hand. Sie legte ihn auf den Tisch und schob die Hand unter ein Registerblatt, um die Seiten umzublättern. »Hier stehts schwarz auf weiß, meine Herrn, dass mei Enkelin hier angmeldet ist. Wollts jetzt noch ihren Ausweis sehen, oder glaubt ihrs a so?« Nanny hatte sich neben den Tisch gestellt und zeigte mit der Hand auf den Meldezettel.

»Na, na, mir glaubns ja scho. Wie gsagt, mir müssn des machn, ob ma wolln oder ned. Dann wünschen mir an schöna Sonntag, nix für ungut.« Beide zogen sich rückwärts gehend aus der Küche zurück, dabei tippten sie sich an ihre Kappen.

»Kommts ruhig wieder, wenn sich der Kaspar wieder was ausdenkt, wie er mir schaden könnt. Ist ja ned des erste Mal. Aber, da beißt er bei mir auf Granit, i hab nix zu verbergn.«

Bekka und Lotte redeten durcheinander, beide entrüsteten sich über die Polizisten und noch mehr über den Nachbarn. »Du hast gesagt, es war nicht das erste Mal.«

Während Nanny Kaffee kochte, erzählte sie den jungen Frauen, dass das Ordnungsamt vorstellig geworden sei, als sie mit dem Essen-to-go anfing. Das Kochen sei nicht das Problem gewesen, denn ihre Küche war für die Wirtschaft in den vergangenen Jahren regelmäßig vom Gesundheitsamt überprüft worden. Aber das Ordnungsamt hatte nachhaken wollen, ob sie einen genehmigten Hygieneplan hatte und diesen auch einhielt. »Und weil der Kaspar nicht ganz klar im Kopf is, hat er mich am nächsten Tag auf der Straßn gfragt, ob denn das Ordnungsamt scho meinen Ladn dichtgmacht hätt. Deswegn weiß i, dass es von ihm kam.«

Sie verbrachten einen unterhaltsamen Nachmittag miteinander und ließen sich Nannys Nusskuchen schmecken, dabei erzählte Lotte, dass sie, als sie in der zweiten oder dritten Klasse gewesen sei, Bekka ab und zu im Gasthof ihrer Oma gesehen habe. »I war doch jünger als du und no dazu a Einheimische, da hätt i mi nia traut, Kontakt zu dir, dem Madl aus der Stadt, aufzunehmen. Damals lagen Welten zwischen mir als Landmadl und dir als Städterin. Wie kommt es eigentlich zu dem Namen Nanny? Ich dachte immer, eine Nanny ist ein Kindermädchen oder eine Babysitterin. Aber sie ist doch deine Oma«, wandte sich Lotte an Bekka.

»Das ist ganz einfach, meine Oma ist auf den Namen Hannah getauft, wurde aber von allen Nanni gerufen, manchmal auch Hanni. Da meine Mutter aus England kam, hat sie mir den Namen *Nan* für Oma beigebracht. Als ich anfing zu sprechen, habe ich Nanny draus gemacht, und dabei blieb es auch. Seitdem ist sie für alle zur Nanny geworden.«

»Dass dei Mutter aus England ist, wusste ich nicht.«

»Das ist eine andere Geschichte. Komm, ich zeig dir jetzt den Yogaraum.« Bekka wollte nicht darüber reden, und Lotte hatte es sofort verstanden.

März 1949, Christchurch, Neuseeland

Meine liebste Frieda,
gerade bin ich von einer Reise zu einem Lieferanten auf der Nordinsel zurückgekehrt. Meine Freude war groß, als ich Deinen Brief in meinem Briefkasten entdeckte.
Besonders entzückt bin ich von unserer kleinen Hannah, ein herzallerliebster kleiner Sonnenschein. Wie glücklich sie auf dem Foto mit der Puppe lacht. Ich scheine die richtige Auswahl für ihr Weihnachtsgeschenk getroffen zu haben.
Das Foto von Dir und der entzückenden Hannah steht in einem vergoldeten Rahmen auf meinem Schreibtisch, neben dem einzigen Foto meiner geliebten Mama, so habe ich die wichtigsten Menschen meines Lebens immer vor Augen.
Auch heute noch wird es mir schwer ums Herz, wenn ich an die Umstände ihres Todes denke. Ist mit ihrem Grab alles in Ordnung? Der Rosenstock ist sicher in der Zwischenzeit gewachsen und trägt üppige Blüten. Rosen hat sie über alles geliebt. Bei dir weiß ich ihre Grabstätte in guten Händen.
Dass meine Flucht von der Hauseralm in letzter Sekunde geglückt ist, verdanke ich allein dem Hinweis deines Verwandten. Bitte richte ihm meinen größten Dank dafür aus, er hat mein Leben gerettet.
Du erkundigst Dich mit Recht, wieso ich mehrere Jahre unterwegs war, bis ich in Neuseeland ankam. Du kannst Dir kaum vorstellen, welche unvorhergesehen Schwierig-

keiten sich mir in den Weg stellten und meine zügige Weiterreise immer wieder unterbrachen oder verzögerten. Der erste Abschnitt meines oft sehr beschwerlichen Weges führte mich zu Fuß über die Alpen nach Venedig. Glücklicherweise habe ich die Alpenüberquerung vor dem Wintereinbruch geschafft. Trotz meiner Strategie, möglichst wenigen Menschen zu begegnen, kam ich immer wieder in brenzlige Situationen. Wie Du weißt, hatte ich zwei Pässe. Einen, der mich als arischen Deutschen namens Johannes von Lohmann auswies, mit dem zweiten Pass wahrte ich meine Identität als Jakob Goldstein. Oft genug musste ich innerhalb von Sekunden entscheiden, welche Herkunft die nützlichere sein könnte, um keine Schwierigkeiten zu bekommen.

Bis zum Kriegsende im Mai 1945 konnte ich mithilfe eines Geschäftsfreundes meines Vaters im Getto von Venedig unterkommen. Dort lebten seit Jahrhunderten auf engstem Raum mehrere Tausend Juden zusammen, aber es war eine einigermaßen geschützte Enklave. Der Geschäftsfreund verschaffte mir eine Anstellung in seinem Textilhandel, so hatte ich ein finanzielles Auskommen.

Im Oktober gelang es mir nach vielen Anläufen, auf einem Frachtschiff mit Ziel Alexandria anzuheuern. Die Arbeit auf dem Schiff war schwer und der Umgang ruppig, aber ich musste mich während der Fahrt nicht ein einziges Mal wegen meiner Herkunft rechtfertigen. Nicht ständig abwägen zu müssen, ob jemand mir wohlgesonnen war oder mich gleich ans Messer liefern würde, war eine große Erleichterung. Entscheidend war nur, ob ich die geforderte Arbeit leistete.

In Ägypten schlug ich mich bis zum Suezkanal durch, um dort erneut auf einem Schiff anzuheuern. Beim Besuch der Pyramiden, die ich mir keinesfalls entgehen lassen wollte, wurde mir mein Hut gestohlen. Tagelang lag ich auf der Lauer, bis der Dieb bei einem anderen Besucher erneut zu-

schlug und ich ihn bis nach Hause verfolgen konnte. Stell dir vor, er hatte meinen mittlerweile äußerst unansehnlich gewordenen Hut auf den Müllhaufen neben seiner Behausung geworfen. Meine Erleichterung war riesig, denn Mama hatte mein ganzes Vermögen in Form einiger Goldstücke im Hutband eingenäht, wie du dich sicher erinnern kannst. Der Dieb hatte sich von der Schäbigkeit des Hutes täuschen lassen und zu meinem Glück nicht erkannt, welchen Wert er wegwarf.

Die Reise ging durch den Suezkanal ins Rote Meer, durch den Golf von Aden ins Arabische Meer und dann in den endlosen Indischen Ozean. Wir überlebten mit größter Not einen tagelang andauernden Sturm auf offener See, dabei brach ich mir bei einem waghalsigen Manöver den Arm. Trotzdem versuchte ich, meine Kameraden weiter tatkräftig zu unterstützen. Zu unser aller Erleichterung erreichten wir nach vielen, vielen Wochen schwer angeschlagen die Küstenstadt Perth in Australien. Meinen ursprünglichen Plan, sofort mit dem Schiff nach Neuseeland weiterzureisen, gab ich auf, da ich erst wieder zu Kräften kommen musste. Außerdem brauchte ich dringend festen Boden unter den Füßen.

Nach einigen Wochen meines Aufenthalts entschloss ich mich, durch das Landesinnere Richtung Osten bis Sydney zu reisen. Unterwegs arbeitete ich immer wieder bei Farmern als Gegenleistung für Unterkunft und Essen. In Sydney blieb mir nur der Weg auf ein Schiff, dieses Mal allerdings als zahlender Passagier, denn es ergab sich auch nach langer Suche keine Heuer.

Bei der Ankunft auf der Nordinsel Neuseelands war ich mehr als erleichtert, dass die Schiffsreisen endlich ein Ende hatten. Schließlich erreichte ich mit der Bahn mein lange anvisiertes Ziel. In Christchurch machte ich mich auf die Suche nach meinem Onkel, den Bruder meines Va-

ters, der seit Jahren den Wollhandel im Auftrag meines Vaters führte.
Das Wiedersehen war sehr ernüchternd, aber das schreibe ich Dir im nächsten Brief, denn ich musste gerade feststellen, dass Mitternacht schon vorbei ist.
Ich hoffe, der Brief trifft Dich in bester Verfassung an, und du hast den Winter gesund überstanden.
Meine Liebe für Dich und unsere Hannah wird niemals enden.
Von ganzem Herzen bleibe ich für immer
Dein Jakob

März 2021

Bekkas Shop

In der folgenden Woche waren Bekkas Tage ausgefüllt mit den Vorbereitungen für den Verkauf der Stricksachen. Wie früher erstellte sie eine To-do-Liste. Und sie musste sich über die bestmöglich Präsentation der Modelle Klarheit verschaffen. Da sie selbst zu keinem befriedigenden Ergebnis kam, wollte sie es wie so oft beim Essen mit Nanny besprechen.

Nachdem sich Bekka genüsslich eine Gabel des selbst gemachten Rotkrauts in den Mund geschoben hatte, kam sie auf ihr aktuell drängendstes Problem zu sprechen. »Die Fotos von den Jacken sind zwar auf dem Holzuntergrund ganz gut gelungen, aber sie würden viel ansprechender wirken, wenn sie an einer Person fotografiert wären. Aber wie soll ich bei Corona jemanden finden, der sich als Model anbietet. Noch dazu müssten es mehrere Frauen und Männer für die verschiedenen Größen sein. Es ist echt zum Verzweifeln.« Bekka schnitt sich ein großes Stück von der Roulade ab, als könnte sie damit ihren Unmut besänftigen.

»Was meinst, wär ned auch a Schneiderbüste geeignet? I glaub, oben aufm Speicher müssten welche stehn.«

»Nanny, das ist die Idee!« Bekka sprang auf und wollte gleich loslaufen.

Doch ihre Großmutter bremste sie ein. »Jetzt iss doch erst mal, dann schau ma nach. Dort oben war i scho seit Jahren nimmer, ist bestimmt alles mit Spinnwebn voll.«

Bekka aß zwar zu Ende, wie es sich Nanny gewünscht hatte, aber sie war hibbelig und konnte sich kaum auf dem Stuhl halten.

Als Nanny wenig später den hölzernen Riegel an der Tür zum Speicher zur Seite schob, konnte sich Bekka kaum zurücknehmen. Hoffentlich hatte Nanny nicht zu viel versprochen, eine Schneiderbüste wäre wirklich die Lösung. In ihrer Vorstellung platzierte sie sie im Garten – die Berge im Hintergrund wären genau die richtige Kulisse für die Trachtenjacken.

Der riesige Speicher, der sich über dem Haus und dem früheren Stall befand, war wie leer gefegt, nur in einer hinteren Ecken standen einige Möbelstücke. Der Raum, der bis unter den Dachfirst reichte, beeindruckte Bekka so sehr, dass sie einen Moment vergaß, weswegen sie hier oben waren.

»Nanny, das ist toll. Wenn du so was in der Stadt hättest, könntest du das für Unsummen vermieten. Natürlich, ausgebaut müsste er sein. Aber das ist gigantisch, hier bringst du ja zwei Einfamilienhäuser unter.« Bekka drehte sich immer noch im Kreis, um das ganze Ausmaß des Raumes zu begreifen. Als Kind hatte sie nie hier oben gespielt, denn die Tür zum Speicher war immer verschlossen gewesen. Aber sie konnte sich auch nicht erinnern, dass sie jemals gefragt hätte, was sich hinter der Tür verbarg. Lag es daran, dass sie den Turm direkt bei ihrem Zimmer gehabt und es so viele andere Möglichkeiten zum Spielen im Haus und Hof gegeben hatte, dass der Speicher vollkommen uninteressant gewesen war?

»Ja, freili, mit dem Speicher hattn ma scho oft große Pläne. Zuerst wollte der Benji es für euch als Wochenendwohnung ausbauen, aber Lilly hatte immer wieder irgendwas dagegen. Dann hat er vor ein paar Jahren geplant, mehrere Ferienappartments einzurichten, weil die Leute immer öfter nach Wohnungen statt nach Zimmern gfragt habn.

Aber wie du siehst, ist nix draus gwordn. A Haufen Arbeit wär des gwesn, und Benji hat genug mit seim eigenen Beruf zu tun ghabt. Und a Stange Geld hätts a kost, und i weiß ja ned, wies weitergeht.«

»Hier oben eine Wohnung, das wär ein Traum. Aber, jetzt lass uns mal nach den Büsten schauen.« Bekka wandte sich der Ecke mit den Möbeln zu.

»Die müssten hinter dem Schrank stehn, wenn i mi recht erinner«, sagte Nanny.

Bekka verschwand hinter dem Schrank und kam mit einer Büste auf einem Metallständer wieder. »Da ist sogar noch eine zweite.« Sie drehte sich um und kam mit der zweiten zurück.

»A bisserl ramponiert sans scho«, meinte Nanny und begutachtete die Büsten, deren Stoffbezug an einigen Stellen zerschlissen war. »Aber des lässt sich reparieren. I hab no an Stoff, den i drübernähen könnt.«

Bevor Bekka mit den Büsten den Speicher verließ, drehte sie sich noch mal im Kreis und schaute sich um. Hier wohnen, das wär's!

Nachdem Nanny die Stoffbezüge der Schneiderpuppen erneuert hatte, fotografierte Bekka an einem sonnigen Tag im Garten alle Jacken. Die Berggipfel bildeten die passende Kulisse im Hintergrund. Danach war sie wie erschlagen, aber mit sich und dem Ergebnis äußerst zufrieden.

Am nächsten Tag kam Lotte, die sie als Fußmodel engagiert hatte. Mit einer Socke nach der anderen reckte sie ihre Füße und Beine nach Bekkas Angaben ins Bild. Dabei hatten sie einen riesen Spaß und stellten beide wieder einmal fest, dass sie auf einer Wellenlänge waren.

Als Bekka mit Nanny alle Fotos auf dem Laptop durchging, äußerte sie immer wieder ihr Erstaunen, wie gut die Jacken auf den Fotos wirkten.

»Was du alles kannst, Madl. I muss mi nur wundern. Und alles is perfekt organisiert, wie früher. I bin nur gspannt, ob jemand des Zeigl kauft.«

»Morgen stelle ich die Modelle bei *Etsy* ein. Und ich bin sicher, dass wir Kunden kriegen. Ich habe mir andere Seiten angeschaut, da sind die maschinengestrickten Jacken teurer als deine handgestrickten. Also mach dir keine Gedanken. Billiger können wir immer noch werden. Hoffentlich kommen endlich die Etiketten, die ich bestellt habe. Die sollten schon längst da sein, aber die Lieferung hat sich verzögert, weil die Mitarbeiter in Kurzarbeit sind. Mann, geht mir Corona auf den Geist. Ständig fehlt etwas, kommt später oder gar nicht.«

»Beinah hätt ichs vergessen, die Post hat angrufen, dass für dich ein Paket da is. Sie könnens aber ned ausliefern, weil die Postbotin in Quarantäne is.«

»Wenn das die Etiketten sind, hole ich sie selbst von der Post. Ich brauche sie unbedingt. Schließlich muss jeder wissen, dass er ein Unikat von *alpenstrick – made by nanny* hat.«

Bekkas Panne

»Und Sie wohnen in Hochkogel, Fräulein?« Der Postbeamte musterte sie über seine Lesebrille hinweg, als wäre der Wohnort auf ihrer Stirn abzulesen. Auf seiner Uniform stand der Name: *U. Hinterhuber.*

Bekka musste sich beherrschen, dass sie ihn nicht anfauchte, denn vor einer Stunde hatte sie mit *U. Hinterhuber, Nebenpostamt Traunstetten* besprochen, das Paket persönlich abzuholen.

»Ja, Fräulein, aber wie soll i denn wissn, ob des stimmt.« Sein Blick über den Brillenrand klebte an ihr.

»Schaun Sie, hier ist mein Personalausweis, das müsste doch genügen.«

Er nahm ihn in die Hand, drehte und wendete ihn mehrmals, dann schüttelte er den Kopf. »Na, na, der Wohnort ist Berlin und ned Hochkogel. Des geht ned, dass ich eana des Packerl geb, Fräulein.«

»Das Paket ist doch an mich adressiert, oder? Da steht doch mein Name drauf: *Rebekka Gasteiger.*«

»Des scho, aber ...«

»... also ist das auch für mich, egal ob ich in Berlin wohne oder hier zu Besuch bin. Sie haben doch sicher schon öfter Pakete für Feriengäste in Empfang genommen.« Bekka verlor die Geduld mit dem Umstandskrämer. Wenn er jetzt noch auf die Idee kam, dass sie mit Maske anders aussehen würde als auf dem Ausweisfoto, würde sie einen Schreikrampf bekommen.

»Ja, scho ... aber dann mach i mir a Kopie von dem Ausweis, zur Sicherheit.« Er verschwand und kam nach einigen Minuten wieder. »Es muss halt alles sei Ordnung habn, zum Schluss nehmans noch a Packerl mit, das eana ned ghört.« Er reichte ihr den Ausweis in Kinnhöhe durch den Schalter, danach desinfizierte er aufwendigst seine Hände.

Bekka wollte nur noch ihr Päckchen nehmen und gehen. In Berlin hätte kein Mensch auch nur einen Blick auf ihren Ausweis geworfen, Hauptsache, das Paket wäre abgeholt worden. Weg und erledigt.

»Schauns, da ist des Paket.« Er schob das Ding zu ihr hin.

»Wunderbar, dann haben wir das auch geschafft. Und beim nächsten Mal kennen Sie mich schon, dann wird es einfacher.« Bekka wollte nur noch raus, als er ihr hinterherrief.

»Fräulein, wartens bittschön. Für ihrn Nachbarn in Hochkogel is auch a Packerl da. Dadns des mitnehma?«

Bekka ging zurück zum Schalter. »Dafür brauchen Sie keinen Ausweis oder eine Abholgenehmigung?« Sie konnte sich den bissigen Hinweis nicht verkneifen.

»I dad schnell anrufn, ob Sies mitnehma dürfn, wenns gschwind wartn.«

U. Hinterhuber, Nebenpostamt Traunstetten telefonierte, und Bekka musste grinsen, als er sich mit »U. Hinterhuber, Nebenpostamt Traunstetten« meldete. Umständlich erklärte er, dass Bekka das Paket mitnehmen könne, da seine Zustellerin in Quarantäne sei, und jedes Mal, wenn er etwas bejahte, nickte er mit einer leichten Verbeugung und schob den Fuß vor und zurück. Er bedankte sich mehrfach bei Bekka, trug sogar das große Paket zum Auto und schloss die Autotür. Es hätte nur noch gefehlt, dass er ihr nachwinkte. Ein wahrer Staatsuntertan wie aus dem Vorschriftenkatalog vor hundert Jahren.

Einige Kilometer hinter Traunstetten führte sie ihr Weg steil bergauf. Sie war froh, dass die Straße frei war, denn ihre letzte Fahrt im Schnee zum Baumarkt hatte sie als sehr anstrengend empfunden. Nach den ersten Kurven bemerkte sie, dass der Käfer nach jeder Kehre langsamer wurde, besonders dann, wenn sie in den nächsten Gang schalten wollte. Das Auto würde sie hoffentlich nicht im Stich lassen, es waren noch knapp zehn Kilometer. Nach einer extrem steilen und engen Kurve ging der Motor aus. Automatisch zog sie die Handbremse, um nicht zurückzurollen, und versuchte danach mehrmals, den Motor neu zu starten. Der Motor orgelte und orgelte. Am jaulenden Ton, der immer langsamer wurde, erkannte sie, dass gleich die Batterie leer sein würde. Das war's. Bekka schlug mit den Händen auf das Lenkrad und senkte den Kopf darauf.

Musste das jetzt sein? Sie wollte nach Hause und ihre Arbeit erledigen, gerade jetzt, wo sie endlich einmal Zukunftspläne hatte.

Jetzt hilft nur die tiefe Bauchatmung: *tief einatmen und langsam wieder aus – ein und wieder aus ...*

Nach einigen Minuten hatte sie sich wieder im Griff, alles halb so schlimm, dann würde sie eben einen Tag später mit dem Verkauf online gehen. Den Termin hatte sie sich vorgegeben und konnte ihn auch jederzeit ändern, sie erkannte sich plötzlich selbst nicht wieder, sich einen solchen Druck zu machen. Jetzt war es erst mal wichtig, eine Möglichkeit zu finden, um nach Hause zu kommen. Ihr fiel ein, dass Nanny bei ihrer letzten Fahrt davon gesprochen hatte, einen ADAC-Mitgliedsausweis im Handschuhfach liegen zu haben – für den Notfall. Sie fand ihn auf Anhieb, er war ordentlich mit dem Fahrzeugschein in einer kleinen Mappe verstaut.

Der Anruf beim Automobilverein war ernüchternd, es werde mindestens ein bis zwei Stunden dauern, bis der Abschleppdienst kommen könne. Er sei gerade mit einer Bergung beschäftigt.

Mist, da blieb ihr wohl nichts anderes übrig, als zu warten.

Während sie neben dem Auto stand, hörte sie aus Richtung Hochkogel einen Traktor kommen, das nagelnde Motorengeräusch eines Diesels wurde immer lauter. Ein Traktor mit rundum verglaster Fahrerkabine und Reifen, die fast so groß waren wie sie selbst, stoppte neben ihr. Der Fahrer, ein junger Mann mit kurzem Pferdeschwanz und Stirnband, öffnete die Tür der Fahrerkanzel.

»Brauchst Hilfe?«, rief er zu ihr herab.

»Ne, ne, ich schau mir die Gegend an, und mein Auto leistet mir Gesellschaft.«

Er sah sie erstaunt an. »Nix für ungut«. Er zuckte mit den Schultern, tippte sich mit den Fingern an die Schläfe, schloss die Kabine und fuhr davon.

Bekka war ob ihrer eigenen schnippischen Antwort erstaunt. Was war in sie gefahren, dass sie sein Angebot abgelehnt hatte und so unfreundlich gewesen war? O Mann, der

Tag heute hatte es in sich. Hoffentlich kam der Abschleppwagen bald, langsam hatte sie die Nase voll.

Nachdem sie Nanny informiert hatte, dass sie später kommen würde, und noch einmal bei der Autowerkstatt wegen der Abschlepperei nachgefragt hatte, kam nach einer knappen Stunde der Traktor wieder zurück, dieses Mal mit einem riesigen Anhänger im Schlepptau. Er hielt wieder neben ihr, stieg aus und kam zur Autotür, während sie das Fenster herunterkurbelte.

»Und, hast a paar schöne Fotos gmacht?« Er stand mit den Händen in den Hosentaschen vor ihr und zwinkerte ihr zu.

Bekka holte tief Luft – jetzt bloß nichts Falsches sagen. Sie öffnete die Tür und stieg aus. »Ich warte auf den Abschleppdienst, aber das kann noch länger dauern.«

»Dann sag denen Bescheid, dass du mit mir fährst. Die können dein Auto mit dem Anhänger abholen und in die Werkstatt mitnehmen, das geht auch ohne dich.«

Bekka wusste nicht, dass ein Auto ohne Fahrer transportiert werden konnte, aber die Werkstatt bestätigte es ihr.

Beinahe hätte sie ihre Pakete im Käfer vergessen, in letzter Sekunde sprang sie vom Traktor, um sie mitzunehmen. Es war ihr äußerst unangenehm, jetzt neben dem Typ zu sitzen. Aber der hatte ihren blöden Spruch scheinbar schon vergessen.

»Ich bin übrigens der Vitus Stockacher, dein Nachbar«, stellte er sich vor.

Das auch noch, heute blieb ihr nichts erspart. Der Sohn der Nachbarn, die Krieg gegen Nanny führten. Er war der Enkel von dem Alten, der sie auf ihrer Wanderung angepöbelt hatte. Aber der Enkel schien nichts von seinem Opa zu haben, er wirkte ganz locker und nett auf sie.

»Und du bist der *Farbenkasperl* aus Berlin?« Er grinste sie an.

War das die Retourkutsche für ihre blöde Äußerung von vorhin? Bekka musste tief Luft holen und wusste nicht, ob sie dazu was sagen oder besser drüber hinweggehen sollte. Als ob er mit dem Pferdeschwanz und dem Stirnband wie ein Ortsansässiger wirken würde. Die ein oder andere Bemerkung würde ihr dazu schon einfallen, aber wäre es ratsam, die bereits bestehenden Fronten zu zementieren? Sollten sie in die Fußstapfen der Streitigkeiten ihrer Verwandten treten? Nein, sicher nicht.

Tief ein- und wieder ausatmen ... den Unmut über die Bemerkung wegatmen.

Nach einigen Minuten bemerkte sie, dass Vitus sie beobachtete.

»Machst du Yoga gegen deinen Unmut?«

Bekka war platt. Dass sie hier, in einem Traktor in den Bergen, auf jemanden stoßen würde, der eine Yogaübung erkannte, damit hätte sie nicht gerechnet. Das machte ihn schon einen Tick sympathischer, aber er konnte durchaus noch aufholen auf ihrer Sympathieskala, ohne Zweifel.

»Das mache ich automatisch, wenn ich nichts zu tun habe. Wie das halt ein Kasperl aus Berlin so macht.« Sie wollte den Ausdruck nicht einfach unkommentiert hinnehmen, aber damit auch signalisieren, dass sie es ihm nicht übel nahm. Sie erzählte Vitus, dass sie in Berlin Yogaunterricht gegeben hatte. Vitus berichtete ihr von seinen Yogaerfahrungen, die er als Zusatzangebot bei einem Workshop während einer einwöchigen IT-Messe gemacht hatte. »Ist schon interessant, dass wir beide hier in den Bergen gelandet sind. Was Corona doch alles bewirkt. Hätte mir das jemand vor ein paar Jahren gesagt, ich hätte es nie und nimmer geglaubt. Mein Leben war und sollte in Berlin stattfinden.«

»Bei mir war's schon im Plan, allerdings erst in ein paar Jahren. Meine Besprechungen laufen seit Corona nur noch in Onlinemeetings, deswegen lag es nahe, meine Zelte in München abzubrechen. Hier erledige ich täglich meine Arbeit mit dem Rechner und davor oder danach gehts aufm Feld oder im Stall weiter. Es war immer ein Wunsch von mir, beides zu verbinden. So eine Art Work-Life-Balance. Ging halt ein bisschen schneller und anders als gedacht.«

»Die Verbindung IT und Landwirtschaft ist nicht wirklich alltäglich, oder?«

»Na, aber es ergänzt sich gut, das Sitzen am Rechner und die körperliche Betätigung in der Natur. Wenn sich jetzt noch mein Pap auf ökologische Landwirtschaft einlassen würde, dann ginge mein Plan auf.«

Bekka war überrascht, als der Traktor anhielt, denn sie waren in Hochkogel am Hauserhof angekommen. Die Zeit war wie im Flug vergangen, und sie beglückwünschte sich insgeheim, dass sie über ihren Schatten gesprungen war und ihren Groll beiseitegeschoben hatte. Es hatte ihr gutgetan, mit jemandem aus ihrer Generation zu reden, ähnlich wie mit Lotte.

»Wenn du Hilfe mit dem Käfer brauchst, sag mir Bescheid. Hier ... vergiss dein Packerl nicht.« Vitus trug ihr das Paket nach und grinste sie an. »Das andere ist sowieso für mich, das behalt ich gleich.«

Der Verkauf geht online

»Nanny, die ersten Jacken und Strümpfe stehen im Netz.« Bekka umarmte Nanny, die gerade die letzten Teile aus der Spülmaschine der Gastroküche räumte, freudestrahlend.

»Mei, du hasts gschafft! Jetzt mias ma wartn, ob jemand sich meldet, und du kannst dich mal a bisserl ausruhn, du hast ja ständig nur gearbeitet.«

Während sie wie immer nach der Ausgabe des Essens zusammen in der Wohnküche aßen, zählte Bekka auf, was sie noch erledigen musste. Sie war weit davon entfernt, sich auszuruhen.

»Du kannst dir doch Zeit lassen, ist doch niemand da, der dich drängt.«

»Ich will so schnell wie möglich wissen, ob es Käuferinnen für die Jacken und Strümpfe gibt oder ob ich den Markt falsch eingeschätzt habe. Und die Einnahmen wären nicht schlecht, nachdem du alles vorfinanziert hast, was ich bisher für Verpackungsmaterial wie die Kartons und Seidenpapier und auch für die Etiketten ausgegeben habe.«

Nanny und Bekka hatten einen Vertrag gemacht, der jedem nach Abzug der Material- und übrigen Kosten die Hälfte der Einnahmen zusicherte. Es war vermutlich vollkommen überflüssig, die Absprache schriftlich zu fixieren, doch Nanny hatte darauf bestanden.

»Weißt, Madl, es ist besser, an Vertrag zu habn, den ma ned braucht, als an Vertrag zu braucha, den ma ned hat.« Diese Regel hatte ihre Mutter ihr vor langer Zeit mitgegeben, als sie selbst noch eine junge Frau gewesen war, und sie hatte sich schon einige Male in ihrem Leben als sinnvoll erwiesen. Nanny hatte die gleichmäßige Aufteilung des Gewinns vorgeschlagen, und nach langer Diskussion hatte Bekka das Angebot angenommen.

Sie besprachen, dass sie vor dem Abendessen gemeinsam Yoga machen wollten, und Bekka rief Lotte an, um sie dazu einzuladen. Bis dahin würde sie sich mit dem Erstellen einer eigenen Homepage mit Onlineshop beschäftigen. Sie hatte aus dem Internet ein kostenloses Programm dafür heruntergeladen und versuchte nun Schritt für Schritt, sich in die Vorgehensweise einzufinden. Sie legte nicht besonders viel Geduld dafür an den Tag, denn immer wieder stöhnte sie hörbar auf, wenn etwas nicht so gelang, wie sie es sich vorstellte. Gerade als sie glaubte, das System verstanden zu haben, war alles von der Bildfläche verschwunden.

Laut schimpfend klappte sie ihren Laptop zu und rutschte mit dem Stuhl zurück, dabei wäre sie beinahe an Lotte gestoßen, die sich nur durch einen Schritt nach hinten davor geschützt hatte.

»O sorry, ich habe gar nicht bemerkt, dass du schon da bist.«

»Du warst so intensiv mit Schimpfen beschäftigt, dass ich dich nicht stören wollte. Meinst du nicht, es wäre besser, das einem Profi zu überlassen. Spart sicher Zeit und Nerven.«

»... aber es kostet Geld, das ich nicht habe. Und das Programm soll absolut idiotensicher sein, schreiben sie hier. O Mann, ich krieg echt die Krise.«

»Frag doch mal Vitus. Der macht so was bestimmt mit links.«

»Damit würde ich zugeben, dass ich unfähig bin, ein einfaches Programm zu bedienen. Ich glaube, er hat eh schon keine besonders hohe Meinung von mir ... nach meinem ersten Zusammentreffen mit ihm.«

»Ist es dir so wichtig, was jemand von dir denkt? Mehr als Nein sagen kann er nicht.«

»Er hat mich genauso wie sein Großvater als *Farbenkasperl* bezeichnet. Warum sollte er anders ticken? »

»Ich kenn ihn von der Schulzeit, er hat sich noch nie an dem orientiert, was andere denken. Er war einer der wenigen, der sich auf die Seite der Schwächeren gestellt hat, auch wenn alle gegen ihn waren. Jetzt wärst du sozusagen die Schwache ... Ist das ein Problem?«

»Okay, ich überlegs mir. Aber jetzt machen wir Yoga, den Laptop fasse ich heute nicht mehr an.«

Bekka führte Nanny und Lotte fast eine Stunde lang durch die Übungen, und am Ende lagen sie zu dritt zur Entspannung auf ihren Matten. Als die Musik, mit der Bekka die Session unterstützt hatte, endete, bedankten sich alle drei gegenseitig beieinander.

Lotte war total begeistert, wenn auch ein bisschen geschafft. »Ich hätte nie gedacht, dass Yoga so herausfordernd sein kann. Hut ab, Nanny, du hast eine bessere Kondition als ich«, bemerkte sie keuchend.

»Bekka hat mich a ganz schön gedrillt, jeden zweiten Tag a Stund. Seitdem gehts mir vui besser mit die Knie. Ja, mei Madl kann scho was, des muss ich ihr lassn.« Sie legte Bekka den Arm um die Schultern. »Und jetzt machen wir Brotzeit, dafür bin i zuständig. Lotte, willst mit uns essen?«

»Das lass ich mir nicht zweimal sagen.«

Sie verbrachten einen vergnügten Abend. Bekka und Lotte erzählten Geschichten, die sie während ihrer Ausbildung und auch bei der Arbeit erlebt hatten. Nanny verfolgte die Erzählungen und brach mit den beiden immer wieder in herzhaftes Lachen aus. Man konnte ihr ansehen, dass sie die Gesellschaft der beiden jungen Frauen genoss. Lottes Erlebnisse in den Küchen, in denen sie gelernt und gearbeitet hatte, waren manchmal genauso unglaublich wie komisch. Bekkas Anekdoten aus dem Strick-Café standen dem dabei in nichts nach.

Es war schon kurz nach dreiundzwanzig Uhr, als Nanny aufstand und verkündete, dass sie jetzt schlafen gehen müsse. Auch Lotte machte sich auf den Weg, denn sie wollte am Morgen früh aufstehen, da sie immer noch in der Metzgerei ihrer Eltern arbeitete. Sie erinnerte Bekka daran, sich bloß nicht davor zu drücken, Vitus zu fragen.

»Ich lass nicht locker, glaub mir.«

Bekka verdrehte die Augen. »Ich weiß, dass du keine Ruhe geben wirst. Irgendwie werde ich es schon hinkriegen.«

Bekkas Krieger

Am nächsten Tag verschwand Bekka im Yogaraum und sagte Nanny, dass sie eine intensive Meditations- und Yogastunde einlegen wolle.

»Mach du nur, i hab gnug zu tun.« Nanny hatte ein umfangreiches Pensum zu erledigen: Wäsche waschen, einen neuen Essensplan für den kommenden Monat zusammenstellen und den Einkaufszettel und die Bestellungen dafür notieren. Es bestand keine Gefahr, dass sie Bekka störte.

Bekka zog im Yogaraum die Vorhänge zur Seite und ließ ihren Blick durch den dahinterliegenden Garten schweifen. Das graubraune Gras des letzten Jahres wurde von vereinzelten hellgrünen Spitzen durchstoßen, die Äste der Sträucher und Bäume zeigten schon winzige Blattknospen, es war das Versprechen der Natur auf den Neuanfang. Wenn sich doch bloß hinsichtlich Corona ebenfalls ein Neuanfang ankündigen würde! Jeder sprach von Lockerungen und Öffnungen des Lockdowns, aber ständig kletterten die Inzidenzen weiter in die Höhe, und alle Hoffnungen wurden wieder zunichtegemacht. Mit den Impfungen ging es schleppend vorwärts, eine Panne folgte der anderen, und noch nicht einmal Nanny hatte eine Aufforderung zur Impfung erhalten, trotz ihrer sechsundsiebzig Jahre. Für Bekka selbst war eine Impfung weit weg, kein Ende der Einschränkungen in Sicht. Zum Glück war sie hier im Gebirge, konnte raus in den Garten und in die Berge und hatte viel Platz in Nannys Haus.

Sie rollte ihre Yogamatte aus, setzte sich im Lotussitz auf ihren Sitzpouf und suchte eine bestimmte Meditation auf ihrem Handy. Sie koppelte das Handy mit ihrem USB-Lautsprecher und schloss die Augen. Die zarte Harfenmusik und die tiefe Stimme des Sprechers bewirkten, dass sie allmählich aus ihrem Gedankenkarussell aussteigen konnte. Sie löste sich von Gedankenfetzen, ließ die, die noch kamen, ziehen, und verspürte mehr und mehr eine innere Ruhe, die sich in ihrem Körper ausbreitete.

Nun war sie bereit für Yogaübungen und begann mit der *Feueratmung*. Danach führte sie wie ein Mantra zwölfmal den *Sonnengruß* durch und verharrte ein paar Minuten außer Atem in der Stellung des *Kindes*. Jetzt kamen die für sie besonders wichtigen Übungen des *Tanzenden Kriegers*, mit denen sie sich auf ihre Ziele ausrichtete. Dieser inneren Programmierung vertraute sie, das hatte sie im Griff, ganz im Gegensatz zu einer Programmierung einer Homepage. Gut, sollte jeder machen, was er konnte. Sie selbst hatte ihren Schülern und Schülerinnen immer gesagt, das Motto beim Yoga sei: *Be a warrior, not a worrier,* nach ihren Worten frei übersetzt: *Löse dich vom Schlachtfeld deiner Gedanken und lass dich von deinem Atem ins Ziel tragen.*

Ihr Körper stand bei den Figuren des *Kriegers* unter Spannung, alle Muskeln in Händen, Beinen und dem Körper waren ausgerichtet, dabei visierte sie über ihre ausgestreckten Fingerspitzen ihr Ziel an. ERFOLG stand ganz groß in imaginären Buchstaben vor ihr. Erfolg beim Verkauf von Nannys Stricksachen und bei einem Gespräch mit Vitus, von dem sie sich Hilfe bei der Homepage erhoffte.

Kurz vor dem Mittagessen verließ Bekka den Yogaraum, und es ging ihr so gut wie schon lange nicht mehr. Sie fühlte sich, als schwebte sie auf einer Wolke der Sicherheit und Klarheit. Sie war gewappnet – für alles, was ihr begegnen und passieren würde.

Bekkas Zukunft, Nannys Vergangenheit

»Was hältst davon, wenn ma a kloane Wanderung machn. Mei Knie is wieder so guad, und des Wetter is a Traum. Zwoa Stund, des halt i bestimmt aus.«

»Das ist dann die Krönung meines Vormittags. Ich fühle mich so beschwingt, wahrscheinlich kann ich über den Weg schweben statt laufen.«

»I sehs dir an, dass es dir richtig guad geht. Am besten is, mir laffa glei los, die Sonne scheint und der Himmel ist wie gmalt.«

Auf eine Wanderkarte konnten sie verzichten, denn Nanny kannte alle Wege, schließlich war sie hier aufgewachsen. Zur Entlastung ihres Knies nahm sie Laufstöcke mit.

Während sie nebeneinander hergingen, erklärte ihr Bekka die Yogaübungen des *Kriegers*, die sie heute morgen praktiziert hatte.

»Welches Ziel hastn damit anvisiert?«

»Ich hatte mehrere Ziele vor Augen, unter anderem auch, dass wir Erfolg mit dem Verkauf haben. Aber was mir echt am Herzen liegt, ist, dass ich einen Weg finde, was ich mit mir und meiner Zukunft anfangen will.« Sie behielt das Anliegen, mit Vitus wegen der Homepage zu sprechen, für sich, sie hatte Hemmungen, Nanny zu sagen, dass sie sich auch dafür wappnen musste.

»Ja, dei Zukunft is a Thema, aber wirst sehn, des find sich wie von selbst.«

Sie unterhielten sich über die Möglichkeiten, die für Bekka in Betracht kamen. Einen Job finden: hier in der Nähe, in München oder auch in Berlin. Aber je länger sie bei Nanny wohnte, desto öfter ertappte sie sich bei dem Gedanken, dass sie auch die Möglichkeit hatte, einfach hierzubleiben. Sie spürte auch, dass ihr die Berge und die Natur guttaten. Die Ferien ihrer Kindheit und Jugend in den Alpen hatten sie mehr geprägt, als ihr bewusst war. Das Selbstvertrauen von damals, das sie wie eine Schutzhülle umgab, richtete sich gerade wieder langsam auf – wie in junges Pflänzchen, das jahrelang geschlummert hatte. Was sie allerdings hier in den

Bergen mit ihrem Anglistik- und Pädagogikstudium anfangen sollte, dazu fehlte ihr die Fantasie. Nannys Vorschlag, sich als Lehrerin zu bewerben, wies Bekka von sich. Lehrerin im Schulbetrieb, da sah sie sich überhaupt nicht. Als Yogalehrerin schon, aber das würde wiederum hier in einem abgelegenen Bergdorf schwierig werden. Sie hatte von früheren Yogaschülern aus Berlin Mails bekommen, ob sie nicht Onlinekurse geben könne, sie würden die Stunden mit ihr sehr vermissen. Eine Studentin, die wegen Corona zurück in ihre Heimat nach Spanien gegangen war, schrieb ihr, sie sei sofort mit Onlineyoga dabei, da sie bei ihren Eltern auf dem Land überhaupt keine Möglichkeit dazu hätte. Ihre Vorlesungen in Berlin besuche sie online, dann müsse das mit Yoga doch genauso klappen.

»Und warum machst des ned, ich weiß zwar ned, wie des geht, aber du bist doch fit mitm Computer.« Für Nanny lag die Lösung auf der Hand. Plötzlich unterbrach ihr begeisterter Ausruf Bekkas Überlegungen. »Ja, schau, der erste Frühlingsenzian blüht, so schee, a richtigs Kissn. Jetzt ist der Winter vorbei.« Nanny entdeckte auf der Wiese am Sonnenhang immer mehr Frühlingsblumen und lief von einer Blüte zur nächsten, als würde sie Ostereier suchen.

Bekka blieb stehen, sie dachte über den Yogaunterricht nach. »Meinst du, ich kann für Onlineyoga Kursgebühren verlangen?«, unterbrach sie Nanny.

»Warum solltest des umsonst machn, umsonst ist nur der Tod, und der kostets Lebn.«

»Der Spruch ist gut, Nanny, den merk ich mir. Ich könnte all meine früheren Teilnehmer anschreiben, ob sie Interesse hätten.«

»Und solltest du von hier weggehen, wär des a koa Problem, die Stunden kannst überall gebn.«

»Du denkst echt an alles.« Bekka umarmte ihre Oma. »Aber, ganz ehrlich, am liebsten würde ich erst mal hierbleiben, vielleicht sogar für immer.« Sie lauerte darauf, wie

Nanny reagieren würde. Vielleicht wäre es ihr zu viel oder möglicherweise lästig, wenn sie ständig bei ihr wohnte.

»Mei, Madl, des wär so schee. Wenn du des wirklich willst, von mir aus jederzeit. Aber dann müssen mir uns ernsthaft Gedanken machn, was du hier anfängst. Yoga allein ... des reicht ned zum Lebn. Oder täusch i mi?«

»Na ja, nicht wirklich. Wenn ich ein bisschen mehr Ahnung vom Gastgewerbe hätte, könnte ich die Wirtschaft und die Übernachtungen mit dir weiterführen, oder willst du damit nicht mehr anfangen?«

»Ich dad mi frein, wenn es weiterging, aber i alloa bin zu alt dafür. Mithelfen und unterstützn, des jederzeit, aber zu mehr reichts glaub i nimma. I werd halt leider ned jünger. Am Wochenende kommen der Benji und die Chiara, was hältst davon, wenn ma mit eana drüber redn. Vielleicht ham die a Idee.«

Während beide in ihr Gespräch vertieft den Weg entlangliefen, immer wieder unterbrochen durch die Jauchzer Nannys, wenn sie ein Blümchen im manchmal noch grauen Wintergras entdeckte, versperrte ihnen nach einer Kurve im Wald ein Traktor den Weg.

»Der gehört dem Vitus.« Dass sie ihn so schnell wiedersehen würde, damit hatte Bekka nicht gerechnet, und sie spürte, wie ihre Wangen heiß wurden. Sie wandten sich hangwärts, um um den Traktor herumgehen zu können. Baumstämme lagen kreuz und quer auf dem Waldboden über- und nebeneinander, und die Äste der Fichten mit den stacheligen Nadeln kratzten sie bei jeder Berührung. Immer wieder mussten sie sich gegenseitig helfen, um über und unter den Ästen hindurchzukommen. Endlich hatten sie es geschafft, wieder auf den ursprünglichen Weg zurückzugelangen. Etwas außer Atem trafen Sie auf Vitus und seinen Großvater, die die bereits abgesägten Äste der liegenden Bäume auf den Anhänger luden.

»Ja, so a Kreiz, der Farbenkasperl … das uns der heit a no übern Weg läuft. Und die alte Hauserin noch dazu, schlimmer könnts ja kaum kumma«, rief ihnen Vitus' Großvater entgegen.

»Grias di, Kaspar. Hast gar koan Anstand mehr. Welche Laus ist dir denn über die Leber glaufa?«

»Eich zwoa hat der Deifi gschickt, des kommt glei nach der Pest.«

»Jetzt mach aber mal halblang, Opa, was hast denn auf einmal?« Vitus schüttelte überrascht den Kopf über die ausfällige Wortwahl.

»Schaus dir doch an, des Judengsindl. Als wärs in an Farbtopf gfalln. Wo san ma denn, wenn jeder so daherkumma dad.« Er baute sich auf, verzog sein faltiges Gesicht zu einer keifenden Fratze und drohte mit der Faust.

»Lass gut sein, Vitus. I woas, dass er nimmer Herr seiner Sinne is. I wünsch euch trotzdem an scheena Tag, vielleicht kann die Sonne sei Gmiat a bisserl erhelln.« Dabei zog Nanny Bekka weiter, die vollkommen fassungslos zwischen dem Alten und Vitus hin- und herschaute.

»Entschuldigung, das ist anscheinend nicht sein Tag.« Vitus schob Kaspar aus dem Weg, damit Nanny und Bekka vorbeigehen konnten. Der versuchte, ihn abzuschütteln, aber Vitus war stärker und hielt ihn zurück.

Wenige Meter später begann Nanny zu zittern, und Bekka legte den Arm um sie.

»Es geht glei wieder. Normalerweis machn mir seine Angriffe nix aus, aber heit hat er mir gscheit zugsetzt.«

»Ist so was schon häufiger passiert? Der erscheint mir regelrecht gemeingefährlich. Wenn der mal auf dich losgeht, dann kennt der kein Halten mehr. Was hat er denn immer mit den Juden? Ich kenne weit und breit keine, und falls doch, dann sind das Menschen wie alle anderen. Zum Glück sind diese Zeiten vorbei.« Bekka sorgte sich um Nanny, die sich jedoch schnell beruhigte.

»In seinem Kopf anscheinend nicht, wer weiß, was darin herumspukt. Er selbst ist erst nach dem Krieg geboren, so wie ich auch. Aber sein Vater, der Korbinian, hat sich mit der Zeit zu einem richtigen Judenhasser entwickelt. Er war aktives Mitglied im hiesigen Ortsverein der NSDAP unter Hitler. Da ist wohl was hängen bliebn. Weißt, Bekka, i bin des Kind von an Judn, aber i hab immer denkt, des woas koaner. Korbinian, der meiner Mutter ständig nachgstellt hat, hat es wohl immer vermutet, aber sicher nie erfahren.«

»Nanny, das hast du mir noch nie erzählt. Deine Mutter war doch verheiratet, das Bild von der Hochzeit hängt immer noch in deiner Küche.«

»Mei Mutter hat den Quirin Bernreuther gheiratet, als sie scho in andre Umständ mit mir war. I bin aber ned von ihm. Der Quirin kam aus dem Nachbarort von einem kleinen Bauernhof, war das jüngste von fünf Kindern und zu seinem großen Unglück gehbehindert. Weißt, damals hat der Älteste den Hof übernommen, die übrigen mussten schaun, wos bleibn. Durch sei Behinderung hat er a düstere Zukunft vor sich ghabt. Um ned mit einem unehelichen Kind dazustehen, hat mei Mutter im Oktober 1944 Quirin geheiratet. Der war in ihr Schwangerschaft eingeweiht worden. Ein uneheliches Kind war damals noch a richtige Schand im Dorf, des Kind und a die Mutter hättn von allen Seiten mit Beschimpfungen und Ausgrenzung aus der Dorfgemeinschaft rechnen müssen, ihr ganzes Leben lang. Quirin war wegen seiner Behinderung vom Dienst an der Waffe freigestellt, und Frieda, mei Mutter, die als Alleinerbin des Hofs und der Gastwirtschaft über ein stattliches Vermögen verfügte, war eine bessere Partie, als er sich je hätte träumen können. Da hat man großzügig über das Kind eines anderen hinwegschauen können. Aber der Quirin hat koa Glück ghabt, kurz nach der Hochzeit wurde er im Dezember 1944 als Kanonenfutter doch noch eingezogen, denn es gab damals koane tauglichen Soldaten mehr. Er wurde zur Abwehr der Roten Armee eingesetzt, als diese vor Berlin stand, und ist kurz vor Kriegsende, a paar Wochn nach meiner Geburt, gfalln. So bin ich alloa mit meiner Mutter und den Großeltern aufgwachsn.«

»So viele Menschen, deren tragisches Schicksal der Krieg bestimmt hat.« Bekka wurde ganz still und nachdenklich. »Dein Vater hat dir bestimmt gefehlt?«

»Mein Großvater war mir Vater und Großvater zugleich, er war damals nicht älter als es heute die Männer san, wenns Väter wern. Aber freili, a richtiger Vater wars ned, er war immer der Opa. Ich wusst aber auch nie, was ein Papa is, dadurch hat er mir auch nie richtig gfehlt.«

»Meinst du, dein Leben wäre anders verlaufen ... mit einem Vater?«

Nanny zuckte mit den Schultern. »Jedenfalls habn meine Mutter und die Großeltern mir alles gebn, was in ihrer Macht lag, und das war mehr, als so manch andre hattn. I hab koan Schadn davontragn.«

»Und dein richtiger Vater? War der verschwunden oder verschollen?« Bekka hatte Fragen über Fragen.

»Er hat uns bsucht, da war i vierzehn. Des war a schöne Zeit. Mia ham Ausflüge gmacht, Wanderungen, mir drei warn a richtige kloane Familie. Und die zwoa habn sich echt gern ghabt, das konnt sogar i als kloans Dearndl spürn. Aber nach a paar Monaten musst er zruck, wegen seiner Firma. Er wollt die Mama heiratn und uns mit nach Neuseeland nehmen, aber sie hat sich entschiedn, hier bei den Eltern in den Bergn zu bleibn. Sie hätt alles aufgebn müssn, die Eltern, die Heimat, ihr Zuhause. Ich weiß noch, dass sie nachts oft gweint hat, als er wieder fort war, aber sie is bei der Entscheidung bliebn. Ich hab a Foto von uns drei, es steht in meim Schlafzimmer, du kannst es dir gern anschaun.«

Plötzlich kam Bekka ein Gedanke. »Haben wir deshalb alle Namen mit jüdischem Ursprung? Also dein Taufname Hannah ist doch jüdisch, genauso wie Paps' und mein Name?«

»Ja, freili. Mei Mutter hat mein Vater über alles geliebt, und mit dem Namen hat sie das zum Ausdruck gebracht. Der Benji und i, mia habn des beibehalten.«

Die letzten Kilometer liefen sie schweigsam nebeneinander her, Bekka beschäftigte Nannys Familiengeschichte, die natürlich auch ihre war. Diese große Liebe, von der Nanny gesprochen hatte, hatte sie auch von ihren Eltern gekannt, zumindest eine lange Zeit. Das war schon etwas Einmaliges, nicht viele Menschen erlebten das. Und trotzdem hatten sie aufeinander verzichtet. Sie mochte es sich gar nicht vorstellen, wie es gewesen wäre, wenn sie ohne Vater aufgewachsen wäre. Ohne ihren Paps ... Bei diesem Gedanken kamen ihr die Tränen.

»Wegn damals musst du jetzt nicht weinen, es war alles gut, so, wies war.«

»Ich habe mir gerade vorgestellt, wenn ich Paps nicht gehabt hätte ... das wäre ganz schrecklich gewesen.«

»Du hast wirklich Glück ghabt mit deim Papa. Und ich genauso mit ihm als Sohn. Der Benji war scho immer mein Augenstern, und er hat mich nie enttäuscht. Und i gfrei mi, dass er jetzt mit der Chiara so a liabe Freundin hat.«

Oktober 1949, Christchurch, Neuseeland

Meine allerliebste Frieda, meine einzige Tochter Hannah, ich hoffe, ihr seid wohlauf. In Christchurch wird es nun Frühling, und die Temperaturen klettern an manchen Tagen schon bis auf 25 Grad.
Wisst ihr, dass es hier auf der Insel Alpen gibt, ganz ähnlich wie in Bayern? Sie werden die neuseeländischen Alpen genannt. Der höchste Gipfel auf der Nordinsel erreicht sogar 3700 Meter, und natürlich liegt im Winter auch Schnee. Mein Wohnort Christchurch liegt jedoch auf der Südinsel direkt am Meer auf nur etwas mehr als einhundert Meter über dem Meeresspiegel.
Ihr seht mich auf dem Foto vor meinem Haus, einer altehrwürdigen Stadtvilla, die noch von meinem Großvater stammt, als dieser das Handelshaus gründete. Mein Onkel, der zwischenzeitlich hier lebte, versuchte, mir die Villa zu verwehren, er hat sich leider in Neuseeland zu einem niederträchtigen Schurken entwickelt.
Meine Hoffnung, nach dieser langen Odyssee endlich von dem einzigen überlebende Familienmitglied in die Arme geschlossen zu werden, wurde gänzlich enttäuscht. Mein Onkel wies mich ab und leugnete vehement, dass ich sein Neffe sei. Er versuchte es anhand des Passes, der mich als Johannes von Lohmann auswies, zu beweisen. Es ging so weit, dass er mich als Betrüger und Urkundenfälscher anzeigte. Ein früherer Geschäftsfreund meines Vaters bestätigte zu meinem großen Glück meine Identität vor Ge-

richt, er hatte sich nach seiner Flucht vor den Nazis aus Deutschland ebenfalls hier niedergelassen.
Wie ich dir in den Monaten, die wir auf der Alm verbrachten, erzählt habe, hatte mein Vater meine Mutter und mich zu unserem Schutz 1933 in die Obhut seines besten Freundes, Roman von Lohmann, gegeben. Roman lebte abgeschieden in einer Villa in der Nähe von Garmisch.
Ich verschwieg dir damals, dass Mama offiziell als seine Ehefrau galt ... und ich als sein Adoptivsohn. Mama unterrichtete mich zu Hause, da ich die Schule wegen einer »schweren Krankheit« nicht besuchen konnte. Meine »Erkrankung« diente auch als Vorwand, dass Mama Roman nur in Ausnahmefällen zu seinen gesellschaftlichen Verpflichtungen begleiten konnte. Nach außen hin war von Lohmann, den ich Vater nannte, ein linientreuer Oberst in Hitlers Stab, aber er agierte im Untergrund gegen ihn. Wir und viele andere Juden verdanken ihm unser Leben.
Im März 1944 führte er mit anderen Gleichgesinnten ein Attentat auf Hitler aus, das leider nicht zum Erfolg führte. In weiser Voraussicht, falls das Attentat missglücken würde, schickte er Mama und mich nach Hochkogel zur »Erholung«, offiziell zu meiner Genesung. Mama kannte den Hauserhof von früheren Jahren, denn dort verbrachte sie mit Papa vor meiner Geburt ihre alljährliche Sommerfrische. So trafen wir auf deine mutigen Eltern, meine liebste Frieda, die uns auf der Alm versteckten, und auf dich, mein geliebtes Herz!
Roman von Lohmann wurde mit fünf Mittätern am Tag nach dem versuchten Attentat standesrechtlich als Verräter erschossen, seine Villa konfisziert.
Du kannst dir mein Entsetzen ausmalen, als ich im Vertrauen, vom Bruder meines Vaters herzlich in Neuseeland empfangen zu werden, bei meiner Ankunft zurückgewiesen wurde. Schnell erkannte ich, dass er nicht damit ge-

rechnet hatte, dass ich es jemals bis Neuseeland schaffen würde. Er wollte die Firma für sich allein haben.
Mein Vater hatte 1933, nach dem Verkauf unserer Villa und seiner Firma, den größten Teil des erzielten Kaufpreises nach Neuseeland transferiert, sein Bruder hatte dort als sein Kompagnon freie Hand. Der Plan meines Vaters sah vor, dass wir in Christchurch nach unserer Flucht aus Deutschland als Familie weiterleben und arbeiten könnten. Nachdem Papas und auch Mamas Eltern Deutschland nicht verlassen wollten, blieb er, um sie zu unterstützen. Er wurde in den Judenrat der Stadt München berufen, um als angesehenes Mitglied der jüdischen Gemeinde die Entscheidungen der Nazis zur Judenfrage zu unterstützen. Aus dieser Position heraus konnte er viele Juden schützen, aber natürlich nur in einem gewissen Umfang. Häufig war das nur ein Zeitgewinn, einigen wenigen gelang dadurch in letzter Sekunde die Flucht. Dieses fragwürdige Amt schützte ihn natürlich auch selbst eine gewisse Zeit, als er sich jedoch vor seine Eltern und Schwiegereltern stellte, die deportiert werden sollten, wurde er 1940 von der Gestapo verhaftet.
Auf dem Weg nach Auschwitz wählte er den Freitod, um sich der Folter und dem Arbeitslager zu entziehen. Er trug, ebenso wie meine Mutter, eine winzige Kapsel mit Zyankali bei sich, gut verborgen in einem Ring. Auch ich bin im Besitz des gleichen Rings und hoffe, ihn nie benützen zu müssen.
Nun, nach all den Schwierigkeiten, die hinter mir lagen, wollte ich mir mein Erbe nicht streitig machen lassen, schließlich hatten meine beiden Eltern mit ihrem Tod dafür bezahlt. Ich kämpfte mit den wenigen Mitteln, die mir zur Verfügung standen.
Als ein früherer Geschäftspartner meines Vaters meine Identität bezeugt hatte, erkannte mein Onkel, dass er verloren hatte. In kürzester Zeit verkaufte er das Handels-

haus in Christchurch zu einem offiziell vollkommen unangemessenen Preis und händigte mir meinen Anteil an dieser lächerlich geringen Summe aus. Er selbst verschwand über Nacht mit dem Rest des Geldes, das, wie ich viel später herausfand, mehr als das Fünfzehnfache des Verkaufspreises ausmachte.
Mir blieb jedoch das Stadthaus in Christchurch, denn das hatte mir mein Großvater bei meiner Geburt übereignet, in der Hoffnung, dass ich als Erstgeborener der Familie die Firma dereinst weiterführen würde. Mit dem kläglichen Rest des Geldes und den Goldmünzen aus meinem Hutband begann ich voller Tatendrang, den Handel mit Wolle erneut aufzubauen. Mit Stolz kann ich behaupten, dass ich auf dem besten Weg bin, die Fußstapfen meines Vaters allmählich wieder auszufüllen.
Mein Glück wäre unendlich groß, wenn ihr beide, Hanni und du, mein Leben hier mit mir teilen könntet.
Denke doch bitte mal darüber nach, Du würdest mich zum glücklichsten Menschen machen.
Ich schicke Dir meine ganze Liebe!
In Gedanken küsse ich Dich und unser Kind,
Dein Jakob

März 2021

Ein unerwarteter Besucher

Nach ihrer Wanderung saßen Bekka und Nanny geschafft, aber glücklich über die gemeinsamen Stunden in der Wohnküche. Es klopfte an der Haustür, und Bekka vermutete Besuch für Nanny, denn außer Lotte kannte sie selbst hier niemanden. Und Lotte würde erst morgen vorbeischauen, das hatten sie bereits ausgemacht.

Sie öffnete die Tür und war überrascht, als Vitus davorstand. Im ersten Moment blieb ihr die Sprache weg, das fiel aber nicht ins Gewicht, denn Vitus ergriff das Wort.

»Grias di, Farbenkasperl«, sagte er grinsend. »Ich würd gern mit euch beiden reden, wegen heut Nachmittag.«

»Ja klar, komm rein. Ich muss nur noch schnell das Pink auffrischen, wenn's recht ist«, konterte sie, nachdem sie ihre Sprache wiedergewonnen hatte.

»Du fällst halt auf, hier im Dorf ... wie ein Leuchtturm.« Er lächelte Bekka entwaffnend an.

»Bekka heiß ich übrigens, falls dich das interessiert.« Er hatte schon einen gewissen Charme, das musste sie ihm zugestehen. Aber diese Erkenntnis würde sie ihm nicht offenbaren.

Sie gingen in die Wohnküche, wo Nanny gerade die Nachrichten verfolgte. Auch sie war über Vitus' Besuch überrascht und schaltete den Fernseher aus.

»Es tut mir echt leid, dass der Opa heute Nachmittag so ausfallend und aggressiv war. Er hat immer öfter solche Aussetzer, auch zu Hause.«

»Setz dich doch«, forderte Nanny ihn auf. »Magst einen Wein mit uns trinken, oder hast es eilig?«

Vitus nickte, Bekka holte ein Weinglas und schenkte ein, dann setzte sie sich auf ihren Stammplatz neben Vitus. Sie bemerkte, dass sich Nannys Augen weiteten, ihr Blick immer wieder zwischen Vitus und ihr hin- und herwanderte. Bekka beschlich ein mulmiges Gefühl. Irgendetwas hatte Nanny irritiert oder noch mehr als das, erschreckt, aber sie hatte keine Ahnung, was das sein könnte.

»Dann macht er euch des Lebn wohl recht schwer?« Nannys Frage schien nicht aufgesetzt, ehrliches Interesse sprach aus ihr.

»Er hat es nicht im Griff, wie das halt bei einer Demenz so ist. Wir befürchten, dass es schon weiter fortgeschritten ist, als wir immer dachten. Es lässt sich überhaupt nicht absehen, wann er solche Ausfälle wie heute Nachmittag hat. Und die Ursache für seine Aggressionen kennen wir nicht. Ich durfte ihn zum Glück nur als umgänglichen Menschen erleben.«

»Des könnt i jetzt ned behauptn, aber, Schwamm drüber. I nimm gern dei Entschuldigung an, schließlich kannst du nix dafür. Mir is a guade Nachbarschaft wichtig.«

Bekka bewunderte, wie Nanny sich im Griff hatte, so aufgewühlt, wie sie nach dem überfallartigem Angriff Kaspars am Nachmittag gewesen war. »Also dann, auf a friedliche Nachbarschaft, und euch wünsch i viel Geduld mit dem Kaspar.« Nanny prostete Vitus und Bekka zu.

In diesem Moment fiel Bekka ein, dass jetzt eine günstige Gelegenheit wäre, Vitus auf ihre Homepage anzusprechen. »Gut, dass du da bist, Vitus. Ich wollte dich fragen, ob du mir beim Aufbau einer Homepage helfen könntest.« Bekka ärgerte sich, wie hölzern das klang, aber ihr fiel kein lockerer Spruch ein.

»Schön bunt oder nur schwarz-weiß?« Vitus dagegen konnte es nicht lassen, er musste immer wieder auf ihre Haare anspielen. »Sorry, Spaß beiseite. Klar, da kenn ich mich aus, kein Problem. Hast du schon ein Konzept oder zumindest eine Idee?«

»Bunt und interessant, was sonst?« Plötzlich fiel ihr ein, dass sie auch für die Online-Yogastunden eine Seite brauchte. Die Teilnehmer müssten sich anmelden können, einloggen und bezahlen – ähnlich wie in einem Shop. Aber dafür hatte sie noch nichts Konkretes überlegt. »Äh, ich hätte sogar noch was ... für mein Online-Yoga, aber da muss ich erst noch überlegen, was ich benötige.«

»I staun ned schlecht, du willst hier richtig was auf die Beine stellen. Hätt ich jetzt nicht erwartet, von ...«

»... so einem Farbenkasperl, oder?«, ergänzte Bekka seine Gedanken.

»Na ja, ihr Anglisten seid doch eher ein bisschen vergeistigt, oder?«

Er musste immer das letzte Wort haben, aber Bekka wusste in diesem Fall zu kontern. »Genau deswegen gebe ich doch Yogastunden.« Sie grinste ihn herausfordernd an.

Vitus und Bekka vereinbarten, dass sie ihm Bescheid sagen würde, sobald sie für den Onlineshop und das Yogaprogramm ein Konzept hatte. Sie brachte ihn zur Haustür und bat ihn um seine Handynummer und E-Mail-Adresse.

»Es könnte durchaus sein, dass ich was von dir brauche, und deinem Opa will ich nicht unbedingt über den Weg laufen. Sorry, aber er hat mir heute ehrlich Angst gemacht.«

»Nein, das verstehe ich. Ich glaube zwar nicht, dass er wirklich jemandem was zuleide tun könnte, aber wir wissen nicht, was in seinem Kopf los ist. Das ist echt tragisch, aber es lässt sich nicht ändern.« Er schickte ihr seine Kontaktdaten und verabschiedete sich.

Als Bekka in die Küche zurückkam, fand sie Nanny immer noch am Tisch sitzend vor, tief in Gedanken versunken. Sie erschrak, als Bekka ihr die Hand auf die Schulter legte und fragte, ob alle in Ordnung mit ihr sei.

»Ja, ja«, sagte Nanny und nickte schnell, »passt scho. I hab nur über den Kaspar nachgedacht. Ist scho schlimm, so a Krankheit.«

Bekka nickte, aber sie wurde den ganzen Abend das Gefühl nicht los, dass Nanny etwas ganz anderes beschäftigte, das sie ihr nicht sagen wollte. Natürlich stand ihr das zu, aber sie wirkte so, als läge eine Last auf ihren Schultern, etwas drückte sie im wahrsten Sinne des Wortes nieder. Aber wenn sie nicht drüber reden wollte, dann musste Bekka das akzeptieren.

Nanny räumte die Gläser vom Tisch und wünschte Bekka eine gute Nacht. Die Wanderung war doch recht anstrengend für ihre alten Knochen gewesen, obwohl ihr Knie gut mitgespielt hatte. Bekka beschloss, sich noch mit dem Konzept für ihre Yoga-Seite zu beschäftigen, aber ständig schweiften ihre Gedanken zu Nannys Reaktion auf Vitus ab. Irgendwann würde es ihr die Oma schon erzählen, oder sie würde es selbst herausfinden. Aber im Moment kam sie zu keinem Ergebnis, das irgendeinen Sinn machte.

Die ersten Bestellungen

Heute war es so weit, zehn Tage waren vergangen, nachdem Bekka die ersten Jacken und Socken online in ihren *Etsy*-Account gestellt hatte. Diese Zeitspanne hatte sie mit Nanny vereinbart, bis sie zum ersten Mal nachschauen wollten, ob sich irgendetwas getan hatte. Bekkas Laptop stand auf dem Küchentisch, und Nanny und sie blickten konzentriert auf den Bildschirm.

»Achtung, Nanny, jetzt mache ich den Account auf, und jetzt ... Tadaa ... Was sehen wir? Nanny, es sind drei Anfragen da, schau! Wow, damit hätte ich nie gerechnet, in dieser kurzen Zeit.« Sie umarmte Nanny und drehte sich mit ihr im Kreis. »Wirst sehn, das wird der Renner. Die Jacken sind einfach der Hit, genauso wie die Socken. Ich öffne gleich die Mails, um zu schauen, was die Kunden schreiben.«

Nanny stand neben ihr, während Bekka die Anfragen vorlas. Ihr Gesicht spiegelte die Begeisterung ihrer Enkelin wider, aber zeigte auch ihre Zufriedenheit, dass sich Bekka so ins Zeug legte und ihre erste Idee in die Tat umgesetzt hatte.

»Schau mal, die Kundin schreibt, sie hätte gern ein zweites Paar Socken in der Kontrastfarbe der Jacke dazubestellt. Aber klar, die haben wir doch vorrätig, oder? Ich muss gleich schauen, ob wir die richtige Größe der Socken in der Farbe haben, die sie braucht. Nanny, jetzt geht's ans Eingemachte, jetzt muss alles verschickt werden. Sobald das Geld auf unserem Konto ist, geht's zur Post, wir wollen schließlich schnell liefern. Heute Nachmittag kommt Vitus wegen der Homepage und heute Abend Lotte zur Yogastunde. Mann, das artet ja richtig in Stress aus. Aber das ist okay, unser Konzept ist richtig.«

Bekkas Begeisterung kannte keine Grenzen, sie fühlte sich bestätigt, die Bestellungen zeigten ihr, dass sie mit ihrer Einschätzung, Abnehmer für die Stricksachen zu finden, richtig gelegen hatte. Sie hatte das Gefühl, sie müsste vor Freude Luftsprünge machen oder tanzen oder springen und tanzen gleichzeitig.

»Gut hast des gmacht, mei Madl. I hab immer ghofft, dass irgendwann mei Strickerei an Sinn hat. Nur durch di kommt alles auf den Weg. I bin richtig stolz auf di.« Nanny umarmte ihre Enkelin, die wie ein Honigkuchenpferd strahlte.

»Wir sind ein richtig gutes Team. Wir trotzen Corona und bringen was zuwege.« Bekka drückte Nanny ein Bussi rechts und links auf die Wange und erwiderte die Umarmung. »So, dann mach ich mich an die Arbeit für den Versand.« Sie zählte an den Fingern die nächsten Arbeitsschritte auf. Erstens müsse sie die Rechnung per Mail verschicken, zweitens die Lieferscheine schreiben, drittens die Ware in die Kartons verpacken und viertens die Versandetiketten drucken. Wenn dann das Geld auf dem Konto verbucht war, musste sie alles nur noch zur Post bringen.

»Und fünftens ist Vitus hier«, ergänzte Nanny, die das Klopfen an der Tür gehört hatte – im Gegensatz zu Bekka.

»Grias di. Heute gar nicht so bunt«, analysierte er zur Begrüßung Bekkas Haarfarbe.

»Da Männer Farben nicht so gut unterscheiden können, genügt es, wenn ich nur eine Farbe verwende. Das überfordert dich nicht und spart mir Zeit und Geld.« Sie grinste ihn an.

»Mich zu überfordern ... da gehört schon mehr dazu. Ich stell meine IT-Fähigkeiten zur Verfügung.«

Nanny musste mit dem Bus nach Traunstetten, dort den Käfer aus der Werkstatt abholen und anschließend in den Großhandel fahren, um den Wocheneinkauf zu erledigen. So waren die beiden bei ihrer Arbeit ungestört. Beim Verlassen der Küche fiel Bekka Nannys besorgter Blick auf, wie schon beim letzten Besuch von Vitus. Was es damit bloß auf sich hatte? Sie würde wohl keine Bedenken haben, dass er über sie herfiel? Oder gab es sonst irgendwelche Gerüchte im Hinblick auf Vitus, die sie nicht kannte?

Sie zwang sich, ihre Gedanken beiseitezuschieben, denn sie musste sich auf ihre Arbeit konzentrieren, sie wollte Vitus schließlich möglichst genaue Vorgaben liefern, damit das Ergebnis schnell umzusetzen war.

Es war früher Abend und schon leicht dämmerig, als Nanny zurückkam, das Auto voll bepackt mit Lebensmitteln. Da Vitus sich gerade verabschiedet hatte, half er noch dabei, die gut gefüllten Körbe ins Haus zu hieven. Nanny war sichtlich erleichtert über die Unterstützung.

Bekka setzte sich nach dem Einräumen zu ihr und goss ihr eine Tasse Tee ein. Nannys Erschöpfung, die nicht zu übersehen war, machte ihr Sorgen. »Es tut mir leid, dass du allein fahren musstest. Das nächste Mal helfe ich dir.«

»Das passt scho, i weiß ned, warum mi des heut so gschafft hat. Mach i doch schließlich scho immer. Ist halt von der Tagesform abhängig.« Nanny wies Bekkas Sorge von sich und signalisierte, dass sie nicht weiter darüber reden wollte. »Seid ihr zwoa denn weiterkomma, oder habt ihr euch wieder nur ghackelt?«

»Nein, des passt scho. Wir haben richtig was zustande gebracht, und das Hackeln gehört dazu. Am Anfang hat es mich genervt, aber jetzt ist es ganz lustig.« Bekka hatte, ohne es zu merken, den Ausdruck der Dorfbewohner – »Passt scho!« – übernommen. »Wirst sehn, wir kriegen das richtig gut hin, denn er ist wirklich ein Profi. Allein, was er während unserer Besprechung gebastelt hat. Das hätte ich auch nach mehreren Wochen mit Rumprobieren nicht geschafft.«

»Musst ja a ned, jeder soll das machen, was er kann.«

März 2021

Besuch am Wochenende

Am Freitag Abend kamen Benji und Chiara an, allerdings viel später als geplant, da sie sich mit unzähligen anderen in einem Autocorso aus München in Richtung der Berge im Schritttempo bewegt hatten. Man durfte wieder raus in die Natur, und jeder hoffte, er sei der Einzige, der die Weite der Berge suchte. Bekka und Nanny waren abwechselnd vor die Haustür gegangen, um zu schauen, ob sie nicht endlich kämen – als ob sie deren Ankunft dadurch hätten beschleunigen können. Aber nun waren sie hier, total entnervt von der Stop-and-go-Fahrerei, und ließen die Umarmungen von Nanny und Bekka über sich ergehen.

Chiara fügte sich schnell in die Familienkonstellation ein, sie ergänzte das Trio ohne großes Aufheben. Bekka freute sich für ihren Paps, dass er mit Chiara glücklich war. Ein kurzer, aber intensiver Blickwechsel zwischen den beiden, die flüchtige Berührung der Hand des anderen, kleine, aber liebevolle Zeichen der Vertrautheit und Nähe, die sie früher von Paps gegenüber ihrer Mutter gekannt hatte, die aber selten von Lilly erwidert worden waren. Chiara war im Unterschied zu Lilly zurückhaltender, versuchte sich in das jeweilige Gesprächsthema einzufühlen und mit ihren Äußerungen verschiedene Aspekte zu beleuchten. Lilly dagegen hatte immer eine gewisse Exaltiertheit herausgekehrt, um sich in Szene zu setzen. So hatte sie von den Themen, die sie nicht interessiert hatten, abgelenkt.

In den letzten Jahren vor der Scheidung hatte ihre Mutter in Hochkogel bei Nanny ständig etwas zu kritisieren gehabt. An die unangenehmen Spannungen, die damals in der Luft gelegen hatten, konnte sich Bekka noch gut erinnern. Alles, was früher gut und richtig war, hatte plötzlich keine Bedeutung mehr. Die Zimmer waren zu warm, das Bad zu alt. Die Bettdecken zu dick, das Essen zu schwer, Nanny zu wortkarg und die Nachbarn zu neugierig. Die Gastwirtschaft störte ihre Erholung an ihrem heiligen Wochenende. Wanderungen in die Berge, die Bekka und Benji liebten, waren zu anstrengend gewesen und nur für Eingeborene und nicht für sie als ehemalige Inselbewohnerin geeignet.

Im Nachhinein wunderte sich Bekka, dass Nanny das alles einfach hingenommen hatte, aber vermutlich hatte sie Benji nicht als Prellbock zwischen seine Frau und seine Mutter stellen wollen. Hätte sie Lilly etwas entgegengesetzt, wäre das in einen handfesten Streit ausgeartet, und Bekka war überzeugt, dass Lilly die Wochenenden in den Bergen geschickt verhindert hätte. Sie hätte Termine mit Freunden oder unaufschiebbare Arbeit für ihre Firma gefunden, selbst Verabredungen von ihrer Tochter mit Freundinnen hätte sie geschickt lanciert.

Chiara war das Gegenteil zu der blonden, immer perfekt gestylten Lilly. Nicht nur äußerlich waren die beiden Frauen wie Schneeweißchen und Rosenrot. Chiara hatte einen dunkleren, südländischen Teint und fast schwarze Haare, die ihr ihre italienische Mutter vererbt hatte. Ihre modische Kleidung war chick, ihr Auftreten natürlich und unaufgeregt. Ganz selbstverständlich packte Chiara überall mit an, sie erkannte, wo ihre Hilfe gebraucht wurde. Sie fand es witzig, in Benjis früherem Kinderzimmer zu schlafen, für Lilly war das ein No-Go gewesen. Trotz der damaligen Renovierung und neuen Einrichtung hatte sie darauf bestanden, in einem der Gästezimmer mit eigenem Bad zu schlafen, die zu ihrem Leidwesen jedoch meistens ausgebucht gewesen waren.

Bekka hatte lange Zeit Kämpfe mit sich ausgefochten, nachdem ihre Eltern sich getrennt hatten. Am schlimmsten war die Zeit, als sie sich selbst die Schuld für die Scheidung gab. Erst nach Jahren ebbte ihr Schuldempfinden und die selbst gewählte Büßerrolle ab und wich einer unbändigen Wut, die nicht selten in Heulkrämpfen endete. Nachdem sich diese kaum zu bewältigenden Gefühlsausbrüche gelegt hatten, fand sie zu einer inneren Ruhe und zu Abstand der Vergangenheit gegenüber zurück. Übrig blieb ihre tiefe Enttäuschung über ihre Mutter, die sich selten bei ihr meldete. Die wenigen Male, als Bekka sie anrief, war Lilly vollkommen überdreht, sie redete die meiste Zeit nur von sich selbst, ihrem tollen Job, ihren supersüßen Kindern. Ihren neuen Mann ließ sie unerwähnt. Dieses Maß an Feingefühl hatte sie sich gerade noch bewahrt, Bekka nicht mit Lobeshymnen über ihn zuzutexten, denn sie hatte gewusst, Bekka vergötterte Benji.

Dass sie heute gemütlich als Drei-Generationen-Familie beim Raclette beieinandersaßen, erfüllte Bekka mit einem tiefen Glücksgefühl. In der Vertrautheit einer eingeschworenen Familienrunde konnte sie von der Entstehung ihrer Idee des Onlineshops *alpenstrick – made by nanny* erzählen.

Benji konnte sein Erstaunen kaum zurückhalten. »Ich bin echt platt, was ihr beide in der kurzen Zeit auf die Beine gestellt habt. Hut ab, die Überraschung ist euch gelungen. Und wie soll's jetzt weitergehen?«

»Da darfst du scho deim Madl gratulieren, i hab nur zugschaut und gsagt, was i davon halt.«

Bekka runzelte die Stirn. »Erst fiel mir gar nichts ein, und plötzlich weiß ich nicht, wohin mit den Ideen. Manche davon lassen sich aber leider nur mit einem gewissen finanziellen Aufwand verwirklichen. Dadurch scheiden die dann schon mal aus.«

»Heb dir die Ideen auf, ich kann kaum noch die Augen offen halten. Morgen reden wir weiter. Erst einmal muss alles auf den Tisch. Manchmal ergeben sich Lösungen, auf die man allein nie gekommen wäre oder die von außen besser erkannt werden«, meinte Chiara gähnend.

»Bekka hat Listn gführt ... wie früher. Für jede Idee. Da geht nix verloren«, sagte Nanny lachend.

Der wolkenlose Himmel am Samstagmorgen versprach einen herrlichen Frühlingstag. Die Wärme der Sonnenstrahlen lockte die Pflanzen und Menschen, die sich im Winter zurückgezogen hatten, weiter nach draußen. Nanny, Benji und Chiara saßen nebeneinander auf der Chaiselongue, denn Bekka hatte auf dem Esstisch die Präsentation ihrer Zukunft in Form ihrer Listen vor ihnen ausgebreitet.

Die Blätter mit der Überschrift *Bekka/Berlin, Bekka/Lehrerin* und *Bekka/München* wirkten aufgrund ihrer geringen Beschriftung ziemlich dürftig und unambitioniert. Dagegen war ein zusammengeklebter A-3-Bogen mit dem Titel *Bekka/Hochkogel* in viele Unterpunkten aufgegliedert. Benji schob die ersten drei Bögen zusammen.

»Ich schätze, die drei hast du schon abgehakt. So wenig Ideen, wie du dazu notiert hast, scheint keine dieser Möglichkeiten besonders verlockend für dich zu sein. Eine Stelle in München oder Berlin zu bekommen, auch als Lehrerin, was sicher mit deinen Studiengängen problemlos möglich wäre, ist nicht dein Ding, oder liege ich damit falsch?« Alle blickten erwartungsvoll zu Bekka, die konzentriert auf den Tisch schaute.

Sie hob den Blick in die Runde. »Wenn ich ehrlich bin, hast du es genau auf den Punkt gebracht. Ich habe nur ein richtig schlechtes Gefühl dabei, dass ich mit meinem jahrelangen Studium nichts anfangen kann. Sorry, aber diese Kurve krieg ich nicht, egal wie ich mich bemühe.«

»Ein Studium ist nie umsonst. Und das Allerwichtigste ist, dass du herausfindest, was das Richtige für dich ist, um glücklich und zufrieden zu werden. Hat halt a bisserl länger gedauert, bis du gemerkt hast, dass das Studium nicht das Richtige war.« Er lächelte Bekka an und klopfte mit dem Finger auf den A-3-Bogen. »Der hier scheint mir viel interessanter zu sein, deine Ideen sind nur so gesprudelt.«

Bekka grinste und schaute Nanny an, die ihr aufmunternd zunickte. »Nanny, dein Angebot steht noch, dass ich hierbleiben kann?«

»Madl, nix is mir lieber, da brauch ma gar ned drüber redn.« Nanny strich über Bekkas Arm und legte die Hand auf Bekkas, als wollte sie sie festhalten.

»Bleibt nur noch die Frage, wie du hier dein Geld verdienen willst.« Benji zog die Brauen hoch wie früher, wenn Bekka ihn mit vielen vorbereiteten Argumenten von einer Idee überzeugen wollte.

»Gut, die erste Spalte zeigt meine Möglichkeiten auf, Geld in der Übergangsphase zu verdienen, bis der Lockdown aufgehoben wird. Das beinhaltet den Verkauf der Stricksachen, der bereits super angelaufen ist. Ich suche im Dorf Frauen, die für uns nach Nannys Vorgaben stricken, Nanny hat mir schon ein paar Kontakte gegeben. Außerdem könnten wir mit der Zeit das Sortiment auf Mützen, Schals und Handschuhe oder Fäustlinge erweitern. Das bedeutet, wir brauchen Wolle, denn Nannys Vorrat ist fast aufgebraucht. Ich habe mich im Internet nach Garnherstellern umgeschaut und mir auch Proben und Farbtabellen schicken lassen. Aber es ist alles sehr träge und viel langsamer als vor Corona, denn viele Firmen haben nur eine Notbesetzung oder reagieren überhaupt nicht. Die Finanzierung der Garne und Knöpfe können wir mit den Einnahmen aus dem bisherigen Verkauf bestreiten. In der zweiten Spalte habe ich meine Online-Yogakurse aufgeführt. Den Yogaraum habe ich bereits renoviert, Nanny und ich machen regelmäßig Übungen darin, manchmal kommt auch Lotte dazu. Dort kann ich mit meinem Laptop Yogastunden aufnehmen und übertragen. An der Homepage für die Anmeldung zu den Stunden und die Regelung der Bezahlung, auch mit Einzel-, Zehner- und Monatskarten, bin ich mit Vitus dran, ich schätze, in zwei Wochen ist alles fertig.«

»Und wo nimmst du die Yogaschüler her, hier oben dürfte das nicht so sehr auf großen Zuspruch stoßen, oder?« Benji äußerte seine berechtigten Zweifel.

»Durch meine früheren Yogakurse habe ich einige Anfragen erhalten, das war auch der Anstoß für diese Idee. Und nachdem ich die Ankündigung zum Onlineyoga rausgeschickt hatte, sind erstaunlich viele Rückmeldungen gekommen. Wenn die Hälfte davon regelmäßig teilnimmt, kann ich total zufrieden sein. Damit könnte ich meinen Anteil zu den Lebenshaltungskosten bei Nanny beitragen.«

»Ich bin auch dabei«, meldete sich Chiara zu Wort. »Und von meinen Freundinnen kann ich sicher auch die ein oder andere begeistern.«

»Du bist ein Schatz.« Bekka umarmt Chiara und setzt dann wieder ganz geschäftsmäßig ihre Ausführungen fort. »Eine Erweiterung mit Yoga, auf die mich Lotte gebracht hat, spreche ich später noch an. Denn dafür müssten andere Bedingungen geschaffen werden, die sehr aufwendig und mit einem hohen finanziellen Einsatz verbunden sind. Deswegen kommen wir erst zu der dritten Spalte Wirtschaft und Gästezimmer. Irgendwann wird der Lockdown aufgehoben, und dann muss die Gastwirtschaft wieder eröffnet werden. Es wäre doch schade, das traditionelle Gasthaus geschlossen zu lassen. Hier gäbe es viele Varianten: nur Brotzeit, Mittag- *und* Abendessen oder nur Frühstück und Abendessen für die Pensionsgäste. Aber über allem steht die Frage, wer das machen soll. Für Nanny ist es zu viel, ihr genügen die drei Tage Mittagessen-to-go für ihre Abo-Kunden jede Woche, oder?«

Nanny nickte. »Vui mehr möcht i ned machn und kanns halt a nimmer. Mithelfen dad i aber jederzeit.«

»Dazu braucht man einige Mitarbeiter, vom Koch bis zum Zimmermädchen, wie in der Vergangenheit auch. Aber entscheidend ist, wer hält die Fäden in der Hand? Das kann niemand in ein paar Stunden erledigen, das ist ein Vollzeitjob.« Benji fasste in gewohnter Weise alles in einem Satz zusammen.

»Im Organisieren bin ich nicht schlecht, ich würde es versuchen. Und natürlich auch mitarbeiten, das ist klar.«

Bekka strahlte Nanny an, die ihren Blick lächelnd erwiderte. »I bin sicher, dass du des kannst, mei Madl.«

»Für einen Neustart müssten wir aber renovieren, es ist alles ein bisschen in die Jahre gekommen. Die Gasträume streichen, die Textilien auswechseln, die Toiletten brauchen neue Fliesen und Sanitärelemente. Und in den Gästezimmern sind die Bäder zum Glück in den letzten Jahren immer wieder auf den neuesten Stand gebrachte worden, aber die Wandanstriche und Vorhänge sind nun an der Reihe. Dafür brauchen wir Geld, das ich nicht habe. Genau genommen, schätze ich, zwischen 40.000 und 50.000 Euro.«

»Du willst mir sagen, dass du schon Angebote eingeholt hast?«, staunte Benji. »Oder ist das nur eine grobe Schätzung?«

»Ich habe grobe Angebote von Installateuren, Fliesenlegern, Malern und Raumausstattern hier. Und dann habe ich noch zwanzig Prozent draufgeschlagen, denn du hast früher immer gesagt, das kommt bei jedem Handwerker am Ende drauf.«

Chiara reckte Bekka den hoch erhobenen Daumen hin und lachte über Benji, der immer wieder »Nicht schlecht, nicht schlecht!« murmelte. Nanny saß still und zufrieden auf dem Sofa und lächelte.

»Da wär noch was«, sprach Bekka zögernd weiter, »sozusagen der ganz große Wunsch, also, es muss natürlich nicht sein, aber es wäre schon ein Traum von mir …« Plötzlich stammelte sie und ihre Wangen wurden leuchtend rot.

Alle drei schauten zu ihr auf, denn sie stand immer noch vor dem Tisch, wie eine Dozentin vor den Schülern.

Plötzlich war es still im Raum.

Bekkas Stimme wurde wieder fest. »Meine Idee ist es, Yogakurse, die Gästezimmer und die Gastwirtschaft zu verbinden. Unten im Erdgeschoss bleibt die Wirtschaft, im ersten Stock die Gästezimmer für Übernachtungen. Unter dem Speicher könnten wir Ferienwohnungen oder weitere Zimmer ausbauen und einen großen Raum, der sich für Yoga oder andere Workshops eignet. Auch eine Sauna wäre nicht schlecht.« Jetzt war ihre Stimme wieder sehr leise. »Aber das könnte man später machen, muss ja nicht sofort sein.«

»Das ist der ganz große Wurf, jetzt bin ich echt sprachlos.« Benji klopfte anerkennend auf den Tisch. »Hast du dafür etwa auch schon Angebote eingeholt?«

»Nein, denn das kostet unheimlich viel Zeit, für mich und die Handwerker, und das möchte ich nur dann machen, wenn wir es wirklich in Betracht ziehen.« Bekka hatte sich intensiv mit dem Thema befasst. Allein die Kostenvoranschläge, die sie für die Renovierung der Gasträume benötigte, waren ein unglaublicher Zeitaufwand gewesen. Wegen Corona waren die Leute in Kurzarbeit, trauten sich nicht zu kommen oder sagten Termine ab, weil sie selbst in Quarantäne waren. Ständig hatte sie umdisponieren müssen. Ihr Glück war, dass sie keine zeitlichen Verpflichtungen gehabt hatte, denn sonst wäre es noch schwieriger gewesen.

»Des klingt nach Zukunft und Neuanfang, genau des, was i mir wünsch. Und mei Madl schafft des, da bin i mia sicher.« Nanny umarmte ihre Enkelin und drückte sie ganz fest an sich. »Du bist scho richtig.«

»Wie schauts aus, machen wir uns wie geplant auf den Weg zur Hauseralm?« Benji wechselte das Thema, Chiara und er wollten unbedingt rauf auf den Berg, endlich nach der langen Zeit im Lockdown. Abends konnten sie dann weiterreden.

Während Bekka sich umzog, hörte sie einen Schrei, der aus Richtung des Treppenhauses kam. Da anschließend »Madonna mia!« zu hören war, musste er von Chiara gekommen sein. Bekka lief ins Treppenhaus und sah, dass Chiara auf der untersten Treppenstufe saß und sich den Fuß hielt. Ihr Versuch aufzustehen, ging schief, sie schaffte es nicht mal aufzutreten. Sie schaute nach oben zu Bekka.

»Das war's dann mit der Bergtour, so was Blödes.« Chiara zog scharf die Luft ein, als sie erneut versuchte, ihr Bein zu belasten.

Bekka war sofort zur Stelle. »Komm, ich stütze dich, dann schaffst du den Weg bis zum Sofa und kannst dich hinlegen.«

Nanny hatte sie ebenfalls gehört, kam zu ihnen, brachte einen Eisbeutel mit und betastete den Knöchel, der dick angeschwollen war. »Des schaut ned guad aus, a wenns wahrscheinlich nur gezerrt oder gstaucht is. Ich mach dir glei an Umschlag.«

»Ich habe mich so auf die Wanderung gefreut, auch weil die Hauseralm einen herrlichen Ausblick und himmlische Ruhe bietet.« Sie wandte sich an Bekka. »Aber ihr beide müsst unbedingt gehen, ich bleib hier bei Nanny. Da werde ich bestens versorgt.« Sie überzeugte Benji und Bekka, denn ihrem Fuß würde es nicht helfen, wenn sie ebenfalls verzichteten.

Januar 1950, Christchurch, Neuseeland

Meine liebste Frieda,
Dein Paket mit Plätzchen und Stollen waren ein ganz besonderer Leckerbissen. Sie haben die Sehnsucht nach meinem Zuhause in München geweckt, das es leider nicht mehr gibt. Doch die Erinnerungen sind mir geblieben, was für ein Glück, dass sie niemand zerstören oder mir wegnehmen kann. Meine Eltern lebten zwar nach der jüdischen Tradition, aber Mama liebte alles, was mit den kirchlichen Festen Weihnachten und Ostern zusammenhing. Alljährlich in der Weihnachtszeit schmückte sie das ganze Haus mit Tannenzweigen und Strohsternen, der Duft von nelkengespickten Orangen, die in Schalen zwischen Plätzchen lagen, hing vielversprechend in allen Zimmern, auf jedem Tisch und jeder Anrichte standen Kerzen. Am intensivsten war die vorweihnachtliche Atmosphäre an den Tagen, wenn Mama mit Afra in der Küche Plätzchen backte. Ich durfte immer dabei sein und den Teig probieren, manchmal sogar Plätzchen ausstechen und verzieren. Dazu sangen wir Weihnachtslieder und überraschten Papa am Abend mit dem leckeren Gebäck. Ich weiß dein außergewöhnliches Geschenk sehr zu schätzen und habe die Plätzchen und den Stollen genau eingeteilt, dass es auch bis Weihnachten reichte.
Den heiligen Abend verbrachte ich bei einer befreundeten Familie, die wie ich aus Deutschland geflohen ist und an den deutschen Traditionen festhält. Die Neuseeländer feiern nach englischer Tradition den ersten Weihnachtsfeier-

tag am 25. Dezember, den heiligen Abend kennen sie nicht.
Die Einheimischen sind uns ehemaligen Deutschen gegenüber sehr zurückhaltend. Was insofern verständlich ist, da fast 100.000 Neuseeländer an der Seite Englands gegen Hitler kämpfen mussten. Erst 1947 wurde Neuseeland von Großbritannien unabhängig. Viele starben völlig sinnlos auf dem Schlachtfeld, weit weg von ihren Familien. Obwohl alle wissen, dass wir Juden unter Hitler litten und niemals auf seiner Seite standen, stehen sie uns sehr skeptisch, manchmal sogar ablehnend gegenüber. Und ich muss ehrlich zugeben, es ist ihnen nicht zu verdenken.
Für mich ist das Alleinsein ein ständiger Begleiter, ich fühle mich dabei jedoch nicht unglücklich oder einsam. Jeden Abend sitze ich in meinem Arbeitszimmer, sollte ich nicht noch irgendetwas zu erledigen haben, dann lese ich in den Büchern, mit der mein Großvater unsere umfangreiche Bibliothek bestückt hat.
Darüber hinaus benötige ich kaum weitere Unterhaltung. Gelegentlich werde ich von den wenigen guten Freunde, die ich hauptsächlich aus dem Ökonomieklub kenne, zu Familienfesten eingeladen.
Besonders entspannend ist für mich an den Wochenenden das Golfspielen, zu dem ich mich überreden ließ und das ich mittlerweile sehr genieße. Auch spaziere ich gern durch die wunderschönen Parks, die es in Christchurch gibt. Die riesigen Bäume spenden vor allem in der heißen Zeit Schatten und erleichtern das Atmen.
So vergeht Woche für Woche, und die Zeit zum Müßiggang ist knapp. Umso mehr schätze ich die geringe Freizeit, wenn sich eine Gelegenheit anbietet.
Du bist sicher mit Hannah über Winter im Tal bei Deinen Eltern und genießt es, dort versorgt zu werden. Ich vermute, dass es über den Winter auch ruhiger in der Gast-

wirtschaft ist, gleichwohl euch die Arbeit mit den Tieren im Stall sicher nicht ausgeht.
Besonders durch die Advents- und Weihnachtszeit sehnte ich mich nach den deutschen Gepflogenheiten und noch viel mehr nach Dir, meine Liebste.
Ich würde Dich gern in die Arme schließen und bin überzeugt, dass irgendwann in naher Zukunft der Tag kommt.
Wenn die Geschäfte weiter florieren, werde ich sicher die Gelegenheit ergreifen können, nach Deutschland zu reisen.
In der Hoffnung auf das Wiedersehen umarme ich Dich!
In Liebe,
Jakob

März 2021

Auf der Hauseralm

Die Almhütte, die zum Hauserhof gehörte, war bis in die 1960er-Jahre hinein in den Sommermonaten bewirtschaftet worden. Nanny hatte Bekka erzählt, dass ihre Mutter Frieda auch nach der Geburt mit ihr zwischen Almauf- und Almabtrieb auf dem Berg gelebt, die Kühe versorgt und vor Ort die Milch zu Käse verarbeitet hatte. Das bedeutete für eine junge Frau Schwerstarbeit, was durch die quirlige Nanny, die ständig zwischen den Tieren, auf den Almwiesen und in der Hütte unterwegs war, nicht eben erleichtert wurde. Aber Frieda genoss die Einsamkeit auf der Hütte, hier konnte sie ihren Erinnerungen an ihre große Liebe nachhängen, auch wenn sie kaum Zeit dafür fand.

Da Nanny 1951 nach Ostern eingeschult wurde, war irgendwann der Zeitpunkt gekommen, dass Frieda die Sennerei hinter sich ließ und ihre Eltern in der Gastwirtschaft unterstützte. Die Arbeit wurde an einen Senner übergeben. Und als sich Anfang der 1990er-Jahre keiner mehr fand, der sich mit dem einfachen Leben in der Abgeschiedenheit auf dem Berg, der harten Arbeit mit den Tieren und der Sennerei zufriedengab, stellten Frieda und Nanny den Almbetrieb ein.

Benji baute später die Hütte als Feriendomizil für seine kleine Familie aus, Bekka konnte sich noch gut erinnern, dass sie mehrere Jahre hintereinander an unzähligen Wochenenden Material und Werkzeug nach oben getragen hatten, um sich die Hütte wohnlich einzurichten. Selbst Lilly hatte die Renovierung Spaß gemacht, sie hatte originelle Ideen bei der Dekoration und der Ausstattung für ihr *cozy hut* beigesteuert. In den Jahren danach verbrachten sie viele glückliche Wochenenden auf der Alm. Bekka hatte der Hütte den Namen *Adlernest* gegeben, denn sie war mit der Rückseite an den Felsen angelehnt, ähnlich wie ein Adler sein Nest in den Fels baute.

Nachdem Benji und Bekka Hochkogel durchquert hatten, bogen sie von der Hauptstraße in eine Nebenstraße ein, an die sich ein Feldweg anschloss, nach einigen Hundert Metern mündete dieser in einen Fußweg. Nun ging es steil bergauf, und der steinige Weg, aus dem immer wieder Wurzeln und kleine Felsbrocken herausragten, erforderte ihre volle Konzentration. Er lief an einem Bergbach entlang, der durch die Schneeschmelze ungeheure Wassermassen mit sich führte. Das ohrenbetäubende Tosen und Rauschen machten jedes Wort der Unterhaltung überflüssig. Bekka bliebe immer wieder stehen, um den Lauf des Wassers zu beobachten, das sich an quer liegenden Stämmen im Bachlauf aufbäumte und einen neuen Weg suchte. In einem der kleinen Überlaufbecken saßen zwei Vögel, die mit Hingabe ihr Gefieder putzten, ungeachtet dessen, dass neben ihnen gewaltige Wassermassen herabstürzten. Sie tauchten immer wieder den Kopf ins Wasser, schlugen mit den Flügeln, plusterten sich auf und begannen von vorn. Die Intensität begeisterte Bekka, für die Vögel gab es in diesem Moment nichts anderes, als sich zu baden und zu säubern. Sie musste sich regelrecht vom Treiben der Vögel losreißen, sonst würden sie nie ihr Ziel erreichen.

Nun wurde der Weg enger, die Strahlen der Sonne gelangten durch den dichten Baumbestand selten auf den Boden. Der Untergrund war stellenweise noch vereist, und da, wo Eis und Schnee bereits geschmolzen waren, versanken die

Füße im Matsch. Bekka schlidderte und rutschte, es kostete sie viel Kraft, nicht zu stürzen. Früher wäre sie ohne jegliche Anstrengung diesen Weg gegangen, jetzt fehlte ihr die Übung. Als sich nach vielen Höhenmetern der Baumbestand auflockerte und sie immer wieder von vorwitzigen Sonnenstrahlen geblendet wurde, war sie total verschwitzt und vollkommen außer Atem. Sie standen vor einem quer über den Weg liegenden Baumstamm.

»Ich glaube, der hat sich nur deshalb quer gelegt, damit wir eine Pause machen. Oder willst du gleich weitergehen?«

»Puh, so anstrengend habe ich den Weg zum *Adlernest* nicht mehr in Erinnerung.«

»Früher bist du hochgerannt, weil du es kaum erwarten konntest, die Erste zu sein. Kommst halt auch in die Jahre«, neckte ihr Vater sie.

Sie schenkten sich Tee ein und öffneten die Brotbox, die Nanny wie üblich üppig gefüllt hatte. Eine Brotzeit gehörte zu einer Wanderung dazu, Hunger war dafür nicht ausschlaggebend. Sie saßen schweigend nebeneinander, nur gelegentlich hörte man den Biss in einen Apfel und das darauffolgende Malmen der Zähne. Sie ließen ihre Blicke talwärts schweifen, dabei reckte sich Bekka den Sonnenstrahlen entgegen.

»Ist das schön hier! Der feucht-frische Geruch des Waldbodens, das Rauschen des Bergbachs – gerade jetzt wird mir klar, wie sehr ich das vermisst habe. Wie gut, dass du mich zu Nanny geschickt hast.«

Benji stimmte ihr lächelnd zu, während sie ihren Müll und die Box im Rucksack verstauten.

Dann brachen sie auf, die Hälfte der Wanderung lag noch vor ihnen. Der Weg stieg nun weniger steil an, aber er zog sich lange hin, bis sie auf einer Hochebene ankamen. Durch die Sonne, die jetzt in der Mittagszeit ihre ganze Kraft und Wärme ausstrahlte, kamen beide ins Schwitzen. Hier oben gab es nur noch vereinzelte Baumgruppen, die Schatten spendeten, sie wuchsen auch viel niedriger und knorriger als weiter unten im Tal.

Nachdem sie etwa vierzig Minuten immer wieder leicht bergauf und bergab den Kamm entlanggegangen waren, sahen sie in der Ferne etwas tiefer liegend die Almhütte, die wirkte, als klebte sie am Fels. Bekka erinnerte sich lachend an den Wettbewerb zwischen Bekka, ihrer Mutter und Benji, wer als Erster die Hütte sehen würde. Natürlich hatte sie immer gewonnen, erst als sie älter geworden war, hatte sie erkannt, dass es ein wohldurchdachter Anreiz gewesen war, damit sie weiterlief, wenn sie müde wurde oder keine Lust mehr hatte. Aber auch später war der Wettbewerb beibehalten worden, er hatte zum Ritual jeder Wanderung gehört.

Nachdem sie noch weitere zwanzig Minuten dem leicht abfallenden Weg gefolgt waren, ließen sie sich auf die Bank vor der Hütte fallen.

»Erster«, stieß Bekka wie früher lachend aus.

Im Sitzen begutachteten beide den Platz um die Hütte, der ziemlich verwildert wirkte. Hier mussten dringend Äste und Stämme aus dem Weg geschafft, das Holz gestapelt und das abgestorbenen Gras vom letzten Jahr mit einem Rechen auf einen Haufen geschoben werden. Aber erst einmal saßen sie hier und genossen die Ankunft auf der Hauseralm. Das Holzbrett, in das sie in der Schule mit einem Lötkolben *Adlernest* eingebrannt hatte, hing immer noch neben der Tür, wie sie zufrieden feststellte. Seit ihrem letzten Besuch vor mindestens zehn Jahren hatte sich nicht viel verändert, vielleicht war alles eine Spur mehr verwittert.

Benji erzählte ihr, dass er in den vergangenen Sommern häufiger hier gewesen sei, um Ruhe zu finden. In den Jahren direkt nach der Trennung hätte er die Hütte gemieden, denn die Erinnerungen an die schöne Zeit mit Lilly und Bekka seien unerträglich und der Schmerz übermächtig gewesen.

»Hast du Lilly jemals verziehen?«

Benji zögerte mit der Antwort. »Es hat lang gedauert, bis ich erkannt hatte, dass nicht nur Lilly, sondern auch ich meinen Teil zur Trennung beigetragen hatte. Ich habe euch beide wegen der Arbeit oft allein gelassen, obwohl ich wusste, dass Lilly meine volle Aufmerksamkeit verlangte – es war ihr Lebenselixier. Inzwischen weiß ich, dass meine Liebe ihr weniger wichtig war als Aufmerksamkeit. Und ich habe sie wirklich geliebt ... bis zum letzten Tag. Aber sobald jemand auftauchte, der sie in seinen Mittelpunkt rückte, schmolz Lilly dahin, das war einfach ihre Art. Ich wusste das, wollte es aber nicht wahrhaben. Das war mein Anteil an der Trennung ... Und es hat lange gedauert, bis ich auch mir selbst verziehen habe.«

»Ich weiß nicht, ob ich euch jemals verzeihen kann, dass ihr mich von einer Sekunde auf die andere vor vollendete Tatsachen gestellt habt. Ihr habt mich nie in den Prozess einbezogen, ich glaube, ich hätte dadurch besser damit umgehen können. Lange Zeit habe ich mir die Schuld für eure Trennung gegeben. Ich machte mir Vorwürfe, dass ich viel zu intensiv mit mir selbst beschäftigt gewesen war ... mit meinem Abitur, meinen Freunden, den Partys, einfach mit meinem ganzen Leben. Und dann war alles auf einen Schlag vorbei. Ich war überzeugt davon, dass Lilly böse auf mich war, weil ich nichts von euren Streitigkeiten mitbekommen hatte, und deshalb von jetzt auf gleich, quasi ohne Abschied, nach London abreiste.« Plötzlich fühlte Bekka die Ohnmacht wieder in sich hochsteigen, sie kletterte in ihr hoch wie der Wasserstand in einem Glas, das jeden Moment überlaufen würde. Sie sprang röchelnd auf, um das Gefühl des inneren Ertrinkens loszuwerden.

Benji, der ihre innere Aufruhr nur allmählich erkannte, erschrak über den tierischen Laut, den Bekka von sich gab, und nahm sie besorgt in den Arm. Mit schmerzverzerrtem Gesicht wischte er ihre Tränen weg, als könnte er ihr Leid übernehmen.

Bekka beruhigte ihn, es war in Ordnung. »*Mit den Händen auf dem Solarplexus*«, murmelte sie in ihrer Yogastimme und schloss die Augen. Sie atmete tief ein, zählte bis vier, um nach einer kurzen Atempause wieder auszuatmen und dabei erneut bis vier zu zählen. »*Und das Ganze von vorn ...*«

Damals hatte ihr Benji in seiner Trauer keine Hilfe geben können, ihre Fragen hätten sein Leid nur noch vergrößert. Ohne Antworten igelte sie sich ein und wählte als Studienort Berlin, um Abstand zu ihrem glücklichen und sorglosen Leben zu gewinnen. In Berlin war sie vor ihren Erinnerungen an die schönste aller Kindheiten sicher. Später, als Bekka die Schuld nicht mehr nur bei sich suchte, folgte eine Phase der Wut, vor allem auf Lilly, von der sie sich abserviert fühlte. Danach war sie wütend auf Benji, da er Lilly wie eine Königin hofiert und sich bei jeder Gelegenheit vor ihr in den Staub geworfen hatte. Mit diesen Bildern vor Augen wurde sie rasend vor Hass gegen sich selbst, da sie lange Zeit diese abgöttische Verehrung ihrer Mutter als richtig empfunden hatte. Es war die Zeit, als sie jeden kleinsten Annäherungsversuch eines Mannes wie eine Furie abwehrte. Nähe konnte sie nicht ertragen, und ernst gemeintes Interesse an ihr tat sie als verlogen und oberflächlich ab. Ihre Erkenntnis kam spät, dass sie genauso wie die Freunde und Verwandten nicht erkannt hatte, dass ihre Eltern ihr einige Jahre nur etwas vorgespielt hatten. Lilly und Benji galten als das Traumpaar schlechthin, auch bei Bekkas Freunden. Dass sich Benji erniedrigt und damit Lillys Eskapaden möglich gemacht hatte, war keinem bewusst gewesen.

Benji musste Bekkas Worte erst verdauen, es war ihm anzusehen, dass er um Worte rang. »Zu keiner Zeit waren wir böse auf dich, auch Lilly nicht. Lilly hatte sich schon Jahre vorher von mir entfernt, viel weiter, als ich es wahrhaben wollte. Sie fand in ihrem Umfeld immer Männer, die ihr die erwünschte Aufmerksamkeit gaben, wenn auch nur für kurze Zeit. Durch den Alltag unserer Ehe war ich natürlich im Vergleich immer auf der Verliererseite. Für sie bedeutete Liebe 24/7 ständig geäußerte Aufmerksamkeit, für mich war Liebe die beiderseitige innere Übereinkunft, das Verständnis für den anderen, die Gemeinsamkeiten der Erinnerungen. Sie bestand darauf, mit der Scheidung bis zu deinem Abitur zu warten, da sie glaubte, dass du bei einer früheren Trennung Schaden nehmen würdest – du würdest es nicht verkraften und die Schule hinschmeißen, in eine üble Szene abwandern oder was auch immer. Sie wollte dich vor einem Absturz bewahren. Und ich hatte insgeheim gehofft, je länger es bis zur Trennung dauerte, umso eher hätte ich vielleicht eine Chance, sie umzustimmen. Aber ich hätte wissen müssen, dass deine Mutter sich entschieden hatte. Sie wäre nicht mehr davon abgerückt, egal was passiert wäre.« Benji legte seiner Tochter die Hände auf die Schultern und schaute sie an. »Es tut mir leid, dass wir dir so ein Theater vorgespielt und dich damit so aus der Bahn geworfen haben. Ich hoffe, du kannst mir verzeihen.«

»Seit Kurzem bin ich so weit, dir zu verzeihen, aber Lilly? Ich glaube, ihr ist es egal. Sie war überhaupt nicht bereit, mit mir darüber zu reden, als ich sie besuchte. Das wäre in meinen Augen das Mindeste gewesen.«

»Lilly hat ein neues Leben, das alte ist vergessen und vorbei. So war sie schon immer, Vergangenes abhaken und weitermachen. Ich hoffe trotzdem, dass sie glücklich ist.«

»Und du?« Bekka beobachtete seine Reaktion.

»Mein Glück ist leise und unauffällig, aber für mich sehr bedeutend. Die Zeit des Alleinseins hat mir gutgetan, ich habe herausgefunden, was mir wichtig ist. Chiara ist nicht nur äußerlich ein vollkommen anderer Mensch als Lilly. Dadurch besteht auch keine Gefahr, sie mit Lilly zu vergleichen. Sie lebt aus dem Herzen heraus, zeigt das ohne große Worte und erwartet keine ständigen Bestätigungen. Sie versteht die kleinen Gesten und Blicke. Das ist eine tiefere Art von Verständnis, die mich froh macht.« Er legte den Arm um Bekka. »Wenn du dich wieder zu mir gehörig fühlst, dann bin ich der glücklichste Mensch überhaupt.«

»Ach, Paps, das war eine bescheidene Zeit in Berlin, vor allem die ersten Jahre. Erst als ich mich mit der Einstellung *Ihr könnt mich doch alle mal!* abgenabelt hatte, ging es mir allmählich wieder besser. Es war Nanny gegenüber unfair, aber ich hätte es nicht ertragen können, ihre Gegenwart und Liebe zu spüren, aber nichts von euch zu bekommen. Euch gab es in meiner Vorstellung nur im Zweierset, wenn ich euch nicht bekommen konnte, dann wollte ich auch keine Großmutter als Ersatz. Damit habe ich zweifellos mir selbst am meisten geschadet. Aber seit zwei, drei Jahren bin ich durch. Allerdings hätte ich ohne Corona den Weg zurück nicht gefunden, vermutlich wäre ich für immer in Berlin geblieben.« Bekka umarmte ihren Vater so fest und innig, als könnte sie damit alles wiedergutmachen.

»Wie Nanny immer sagt, alles braucht seine Zeit. Sie war übrigens immer felsenfest davon überzeugt, dass du zurückkommst. Wir müssten dir nur Zeit lassen.«

»Wenigstens dafür war Corona gut.« Bekka lächelte ihn an.

»Hast du keinen Freund in Berlin, der sehnsüchtig auf dich wartet? Ich frage nur, weil du dich anscheinend entschieden hast hierzubleiben.«

Bekka zögerte, als würde sie nach den richtigen Worten suchen. »Ich war einige Zeit mit Nico zusammen, bis er im Februar 2019 beruflich nach Nicaragua gegangen ist – für ein internationales Unternehmen im Bereich der nachhaltigen Landwirtschaft. Er ist Deutscher, durch seinen Vater, einen Spanier, beherrscht er natürlich die spanische Sprache. Trotz Corona-Ausbruch blieb er in Nicaragua, und seitdem höre ich mal mehr, aber meistens weniger von ihm. Als die große Liebe hat es sich nicht erwiesen ... zumindest habe ich daran andere Erwartungen. Selbst wenn er wiederkommt, würde es zwischen uns vermutlich nichts mehr werden. Es sind damals ein paar Sachen vorgefallen, die nicht meinen Vorstellungen einer vertrauensvollen Beziehung entsprechen.«

»Das ist zwar schade, aber es ist gut, wenn du weißt, was für dich wichtig und richtig ist.«

»Ich weiß nicht, wie es wäre, wenn er sich plötzlich meldet. Das mit der Liebe ist eine echt komplizierte Sache.«

»Wem sagst du das.« Benji lächelte. »Wenn Mr. Right vor dir steht, wirst du es wissen, da bin ich mir sicher.«

»Gehen wir rein, vermutlich schaut in der Hütte ähnlich wüst aus wie draußen.«

Sie öffneten die doppelte Holztür, eine nach außen, die zweite nach innen. Die Doppeltür war weniger als Schutz vor Einbrechern als vor Schnee und Kälte gedacht. Bekka schaute sich um, während Benji die Fenster und Fensterläden öffnete. Die Sonnenstrahlen ließen den Staub bei jeder Bewegung als gebündelten Strahl erkennen, und mit ihrem urplötzlichen Nießen stob ein richtiger Staubwirbel um sie herum.

»Bis auf den Staub ist alles noch wie früher, sogar das Bild, das ich in der ersten Klasse gemalt habe, hängt noch über der Eckbank.« Ein lachender Jesus am Kreuz, dessen Kopf riesengroß im Verhältnis zum Körper war, die Beine und Arme standen ab wie bei einem Hampelmann. Lilly hatte es statt eines richtigen Kreuzes, das in Bayern über jedem Esstisch hing, aufgehängt, so hätte keiner ein fehlendes Kreuz bemängeln können.

Die Hütte hatte zwei Räume, die mit einer Tür und einem gemauerten, grob verputzen Kachelofen verbunden waren. Der wärmte beide Zimmer und hatte zur Wohnküche hin ein Backrohr, denn früher wurde auf der Alm auch das Brot selbst gebacken. Auf dem riesigen Kachelofen konnte man liegen, es war immer Bekkas erklärter Lieblingsplatz gewesen.

Ein dickes Holzbrett diente als Küchenarbeitsplatte zwischen der Außenwand und dem Kachelofen. Darauf stand ein Gaskocher, eine Spüle war in die Platte eingelassen. Der Kühlschrank wurde mit Strom von den Fotovoltaikzellen gespeist, die Benji vor Jahren auf dem Hüttendach installiert hatte. Unter der Arbeitsfläche hingen Schiebevorhänge, die die dahinterliegenden Regale für Töpfe und Geschirr verdeckten. Über der Küchenzeile hingen offene Regale mit dick verstaubten Tassen, Tellern und Gläsern. Gegenüber der Küchenzeile standen eine Eckbank und der Esstisch. Im Büfett aus Fichtenholz mit bunten Blümchen befanden sich hinter der mittleren Glastür Gläser und Krüge, im unteren Teil wurden die Vorräte gelagert, da sich die Tür fest verschließen ließ und die Vorräte vor Mäusen sicher waren. Mehr brauchte man nicht zum Leben in einer Hütte. Das Schlafzimmer wirkte spartanisch mit seinem Doppelbett und einem Stockbett sowie einem offenen Regal für Kleidung. Durch eine schmale Tür gelangte man in ein kleines Badezimmer mit Dusche und Komposttoilette.

Bekka ließ den Blick schweifen, bis sie sich überzeugt hatte, dass sich nichts verändert hatte. Am liebsten hätte sie den Ofen angeheizt und sich auf den Kachelofen gelegt. Aber abgesehen davon, dass sie wieder ins Tal zurückwollten, wäre ein gründlicher Hausputz notwendig gewesen, bevor man sich in ihrem Adlernest hätte wohlfühlen können.

Der Familienrat

Am Abend saßen Benji, Bekka und Nanny auf Stühlen rund um den Esstisch, denn Chiara nahm mit ihrem hochgelegten Fuß das Sofa ein. Nanny hatte Chiaras Knöchel während des Tages mit Umschlägen und Eisbeuteln versorgt, aber Gehen war ihr nach wie vor nicht möglich. Benji und Chiara beschlossen, am Sonntagvormittag nach München zurückzufahren und in der Notaufnahme einer der Kliniken den Knöchel untersuchen zu lassen. Vermutlich musste er geröntgt werden. Wie das allerdings unter Corona-Bestimmungen ablief, wusste keiner. Aber es würde sie wohl niemand abweisen, schließlich war es ein Notfall.

Während Nanny ihnen die Gemüselasagne servierte, die sie nach Bekkas Rezept vorbereitet hatte, erzählte Bekka, dass sie demnächst ein paar Tage oben auf der Almhütte verbringen wolle.

»Das heißt, du bleibst hier?«, kam Benji wieder auf das Gespräch von vor der Wanderung zurück.

»Ja, ich bin mir vollkommen sicher.« Bekka lächelte in die Runde.

»Und wie geht es jetzt genau weiter?«

»Mein Plan ist, den Onlineshop fürs Stricken auszubauen und gleichzeitig die Gastwirtschaft und die Gästezimmer renovieren zu lassen. Yoga-Onlinekurse kann ich jetzt schon geben, der Raum ist renoviert. Wir sollten mit der Sanierung fertig sein, wenn der Lockdown aufgehoben wird. Dann brauchen wir auch Personal, und das könnte vielleicht schwierig werden. Und, das hätte ich beinahe vergessen, wir brauchen natürlich Geld für die Renovierung. Ich selbst bin vollkommen blank.« Bekka schaute mit gerunzelter Stirn in die Runde.

»Des zahl i, i würd halt an Teil von meim Depot auflösn.« Nanny war sofort bereit, schließlich ging es um die Zukunft des Hauserhofs.

»Nanny, das ist doch deine Rente. Ich dachte mir, ich gehe zur Bank und erkundige mich, wie es mit einem Kredit ausschaut. Aber die Sicherheit müsste dann doch Nanny mit dem Hof leisten, schätze ich. Ich habe damit keine Erfahrung, das war für mich noch nie ein Thema.«

Benji ergriff das Wort. »Die Finanzierung für die Materialeinkäufe von dem Strickshop steht, habe ich das richtig verstanden?« Bekka nickte. »Gut, dann brauchen wir das Geld für den Umbau. Nanny hat mir den Hof vor Jahren mit Nießbrauchrecht für sie überschrieben. Sie würde mit sechsundsiebzig Jahren kein Geld von der Bank bekommen, sie ist in den Augen der Bank zu alt. Aber keine Panik, das Geld für den Umbau ist da. Mir erscheint der Plan vernünftig, auch wenn uns natürlich Corona immer wieder einen Strich durch die Rechnung machen kann. Wann wir wieder öffnen dürfen, steht in den Sternen. Aber wenn der Zeitpunkt kommt, dann sollten wir startklar sein. Jetzt ist genau die richtige Zeit für Umbauarbeiten. Was meinst du, Töchterchen?«

Bekka fiel Benji um den Hals. »Mensch, Paps, das ist klasse. Bist du sicher, dass du mein Chef sein willst?« Sie fügte leise hinzu: »Später, wenn alles läuft, könnte ich einen Kredit bei der Bank für den großen Ausbau im Dach anfragen, das wäre mein Traum.«

»Eins nach dem anderen.«

Nun begann Bekka, die Liste mit allen Punkten für den Umbau zu schreiben und mit ihrer Familie durchzusprechen, und es war schon fast Mitternacht, als sie gähnend versprach, die Listen per Mail dann an Benji zu schicken, damit er genau im Bilde war und eventuelle Verbesserungen anfügen konnte.

Der Onlineshop

»Ich bin wahnsinnig stolz auf dich«, flüsterte ihr Benji zu, als er sie zum Abschied umarmte.

»Lobe mich erst, Papa, wenn ich alles geschafft habe«, gab Bekka zu bedenken.

»Zweifelst du daran?« Benji hielt sie an den Schultern mit Abstand vor sich, sodass sie sich beide in die Augen schauen konnten.

»Nicht wirklich, aber es ist richtig viel Arbeit. Ab morgen geht's los.«

»Gönn dir auch Freizeit, das gehört dazu. Und wenn es irgendetwas gibt, wo du meine Unterstützung brauchst, lass es mich wissen.«

Wie gelähmt saß Bekka am offenen Laptop vor ihren Listen. Vor wenigen Stunden war sie überzeugt gewesen, dass sie alles im Griff hatte, aber jetzt wurde sie mit jedem Punkt nervöser. Die Bestellungen für die Garne und eine Liste der Strickerinnen zusammenstellen, Knöpfe aussuchen, die Gradierungen der Jacken für die Anleitungen in mehreren Größen auflisten, die Nanny ihr aufgeschrieben hatte ... Plötzlich wusste Bekka nicht mehr, wo sie anfangen sollte. Und dann mussten die Anfragen an die Handwerker für die Renovierung raus.

Sie saß in einem Gefängnis, erbaut aus den vielfältigen Anforderungen – und fand keinen Ausgang. Sie hatte noch nicht mal richtig angefangen, und es würde immer mehr werden. So konnte sie nicht arbeiten! Sie musste erst mal zur Ruhe kommen.

Sie lief in die Gastroküche, in der Nanny für die kommende Woche einen Braten einlegte und Rotkohl vorkochte.

»Nanny, ich schaff das nicht. Ich bin der totale Versager, ich gebe gleich am Anfang auf. Gerade habe ich noch große Töne gespuckt und jetzt, ein paar Stunden später, ist alles weg. Ich kriegs nicht hin.« Mit herabhängenden Armen, eingesunkenen Schultern und kaum fähig, Nanny in die Augen zu schauen, stand Bekka im Raum.

»Komm mal her, mei Madl. Erst mal tief atmen, des hast du mir doch beigebracht, und dann schaun ma weiter.« Nanny nahm sie in den Arm.

» ... selbst das habe ich vergessen.« Im Stehen schloss sie die Augen, atmete ganz bewusst ein und aus, ein und aus.

»I glaub, heut nachmittag müssen wir den *Krieger* üben«, schlug Nanny vor.

»Ich bin vielleicht so eine Yogalehrerin, dass du mich daran erinnern musst.« Bekka wischte sich lächelnd die Tränen aus dem Gesicht.

»Des passt scho. Du hast es mir doch beigebracht, und i bin a gelehrige Schülerin, oder? In zwanzig Minuten bin i hier fertig, dann gehn mir dei Listen mitanand durch, Schritt für Schritt.«

Während Bekka zurück zur Wohnküche ging, klopfte jemand an der Eingangstür. Das auch noch. Wer würde wohl am Sonntagvormittag zu Besuch kommen?

»Grias di, heute ganz in Grün?« Vitus stand vor ihr und deutete mit dem Finger auf ihre Haare.

»Sorry, aber das ist Rot! Aber Männer sind ja häufig rot-grün-blind ...«

»Wenn du meinst. Aber für mich ist das Grün, genauso wie dein Pullover. Aber egal ob grün oder rot, kann ich kurz reinkommen? Ich setz natürlich meine Maske auf, wenn du willst.«

»Von mir aus kannst du dir die Maske sparen. Der Abstand zwischen uns beiden ist selbst für Coronaviren zu groß.« Bekka konnte es nicht lassen, immer wieder kleine Spitzen anzubringen. Aber immerhin grinste sie dabei. Vitus folgte ihr in die Küche. »Magst was trinken, einen Tee, ein Wasser oder ein Bier vielleicht?« Sie fragte ihn aus reiner Höflichkeit.

»Wenn du mich so fragst, ein Weißbier zum Sonntagsfrühschoppen würde ich jetzt gern trinken.«

»Na dann ...« Nie hätte sie mit dieser Antwort gerechnet. Sie überspielte ihre Überraschung, holte ein Weißbier aus der Kühlung, öffnete es und schenkte ein.

»Des musst aber noch üben, Kasperl, so wird des nur Schaum.« Vitus legte seine Hände über ihre und übernahm indirekt das Einschenken, indem er mit ihrer rechten Hand das Glas schräg hielt und mit der linken das Bier an den inneren Glasrand goss. Als er seine Hände wieder wegzog, war es, als hinterließen sie eine klaffende Lücke.

»Gut, dann weiß ich das jetzt auch. Gibt es einen besonderen Grund für deinen Besuch?«

»Des hätt ich beinahe vergessen. Also ...« Er wischte sich den Schaum von der Oberlippe. »Ich bin wegen deim Onlineshop hier. Hast du den Laptop hier? Ich hoffe, das Thema hat sich nicht erledigt?«

»Nein, das ist aktueller denn je. Gerade gestern hab ich mit meinem Vater darüber gesprochen. Hast du das geahnt?«

»Ich weiß immer, wann ich gebraucht werd, des liegt in meiner Natur.« Vitus grinste Bekka an, und sie hielt sich mit einer bissigen Antwort zurück.

»Also, Naturbursche, dann zeig mir mal, was du hast.«

Er gab die URL ein und öffnete die Startseite zu ihrem Shop, anschließend führte er ihr alle Menüpunkte mit den Verknüpfungen vor. Bekka war sprachlos, es war viel mehr, als sie sich erhofft hatte. Die Farben, die Gliederung, die Schrift – es gefiel ihr auf den ersten Blick.

»Wow, das ist perfekt, echt topp.« Vitus nickte mehrere Male, auf Bekkas Lob und Zustimmung ging er nicht ein. »Das Einzige, was noch fehlt, ist die Bezahlfunktion.«

»Die habe ich vorbereitet, ich muss nur wissen, mit welchen Banken du die Zahlungen abwickeln willst.«

»Ja, ham mir Bsuch kriegt. Des is aber a Überraschung, grad richtig zum Mittagessen.« Nanny trat in die Küche und begrüßte Vitus.

»Also, wenn du mich so fragst, Nanny, gegen ein Mittagessen hätte ich tatsächlich nichts einzuwenden. A Bier hab i ja scho.«

Bekka wollte Nanny sofort die Homepage vorführen, die ließ sich jedoch nicht aus der Ruhe bringen. »Erst einmal essen wir, für die Homepage ist danach Zeit.«

Bekka gab den Widerstand auf und deckte den Tisch, dabei bemerkte sie, dass Nanny Vitus ständig beobachtete, so, als würde sie einen Fremden vor sich haben, der ihr trotzdem irgendwie bekannt vorkam. Bekka konnte sich immer noch keinen Reim darauf machen, und sie nahm sich vor, ihre Oma auf Vitus anzusprechen.

Die Unterhaltung während des Essens bestritt in der Hauptsache Vitus, dabei betonte er mehrmals, wie gut die Rouladen schmecken würden, obwohl er doch fast kein Fleisch mehr esse. Aber ab und zu, wenn es so lecker sei, dann lasse er sich gern verführen. Er sprach die Probleme mit seinem Großvater an. Seine Eltern und auch er hofften, dass sie ihn zu Hause würden behalten können, aber es war fast aussichtslos. Dass Kaspar eine Maske tragen sollte, war ihm nicht zu vermitteln, und ständig mussten sie ihn suchen, da er immer wieder verschwand und den Weg zurück nicht mehr fand.

Bekka hielt sich aus dem Gespräch raus, sie dachte darüber nach, dass das Zusammenleben als Großfamilie tatsächlich nicht so einfach war, wie es oft angepriesen wurde. Was für ein großes Glück sie mit Nanny hatte, die geistig und körperlich richtig fit war, aber auch sehr weltoffen.

Plötzlich fiel ihr etwas ein. »Was kostet mich die Homepage, Vitus?« Womöglich hatte Vitus utopische Preisvorstellungen, die sie nicht zahlen konnte, und sie brauchte auch noch die Homepage für die Onlineyoga-Buchungen.

»Wir reden drüber, wenn alles fertig ist. Und jetzt mache ich mich wieder auf den Weg, denn die Arbeit wartet, auch wenn Sonntag ist. Das Essen war lecker, vergelts Gott, Nanny.«

Bekka hatte größte Bedenken wegen der Kosten, lieber hätte sie vorher alles geklärt, damit es nicht zu Unstimmigkeiten oder gar Streit käme. Aber Vitus meinte nur, sie würden sich einig werden. An der Tür verabschiedete er sich mit seiner typischen Handbewegung, den Zeigefinger an die Stirn.

»Ciao, Lady in red – oder vielleicht doch green?«

Er musste das letzte Wort haben, Bekka würde es ihm schon heimzahlen.

»Des is a recht a netter Bursch, und gut ausschaun tut er a.«

»Hast du ihn deswegen ständig beobachtet?« Bekka grinste ihre Großmutter an.

»A geh, i wunder mi nur, dass er so gsprächig is. Im Gegensatz zu früher, denn als kloaner Bua war er richtig schüchtern. I woas no, dass er jedes Mal, wenn er di gsehn hat, wie a Zündholz rot gwordn und davonglaufn is. Dass bei den Stockachern so an Prachtkerl rauskommt, hätt i nie glaubt. Muss wohl an der Mutter liegn, vom Vater kommts sicher ned.«

»Vielleicht liegt es daran, dass er von zu Hause fort war, auf sich gestellt und andere Luft und Leute geschnuppert hat. Das bewirkt viel bei einem Menschen, ich merke das an mir selbst.«

»Meinst du? Du bist doch immer noch mei Madl ... wie eh und je.«

»Ich finde schon, dass ich mich geändert habe. Nicht mehr so launisch und flatterhaft wie früher ... heute dies, morgen das.«

»Da schau her, launisch und flatterhaft warst! War aber nie bsonders schlimm, a früher ned. Du passt scho so, wiasd bist.« Nanny strich ihrer Enkelin über den Arm. »So, und jetzt lass uns mal schaun, wie ma dei Arbeit in Griff kriagn.«

Sie setzten sich an den Tisch und begannen, die Listen zu ordnen und zu schauen, was als Erstes angepackt werden musste.

»Madl, hier sind die Adressn von den Frauen, die für uns strickn wolln. I hab dir dazugschriebn, was ihre Bsonderheiten sind, wenn du mit eana redst. Es steht a drauf, wanns am bestn Zeit ham … also soweit i des beurteiln kann.«

Bekka überflog die Liste und blieb an den Notizen hängen. »Das klingt ulkig: Katta, kann nur rechte und linke Maschen – strickt wie eine Maschine«.

»Die Katta strickt wie im Akkord, wirst sehn. Genau die brauch ma.«

Nanny hatte in den vergangenen zwei Tagen mit Frauen aus dem Dorf telefoniert, die sie seit Jahren kannte, manche noch aus der Schulzeit, einige von ihnen hatten auch in den vergangenen Jahren im Gasthof mitgearbeitet. Sie hatte ihnen Bekkas Besuch angekündigt und gleich ein paar Worte gewechselt, denn durch die Ausgangsbeschränkungen traf man sich kaum noch. Die meisten waren neugierig, mehr auf Bekka als auf das, was sie ihnen anbieten würde. Und sie waren froh über die Aussicht, ein paar Euros dazuverdienen zu können. Da sie in einer Touristenregion lebten, hatten viele ihre Jobs verloren, vor allem die mit geringfügigem Beschäftigungsverhältnis auf 450-Euro-Basis. Durch die coronabedingten Schließungen erhielten die Minijobblerinnen noch nicht einmal Kurzarbeitsgeld.

Bekka war nach dem dritten Termin vollkommen geschafft, aber sehr zufrieden. Allmählich gewöhnte sie sich an den harten Dialekt, den vor allem die Älteren sprachen. Durch das Tragen der Masken wurde die Unterhaltung zusätzlich erschwert, aber sie wollte sich keinen Fehler erlauben, und lehnte das Angebot, die Maske abzunehmen, entschieden ab. Der Besuch der Polizei bei Nanny wegen Kaspars Anzeige hatte sich in ihr Gedächtnis eingebrannt, sie wollte keinen Anlass bieten, ihr Geschäft gleich zu Beginn zu gefährden.

»Ja, Bekka, dass madi a mal wieda sieht! Es ist ja scho Jahre her ...« Mit diesen oder ähnlichen Worten wurde sie von denen begrüßt, die sie noch als Kind kannten. Natürlich wollten sie wissen, warum sie so lange nicht bei Nanny gewesen sei, und auch, ob sie länger bleiben wolle. Ausführlich erklärte sie allen ihre Pläne für den Shop, denn sie war überzeugt, dass die Frauen damit Vertrauen in eine Zusammenarbeit gewinnen würden. Nach anfänglicher Zurückhaltung wurden die Frauen redselig, und Bekka erfuhr mehr über deren Familien, als sie eigentlich wissen wollte. Aber das gehörte dazu.

Fricka, die schon seit der Schulzeit mit Nanny befreundet war, forderte sie auf, in ein paar Tagen noch einmal zu kommen, da dann ihre Enkelin Lena bei ihr wohnen würde. Sie studierte noch, irgendwas mit Mode und alles »am Computer«, da hätte sie sicher viel freie Zeit. Sie sei bestimmt froh über jede Art von Arbeit, da sie ihr Studium selbst finanzieren müsse. Und Yoga mache sie auch, falls Bekka Kurse anbieten würde, sei sie sicher dabei.

Bekka grinste in sich hinein, denn sie hatte keine Vorstellung davon, was Lena »am Computer studierte« – IT vielleicht? –, oder war der Computer einfach nur ein Hilfsmittel? Aber egal, sie würde es herausfinden, außerdem fand sie es gut, wenn jüngere Frauen mitarbeiten würden.

Als sie mit eingezogenem Kopf durch die niedrige Eingangstürs von Frickas winzigem Häuschen ging, beschloss Bekka, ihre Akquise-Tour am nächsten Tag fortzusetzen. Es war zwar interessant, aber auch richtig anstrengend, bei den weitschweifigen Erzählungen der Frauen immer wieder auf ihr Anliegen und ihr Angebot zurückzukommen. Der Mitteilungsbedarf war groß, und im Nachhinein konnte sie die Informationen nicht mehr richtig einordnen, aber mit der Zeit würde sie das wohl schon hinbekommen. Sie wollte nach Hause, um die neuen Bestellungen für den Versand zu verpacken. Später würde Lotte kommen, um mit ihr und Nanny Yoga zu machen.

Tief in Gedanken versunken lief sie die Dorfstraße entlang. Plötzlich traf sie von hinten ein Schlag auf die Schulter, und sie ging in die Knie. Die Wucht war gewaltig, der Schmerz fuhr wie ein Blitz von der Schulter bis in die Zehen. Stöhnend stützte sie sich auf ihren Rucksack, der am Boden lag, und richtete sich langsam wieder auf. Mit eingezogenem Kopf, als würde sie mit einem weiteren Angriff rechnen, drehte sie sich um. Hinter ihr stand Kaspar mit seinem Gehstock und starrte sie mit wild funkelnden Augen an.

»Jetzt hab i di, du elendigs Weib. Jetzt kimmst mir nimmer aus«, keifte er, dabei spritzte ihm Speichel vom Mund.

Bekka ging einen Schritt zurück, um Abstand zu gewinnen, er jedoch setzte ihr nach und stand dicht vor ihr. Sollte sie einfach weglaufen? Aber wie würde er dann reagieren? Plötzlich fiel ihr ein, dass Kaspar vermutlich verwirrt war und überhaupt nicht wusste, was er tat. Wie konnte sie ihn besänftigen? Wie könnte sie ihn dazu bewegen, von ihr abzulassen?

Sie ging wieder einen Schritt rückwärts.

»Hast scho gnug aufm Kerbholz, der Fluch aufm Judengeld bringt uns alle zum Deifi.«

Wieder setzte er ihr nach und holte wie in Zeitlupe zum Schlag aus, aber dieses Mal wich sie ihm aus. In diesem Moment öffnete sich die Tür der Bäckerei auf der gegenüberliegenden Straßenseite, und ein Mann rannte auf sie zu. Er zog Kaspar, der sich jedoch mit aller Gewalt von ihm befreien wollte, von Bekka weg. Es war Max, Kaspars Sohn. Max drückte gegen Kaspars Widerstand dessen Arme fest nach unten und redete auf ihn ein – allmählich beruhigte er sich. Bekka ging langsam einige Schritt rückwärts, um den Abstand zu vergrößern, behielt aber die beiden im Auge, bis Kaspar sich beruhigt hatte. Urplötzlich sackte der alte Mann in sich zusammen, als hätte man die Luft aus einem Ballon gelassen. Wie eine willenlose Marionette ließ er sich von Max zum Auto schieben. Seine Aggression war wie weggeblasen.

Max rief Bekka etwas zu, das sie nicht verstand, sie antwortete leise »Alles okay« und setzte ihren Weg nach Hause fort. Ihre Gedanken kreisten um den Übergriff, sie fand keinen Ausstieg aus dem Karussell. Sie setzte einen Schritt vor den anderen ... wie ein Roboter. Der Schlag hatte nicht nur körperlichen Schmerz verursacht. Was viel schlimmer war: Er hatte ihr Innerstes getroffen, sie war vollkommen aus dem Gleichgewicht geraten. Wie viel Hass und Wut musste Kaspar verspüren, dass er sie schlug? Was war der Anlass, dass er sie immer wieder angriff?

Als sie zu Hause ankam, wartete Vitus vor der Haustür auf sie. Sie wollte an ihm vorbeigehen, sie hatte im Moment genug von den Stochachern. Er stellte sich ihr jedoch in den Weg, und Bekka hob reflexartig die Arme über ihren Kopf, als müsste sie sich schützen.

Er wich einen Schritt zurück. »Hey, Kasperl, des tut mir wahnsinnig leid. Hat dich mein Großvater verletzt?«

»Nein, hat er nicht.« Bekka wollte allein sein, nicht reden, nichts erklären. Der Schock umklammerte ihren Körper wie eine Kralle und gab sie nicht frei.

»Mei Vater war mit dem Opa unterwegs, er sollte im Auto auf ihn wartn, während er beim Bäcker war. Aber er lässt sich nix mehr sagn, vielleicht hatte ers a schon wieder vergessen. Es tut mir wirklich leid.«

»Vitus, ich will im Moment allein sein, ich hoffe, du verstehst das ...« Bekka ließ ihn stehen und verschwand ins Haus. Sie konnte nicht noch mehr ertragen, keine Erklärung, keine Beteuerung. Sie würde damit klarkommen, aber allein.

Mai 1951, Christchurch und Wellington, Neuseeland

Meine liebste Frieda,
ich bitte inständig um Verzeihung, dass ich so lange nicht geschrieben habe, aber wie Du gleich lesen wirst, haben sich die Ereignisse im letzten Jahr überschlagen.
Im März 1950 erreichte mich die Nachricht, dass mein Onkel schwer erkrankt sei. Als sein einzig lebender Verwandter bat mich sein Arzt, nach Wellington auf die Nordinsel zu kommen, dort lebte er seit dem Verkauf der Firma.
Nach langem Abwägen entschloss ich mich, die Reise mit meinem erst kürzlich angeschafften Automobil und meinem Chauffeur anzutreten. Ich besprach die zu erwartenden Geschäftsabläufe in meiner Firma, schließlich sollte mein Unternehmen hier vor Ort nicht durch meine Abwesenheit in Mitleidenschaft gezogen werden.
Als ich Tage später meinen Onkel in Wellington im Hospital besuchte, war ich über alle Maßen entsetzt. Er war dem Tod näher als dem Leben. Und das nur, weil er sich auf einen fragwürdigen Handel eingelassen hatte, um sein Geld schneller zu vermehren, als das mit ehrlicher Arbeit möglich war. Er war bei einer Nacht- und Nebelaktion von dubiosen Geschäftspartnern niedergeschossen und seitdem mehrfach operiert worden. Aber es gehe ihm täglich schlechter, sein Leben hänge nur noch an einem seidenen Faden, wie mir sein Arzt sagte.
Zuerst lehnte er es ab, mit mir zu sprechen. Bis sein Arzt ihm eindeutig zu verstehen gab, dass es an der Zeit sei,

seine Angelegenheiten zu regeln. Ich kann es ihm nicht verdenken, dass er sich erst einmal damit abfinden musste, das eigene Ende vor Augen zu haben. Einige Tage danach bat er mich zu sich. Eine Entschuldigung dafür, dass er mich betrogen hatte, kam nie über seine Lippen, es sei denn, ich sollte seine Äußerung »Jetzt kriegst du ja doch alles, mein Junge!« als solche betrachten.
Wie ich durch Nachforschungen herausfand, hatte er auch in Wellington den Textilhandel weitergeführt, daneben aber ein Leben in Saus und Braus genossen. Er war dem Nachtleben und dem Glücksspiel verfallen gewesen. Trotzdem war von seinem Vermögen noch eine stattliche Summe vorhanden.
Nach der Beerdigung teilte mir sein Anwalt mit, dass mein Onkel mich als seinen einzigen Neffen zum Alleinerben gemacht habe. Ich betrachtete es als eine verspätete Anerkennung, die mich mit ihm versöhnte.
Ich behielt sein Handelskontor in Wellington als Dependance für mein Unternehmen in Christchurch, da ich seinen dortigen Geschäftsführer als sehr zuverlässigen und ehrlichen Kaufmann schätzen gelernt hatte. Das bedeutet für mich zukünftig mehr Arbeit, aber auch die Sicherung meiner Geschäfte.
Im Laufe des vergangenen Jahres war ich noch weitere zwei Male in Wellington, um die Geschäftsabläufe zu klären. Die Reise an sich und die vielen Termine nehmen immer viel Zeit in Anspruch, allerdings genieße ich auch die Fahrt durch die wunderschöne Landschaft. Dabei denke ich mit Sehnsucht daran, wie viel schöner dieses Leben wäre, wenn du und die kleine Hannah bei mir sein könntet!
Ich warte sehnsüchtig auf Hannahs Foto der Einschulung … Wie du schriebst, war diese nach den Osterferien.
Ich weise Dir Geld an, da Du sicher größere Ausgaben zur Anschaffung der Schulausstattung für Nanny hattest. Es

soll ihr materiell an nichts mangeln, wenn ich schon nicht persönlich bei euch sein kann.
Mit größter Sehnsucht und all meiner Liebe,
Dein Jakob

März 2021

Die Sache mit der Großfamilie

Zitternd wie Espenlaub betrat Bekka die Wohnküche. Bis hierher hatte sie sich mit aller Kraft zusammengerissen, auch Vitus hatte nicht sehen sollen, wie schlecht es ihr ging. Aber jetzt fiel sie wie ein leere Hülle in sich zusammen.

Nanny sprang erschrocken von ihrem Platz auf und schob Bekka zum Sofa, dabei hielt sie sie fest im Arm. Nach einigen Minuten löste sich Bekkas Zitterkrampf und ihre Erstarrung, und die Tränen flossen ungehemmt.

Nanny streichelte ihr über den Kopf und die Arme und flüsterte: »Schsch, alles is gut, lass dir Zeit.« Lange Zeit saßen sie da, bis die Tränen versiegt waren. »Ich bring dir an Tee oder brauchst was Stärkeres?«

Bekka schüttelte den Kopf.

Nanny setzte sich mit dem Teebecher zu ihr, und Bekka erzählte ihr, was vorgefallen war.

»So gehts ned weiter, die müssn was unternehma. Der is ja wirklich gfährlich, selbst wenn ers ned absichtlich macht.« Nanny wollte mit dem Max und seiner Frau darüber sprechen, denn es konnte nicht sein, dass Bekka ständig auf der Hut vor Kaspar sein musste. Dass sie ihn wegen der vielen Arbeit auf dem Hof nicht ständig beaufsichtigen konnten, war verständlich, aber da mussten sie sich halt was einfallen lassen. »Wenns gar ned anders geht, muss er wohl ins Heim«, endete Nanny.

»Ich will nicht der Grund dafür sein, dass er von zu Hause wegmuss …«

»Du bist ned die Einzige, der er auflauert. Die Resi, der er früher nachgestiegn is, hat mir a scho von seinen Attacken erzählt.«

Plötzlich stand Lotte im Zimmer. Sie war schon über den Vorfall durch den Dorffunk informiert worden.

Bekka erzählte ihr die Details und spürte, dass es ihr in diesem Moment guttat, darüber zu reden. Es war wie eine Befreiung von der Angst und dem Schock, den sie erlitten hatte. Lotte, Nanny und Bekka sprachen über das Zusammenleben mehrerer Generationen unter einem Dach, wo Alt und Jung aufeinander schauen sollten. Früher hatte Bekka das als Idealvorstellung betrachtet, aber unter dem Aspekt, dass heute alle Familienmitglieder arbeiteten, war das kaum noch möglich.

»Nicht einmal zwei Generationen in einem Haus sind ideal, wenn ein Quertreiber dabei ist«, resümierte Lotte, »das erlebe ich täglich, seit ich wieder zu Hause wohne. So, wie das Zusammenleben zwischen dir und Nanny funktioniert, das gibts nicht oft, ihr seid echt ein Glücksfall.« Ihr Vater drangsaliere sie den ganzen Tag, genauso wie früher, als sie noch ein Kind war. Obwohl sie von morgens bis abends in der Metzgerei als Verkäuferin arbeite, könne sie ihm nichts recht machen. »Als Köchin mit Meisterbrief bin i a Profi, und i bring mit meinen Ideen frischen Wind in die Metzgerei. Mein Vorschlag, küchenfertig vorbereitete Gerichte anzubieten, bezeichnet er als ›Schnapsidee, die koaner braucht‹. Aber entgegen seiner Meinung sind mei Zürcher Geschnetzteltes, die backfertige Lasagne oder die Bergbauernschnitzel mit Rösti und viele andere Leckereien der Renner, die Nachfrage is täglich größer als des Angebot, und der Umsatz steigt mit jedem neuen Gericht, das i mia ausdenk. Mei Vater geht sogar so weit, dass er über die Kunden spottet, die ›So a Allerwelts-Fertigfutter!‹ kaufa.« Da Lotte Kurzarbeitergeld vom Staat bekomme, fordere er sogar Miete von ihr. Dem schiebe ihre Mutter jedoch einen Riegel vor, denn schließlich bezahle er nicht einen Cent für Lottes Arbeit, noch nicht einmal das leiseste Dankeschön komme über seine Lippen. »Sobald Spanien wieder offen ist, bin i weg, i hab bereits einen Arbeitsvertrag unterschrieben. Mei Mutter tut mir zwar leid, aber die hat sich ihr Los selbst zuzuschreiben«, endete Lotte.

»Madln, was halts davon, wenn ma jetzt Yoga machn?« Nanny stand vor den beiden jungen Frauen. »Dann kumm ma alle drei auf andre Gedankn. Und danach gibts a Brotzeit zur Stärkung.«

Der Corona-Schreck

Zwei Tage später, als Bekka Jacken und Socken für den Versand verpackte, stürmte Lotte durch die Tür.

»Hast dus schon gehört, den alten Kaspar habens mitm Sanka abgholt. Er hat irgendwas mit der Lunge, kriegt kaum noch Luft.«

Bekka sprang auf. »Ist er infiziert?«

»Des weiß i ned, aber warum fragst? Möglich wäre es schon, Atemnot soll ja ein eindeutiges Symptom sein.«

Bekka fühlte sich, als hätte ihr Kaspar erneut einen Schlag versetzt, der noch heftiger war als der erste. Das dunkle Loch, in dem ihr Innerstes versank, zog sie immer tiefer, es hatte keinen Boden. Zitternd setzte sie sich auf den Stuhl und senkte ihren Kopf zwischen die aufgestützten Hände.

»Er hat mich bei dem Angriff angespuckt, er spie regelrecht vor Wut. Wenn er infiziert ist, dann ... Ich mags mir gar nicht vorstellen. Noch mehr Aerosole hätte ich kaum abkriegen können.«

Lotte setzte sich neben Bekka, die plötzlich aufsprang und ans gegenüberliegende Zimmerende ging. Sie drückte sich mit dem Rücken gegen die Arbeitsplatte. »In meiner Tasche ist eine Maske, wirf mir die bitte mal her. Ich muss sicher in Quarantäne. Wie soll ich das bloß machen? Hier ist so viel Arbeit zu erledigen, ich muss noch mit drei Strickerinnen sprechen, die Pakete müssen verschickt werden, ich habe Termine mit den Handwerkern wegen des Umbaus ... und jetzt das!«

»Jetzt tu mal langsam.« Lotte warf ihr die Maske zu. »So schnell infiziert man sich sicher nicht. Und wer weiß, warum Kaspar ins Krankenhaus musste. Am besten, wir fragen den Vitus.«

»Das Virus ist extrem leicht übertragbar. Überleg doch mal, wir haben zusammen Yoga gemacht und hier am Tisch miteinander gegessen. Vor allem Nanny hat mich immer wieder in den Arm genommen. Ich könnte mir das nie verzeihen, wenn ich sie angesteckt hätte. Sie ist doch in einem Alter, wo es richtig gefährlich werden kann.« Bekka erinnerte sich an die Nachrichtenbeiträge aus Italien am Anfang der Corona-Epidemie.

Lotte wählte die Nummer von Vitus' Handy und wartete geduldig, schließlich steckte sie es in ihre Tasche. »Ich probiere es später noch mal. Bevor wir nicht genau wissen, was los ist, brauchen wir keine Vermutungen anstellen, damit machen wir uns nur verrückt.«

»Ich gehe nebenan ins Wohnzimmer, dort kann ich weiter einpacken. Könntest du bitte alles desinfizieren, bevor Nanny zurückkommt. Das Mittel steht unter der Spüle. Und bitte, halte so viel Abstand wie nur möglich von mir. Und ... mach schnell alle Fenster auf zum Durchlüften.« Bekka stapelte alles aufeinander, was sich auf dem Tisch befand, und trug es ins Wohnzimmer.

»Das ist doch vollkommen übertrieben«, murmelte Lotte vor sich hin, ging aber einige Schritte zurück. »Ich bin sicher, das ist alles Humbug, der nur von ein paar Wichtigtuern hochgespielt wird.«

»Und die Toten von Bergamo und New York? Glaubst du etwa, das hat sich jemand ausgedacht? Vielleicht mit Photoshop zusammengebastelt? Die Videos waren echt, daran gibt es keinen Zweifel. In Chiaras Familie gab es schon einen Todesfall, sie kommt aus einem kleinen Dorf in der Po-Ebene. Dort sind schon unzählige Menschen gestorben.«

»Ist schon gut, i glaubs ja, i bin koa Corona-Leugner. Aber übertrieben wird doch immer. Wie soll es denn in unser Bergdorf kommen, es geht kaum einer raus, und wenige kommen rein ... Aber ich mach alles, was du sagst, damit du beruhigt bist. Schließlich will ich auch nicht, dass sich jemand ansteckt.« Sie reckte ihren hochgehobenen Daumen in Richtung Bekka.

Im Zehnminutenabstand wählte Lotte Vitus' Nummer, aber es läutete endlos durch. Lotte und Bekka versuchten, sich gegenseitig zu beruhigen, er hätte es wohl nur irgendwo liegen lassen oder stumm geschaltet, aber insgeheim dachte jede für sich, dass das ein Hinweis auf ein echtes Problem sein könnte.

Nachdem fast eine Stunde vorübergegangen war, verabschiedete sich Lotte, denn sie musste noch Speisen für die Metzgerei vorbereiten.

»Essen, das laut meinem Vater keiner will. Aber jeden Tag um die Mittagszeit ist alles ausverkauft. Er tut das als Eintagsfliege ab, aber die Einnahmen durch den höheren Umsatz streicht er zufrieden ein.«

Bekka hätte Lotte gern in den Arm genommen, denn sie wusste nach dem letzten Gespräch, dass es für sie schwer zu ertragen war, dass ihr Vater ihr gegenüber nicht die geringste Wertschätzung zeigte. Aber sie ermahnte sich, Abstand zu halten. Sie versprachen, sich gegenseitig zu informieren, je nachdem, wer Vitus zuerst erreichen würde.

»Wird schon alles gut, wirst sehen«, verabschiedete sich Lotte und warf Bekka einen Handkuss zu.

Als Nanny spät am Abend vom Besuch bei einer entfernten Verwandten im Nachbarort zurückkam, hatte sich Bekka wieder ins Wohnzimmer zurückgezogen, nachdem sie sich in der Küche ein Schmalzbrot gestrichen hatte. Sorgfältig hatte sie anschließend alles mit Desinfektionsmittel abgewischt, sie wollte nicht das geringste Risiko für Nanny verursachen. Nanny blieb erstaunt in der offenen Küchentür stehen, als Bekka laut rief.

»Stop, Nanny, keinen Schritt weiter. Bitte bleib stehen, es könnte sein, dass ich mich mit Corona infiziert habe.«

»Wie kommstn da drauf? Is des Corona durch die Hintertür reinspaziert, oder wie?« Nanny schüttelte ungläubig den Kopf.

»Du nimmst es genauso wenig ernst wie Lotte. Sie hat erzählt, dass der Kaspar mit dem Sanka abgeholt wurde, weil er starke Atemnot hatte. Und das deutet für mich auf Corona hin.«

»Und du moanst, dass er di infiziert hat?«

»So, wie der um sich gespuckt hat, liegt das nahe. Ich werde solange Abstand halten, bis wir es wissen, denn ich will niemanden in Gefahr bringen. Ich versuche schon ständig, Vitus zu erreichen, damit ich erfahre, was mit dem Kaspar los ist.«

Aber egal, wie oft sie es versuchte, Vitus meldete sich nicht. Ihre Gedanken kreisten in einer Endlosspirale um Kaspar und Corona.

Lange blieb sie wach auf dem Bett liegen, der Gedanke, dass sie sich infiziert hatte, ließ sie nicht los. Dann sprang sie aus dem Bett, rollte ihre Yogamatte aus und begann mit dem *Sonnengruß*.

Hände vors Herz, einatmen, Berg, ausatmen, tiefe Vorwärtsbeuge, einatmen, halbe Vorwärtsbeuge, ausatmen, herabschauender Hund, einatmen, Brett, ausatmen, absenken, einatmen, Kobra, ausatmen, herabschauender Hund, einatmen, aufrichten, ausatmen, Hände vors Herz …

Anfangs musste sie sich immer wieder ermahnen, sich ganz aufs Atmen und die Übung zu konzentrieren, denn ständig schweiften ihre Gedanken in Angstszenarien ab. Aber nach einigen Runden wurde sie schließlich ruhiger und konzentrierter. Sie wusste nicht, ob sie zehn oder zwanzig Runden geübt hatte, aber irgendwann konnte sie sich dann doch beruhigt ins Bett legen und die Augen schließen.

Die Sonne schien, als Bekka später als üblich aufwachte. Vitus war ihr erster Gedanke, und sie griff zum Handy. Aber weder eine Nachricht noch ein Anruf von ihm waren gekommen. Was war bloß los, hatte er das Telefon verloren oder liegen gelassen? Bekka stand auf und lief nach unten in die Küche, plötzlich fiel ihr ein, dass sie Abstand halten wollte, und sie lief zurück in ihr Zimmer. Von dort rief sie Nanny an, sie hörte das Telefon durch die Decke im unteren Stock läuten, auch, dass Nanny »Ja, ja, i kumm glei« rief.

Nanny fragte irritiert, warum Bekka telefonierte und nicht einfach zu ihr kam. »Ja, freili, du bist in Quarantäne, i hätts beinah vergessn.« Bekka bat sie um einen Kaffee und ihr Müsli und entschuldigte sich dafür, dass sie es nicht selbst erledigen konnte.

»Das krieg i scho, wird serviert, mei Madl«, antwortete Nanny.

Wenige Minuten später klopfte die alte Dame an die Tür, rief »Zimmerservice« und schob den Kopf durch den Türspalt.

Bekka sah, dass sie eine Maske trug.

»I war übrigens bei den Stockachern, wollt wissn, was los is. Aber es war koana da, leider.«

»Bist ein Schatz, Nanny, vielen Dank.« Nun war sie auch noch eine Last für ihre Oma, die heute das Mittagessen-to-go kochen musste. Statt ihr helfen zu können, musste ihr geholfen werden. Wenn sich Vitus bloß endlich melden würde.

War er sauer, dass sie ihn vor der Haustür mit seiner Entschuldigung einfach stehen gelassen hatte? Fast minütlich schaute sie aufs Handy, aber keine Meldung ploppte auf.

Nachdem sie frisch geduscht aus dem Badezimmer kam, sah sie die hellgrüne Benachrichtigung auf dem Display. Endlich, eine Nachricht ... von Lotte, leider nicht von Vitus.

Kaspar hat kein Corona! Drei hoch gestreckte Daumen und ein Smiley.

Oh, das war eine wunderbare Nachricht, und sie schrieb ebenfalls ein Daumen-Hoch zurück. »Nanny!« Laut jubelnd stürmte Bekka die Treppe nach unten und riss die Küchentür auf. »Kaspar hat kein Corona, zum Glück!« Sie umarmte Nanny und tanzte mit ihr im Kreis herum.

»Mei, bin i froh, dass nix is. I habs mir scho gdacht, aber sicher is man halt nie.«

»Ich kann dir gar nicht sagen, wie happy ich bin. Jedes Husten und Niesen hat mir Angst gemacht. Was wohl Kaspar hat? Was meinst, soll ich noch mal rüber zum Stockacher laufen und nachfragen? Vitus geht immer noch nicht ans Telefon.« Bekka war so glücklich, dass sie sich sogar gestattete, sich um Kaspar Sorgen zu machen.

»Probiers, irgendwann muss ja mal oaner da sei. Wennst Glück hast, triffst die Martha, Vitus' Mutter. Mit der kann ma redn, aber sie hat halt ned vui zu meldn, solang der Kaspar des Sagn hat.«

Bekka überquerte die Straße und lief über den weitläufigen Hof. In die Balken über der Tür war *Stockacherhof erbaut 1897* ins Holz geschnitzt worden. Der Hof war ein paar Jahre älter als Nannys Haus, stellte Bekka fest. Da stehen sich diese Höfe seit mehr als hundert Jahren gegenüber, und seit siebzig Jahren stritten die Bewohner und gaben den Streit an die nächste Generation weiter. Ob überhaupt noch jemand die Ursache dafür kannte?

Bekka klopfte mehrmals an die Tür, aber nichts rührte sich. Sie drückte die eiserne Klinke hinunter und war überrascht, dass sie nicht verschlossen war. Hatten sie vergessen abzuschließen oder war jemand zu Hause und hatte ihr Klopfen überhört. Sie lief einige Schritte in den Flur hinein, dabei ging automatisch die Deckenlampe an.

»Vitus, bist du da? Ich bin's, die Bekka.« Sie rief und wartete, ob jemand reagierte.

Gerade als sie beschlossen hatte, wieder zu gehen, ging am Ende des Flurs eine Tür auf und eine Frau mit verschmutzter Arbeitskleidung stand in der Tür.

»Grias di, kumm nur eini. I hab di scho ghört, aber i konnt ned glei weg. Du bist die Bekka, oder?«

»Grüß Gott, ich wollte nicht stören ... Ich versuche seit gestern, Vitus am Handy zu erreichen.«

»Des liegt in seim Büro, er hats in dem Durcheinand vergessn. Woast, der Opa is ins Krankenhaus kumma, und der Vitus is mitgfahrn.«

Bekka lag auf der Zunge, dass sie deswegen sehr erleichtert sei, bis ihr einfiel, dass das missverstanden werden konnte. »Hat der Kaspar was Ernstes?«

»A Lungenentzündung, zum Glück noch ned so weit fortgrschrittn. Aber er muss scho aufpassn, grad in seim Alter. Aber woast, der ist zäh, der hält bestimmt durch.« Plötzlich schien ihr einzufallen, dass Kaspar Bekka angegriffen hatte, denn sie schlug sich mit der Hand an die Stirn.

»Und du, hast du di von dem Schock wieda erholt? Es is a echts Kreiz, der Opa hat immer wieda mal solche Aussetzer. I woas a ned, wie des weitergehn soll.«

»Ehrlich gesagt hat er mir einen riesigen Schreck eingejagt. Zum Glück war dein Mann gleich da und konnte ihn beruhigen.« Bekka war froh, dass Martha das Thema ansprach und es nicht zwischen ihnen stand. »Könntest du bitte Vitus ausrichten, er soll sich bei mir melden. Das war eigentlich alles, was ich wollte.«

»I richts aus, da wird er si frein«, verabschiedete sich Martha und verschwand wieder durch die Tür.

Bekka war verblüfft, warum sollte er sich freuen, bisher hatte es immer nur Kabbeleien zwischen ihnen gegeben. Wobei, zwischendurch hatten sie es auch ganz lustig gehabt …

April 2021

Von allem zu viel

Die Angst vor der Coronainfektion war weg, und Bekka fühlte sich plötzlich leicht und beschwingt wie eine Feder im Aufwind. Mit großem Elan stürzte sie sich auf ihre unzähligen Aufgaben, die wie ein dickes Garnknäuel vor ihr lagen. Aber wie es bei einem Garnknäuel so war: Bis sich mit jedem Arbeitsschritt der Umfang verringerte, dauerte es sehr lange, erst zum Ende hin ging es immer schneller.

Das Wohnzimmer neben der Küche hatte sie zum Büro umfunktioniert. Ihre Listen hingen mit Wäscheklammern an einer Wäscheleine vor der Wand, so hatte sie sie immer vor Augen. Die Hände in die Seiten gestemmt stand sie davor und seufzte tief. Bisher waren erst wenige Punkte grün abgehakt, sie gingen fast unter in dem Meer der noch offenen roten Punkte. Sie griff zur Liste mit den Renovierungsarbeiten, denn die würden die längste Zeit in Anspruch nehmen.

Das Telefonat mit dem Sanitärinstallateur, dem auch der Fliesenhandel gehörte, wurde zum Eiertanz, denn er wollte keine verbindliche Zusage machen, einen festen Termin könne er ihr schon gar nicht geben, außerdem müsse sie erst einmal die Fliesen und alles Übrige aussuchen, und die Lieferzeiten dafür seien mindestens doppelt so lang wie sonst ... wegen Corona.

Wegen Corona! Das hörte Bekka von jedem unzählige Male, als wäre das eine feste Größe in jeder Besprechung.

»Wenn du woast, wannst des Zeig alles kriegst, sagst Bscheid, dann schau ma weiter.«

Also rief sie im Fliesen- und Sanitärgeschäft an. Die Ausstellungsräume waren nur wenige Stunden in der Woche offen und sowieso nur mit Anmeldung.

»Wegen Corona, woast scho.«

Ja, ich weiß, hätte sie ihm am liebsten zugerufen, aber sie beschränkte sich darauf, dass er ihr sobald wie möglich einen Termin geben sollte, sie hätte immer Zeit ... »Wegen Corona.«

Er konnte zwar nicht wissen, dass Bekka das ironisch gemeint hatte, aber er antwortete abrupt: »Gut, dann kommst morgen um zehn«, und legte auf.

»Siehst du, es geht doch, gerade wegen Corona«, redete sie mit sich selbst und klopfte mit der Faust auf den Tisch.

Nanny stand in der offenen Tür und beobachtete sie. »Ich hoffe, du wolltst grad niemand schlagen, der Hieb hats in sich ghabt.«

»Der Schlag war symbolisch, aber es ist sicher besser, wenn er denjenigen nicht trifft, an den ich dachte. Aber es war auch ein Befreiungsschlag, denn der Fliesenhändler hat mir vermutlich aus Jux morgen früh einen Termin vorgeschlagen, und ich habe zugesagt. Anfangs meinte er, dass es Wochen dauern würde.«

»Gut gmacht. I glaub, da sind a paar ganz große Wichtigtuer unterwegs, endlich habns ihre Chance.«

»Morgen habe ich ein Mammutprogramm vor mir. Nach der Sanitärausstellung will ich im Dekorationsgeschäft Stoffe für Vorhänge, Kissen und Tischdecken für die Gaststuben aussuchen, außerdem muss ich die neuen Garnmuster in Traunstetten abholen. Und auf dem Rückweg fahre ich noch bei der Fricka vorbei. Ihre Enkelin will mir zeigen, was sie bisher gestrickt hat, denn sie würde gern bei uns mitarbeiten. Und danach bin ich wahrscheinlich platt wie eine Flunder.«

»Nimm dia ned zu vui auf einmal vor. Es läuft nix davo, außer dei Kraft. Und davon brauchst noch gnug, glaub mir. I kann leider ned mitkumma, denn mei Schwägerin, die Traudl, kommt am Nachmittag zu Bsuch. I habs scho seit a paar Monaten nimmer gsehn.«

»Die Fliesenmuster bringe ich mit, denn die will ich mir hier vor Ort anschauen, um sicher zu sein, was am besten passt. Und die Stoffauswahl für die Innendeko genauso, ich werde das auf keinen Fall ohne dich festlegen.«

»Du machst des scho richtig. Aber bring ruhig alles mit, dahoam hast mehr Ruh zum Aussuchn.«

Am Spätnachmittag des nächsten Tages trug Bekka nacheinander fünf riesige Tafeln mit aufgeklebten Fliesen, mehrere Kataloge mit Sanitärelementen und drei Körbe mit Stoffmustern ins Büro. Traudl und Nanny, die in der Wohnküche beim Kaffee saßen, wunderten sich, als Bekka immer noch mehr anschleppte.

»O weh, des schaut nach Arbeit aus. Die Nanny hat scho erzählt, was ihr plant«, bemerkte Traudl, nachdem Bekka ihr kurz die Hand gereicht und sie schnell wieder zurückgezogen hatte. »Da habts ihr euch was vorgnumma, alle Achtung. Wenn ihr mich fragts, i glaub ja ned, dass bald alles wieder losgeht, aber ma woas ja nie.«

Dieses Gerede, dass alles nur noch schlimmer werden, dass nichts weitergehen würde, nervte Bekka, vor allem, weil es sie regelrecht ausbremste. Gerade heute musste sie sich zusammenreißen, freundlich zu bleiben, sie war fix und fertig, wollte nichts mehr hören und sehen. Den Termin mit Frickas Enkelin hatte sie nach dem Dekorateur telefonisch abgesagt, dafür hatte sie absolut keinen Nerv mehr gehabt.

Sie hätte nie geglaubt, dass hier auf dem Land Frauen manchmal immer noch wie unmündige und rechtlose Menschen behandelt wurden, die nicht imstande waren, Entscheidungen zu treffen. Sie hatte gehofft, dass der Fliesenhändler eine Ausnahme war und nicht zur Minderheit der ewig gestrigen Männer gehörte, aber sie hatte sich getäuscht.

Als sie bei ihm ankam, stellte sich Alois Breithuber breitbeinig vor sie hin, die Hände in den zerschlissenen Hosentaschen, und musterte sie so eindringlich, als müsste er eine Wertschätzung abgeben. Er zog laut hörbar die Nase hoch, schüttelte den Kopf und sprach vor sich hin, als wäre sie nicht da. »Na, na, ich sogs immer wieder, wer hat uns des bloß einbrockt. Und so was läuft frei rum.« Dabei drehte er sich von ihr weg und ging in Richtung der Fliesen.

Bekka verstand überhaupt nicht, was er meinte und blieb stehen.

Im Gehen rief er ihr über die Schulter zu. »Jetzt kimm, i hab ned alle Zeit der Welt.«

Bekka brodelte innerlich, sie war kurz vor dem Explodieren, aber sie stapfte hinterher, denn sie hatte keine Wahl. Er machte mit seinem Arm einen weiten Bogen und sagte, hier könne sie sich umschauen. Auf ihre Frage, welche Fliesen den besonderen Beanspruchungen der Toiletten eines Gasthauses standhalten würden, antwortete er, sie solle doch einfach ihre Lieblingsfarben aussuchen, alles andere würde er mit ihrem Chef besprechen ... von Mann zu Mann.

Nun platzte Bekka der Kragen. »Um es gleich zu sagen, der Chef bin ich. Und ich bin durchaus in der Lage, eine Antwort zu verstehen, falls sie etwas taugt.«

Er glotzte sie mit großen Augen an, schob seine speckige Kappe nach hinten und wieder nach vorn und steckte dann die Hände in die Hosentaschen. In gestelztem Hochdeutsch begann er langsam und weitschweifend, ihr die Materialunterschiede der Fliesen zu erklären.

»Das bedeutet, dass Feinsteinzeug am besten für hohe Beanspruchungen geeignet ist, da es nicht glasiert ist, sondern aus durchgängigem Material besteht. Habe ich das richtig verstanden?«

»Ja, scho«, antwortete er. »Das Feinsteinzeug liegt hier in den Schüben, kannst ois rausziehn, wasd brauchst.« Er ließ sie stehen, als ein anderer Kunde die Ausstellung betrat und ihm etwas zurief.

Bekka war froh, ihn erst einmal loszusein. Sie zog eine Tafel nach der anderen heraus, begutachtete die Farben und die Größen und entschied sich dann für fünf Muster, die sie nebeneinander auf dem Boden auslegte. Sie reduzierte diese nochmals auf drei Varianten, die übrigen hievte sie wieder in die Schübe zurück.

Als hätte er den Moment abgewartet, bis sie fertig war, kam Alois wieder zurück. »Hat a bisserl dauert, aber du hast mi ja eh ned braucht.« Er grinste sie an. »Und des willst jetzt ois mitnehma? I muss glei zu am Termin, aber du schaffst des scho, hast ja Kraft.« Nach einem kurzen Blick auf die Kopien der Grundrisse der Damen- und Herrentoiletten und ihre Entwurfsskizze für die Neuinstallation bezweifelte er, dass die Zu- und Abflüsse in den Plänen richtig eingezeichnet waren. »I moan, des muss i erst mal genau überprüfn, bevor mia des anpackn.«

»Gut, morgen um zehn kannst du alles ausmessen. Bis dahin habe ich auch die Fliesen und Sanitärelemente ausgesucht. Dann kannst du mir gleich einen Termin für den Umbau nennen. Am besten, du besprichst das mit deinem Chef.« Bekka hatte die Nase voll von dem ständigen Hin und Her.

Er antwortete nur schlicht »Also dann, morgen um zehne« und ließ sie stehen.

Mit jeder Mustertafel, die sie zum Auto schleppte, wurde ihre Wut auf ihn größer. Wenn sie nicht auf ihn angewiesen wäre, hätte sie ihn mit Genugtuung abblitzen lassen. Aber der nächste Händler mit einer umfangreichen Auswahl war in Rosenheim, das war ihr zu weit und kostete viel zu viel Zeit.

Sie wappnete sich auf der Fahrt zum Dekorateur, womöglich wäre dieser das gleiche Kaliber wie der Breithuber. Aber sie wurde überrascht, allein schon rein äußerlich hätten die beiden Männer kaum unterschiedlicher sein können. Ludwig Manger eiferte scheinbar seinem Namenspatron König Ludwig nach. An der Wand hingen einige Bilder von seiner Hoheit samt den Prachtbauten Neuschwanstein und Herrenchiemsee. Mit gepflegtem Schnurrbart, kinnlangen, in Wellen gelegten Haaren, grüner Lodenhose, dazu einer eng anliegenden blumengemusterten Brokatweste, die seinen Kugelbauch betonte und einer Schluppenschleife um den hohen Hemdkragen wirkte er wie aus einem Historienfilm entsprungen.

Als er Bekka mit »Hach, welch a exzellents Farbenspiel auf deim Haupt« begrüßte, war Bekka alles klar. Er setzte seinen bayerischen Dialekt gezielt ein, als wäre sie eine Touristin. Aber lieber so als der frauenfeindliche Alois Breithuber. Er gab gleich zu bedenken, dass er nicht wirklich viel Zeit habe, es hätten sich heute noch andere Kunden angemeldet und er dürfe nur eine bestimmte Anzahl von Leuten in sein Geschäft lassen. »Corona, weißt scho. Und übrigens, i bins, der Ludwig.«

Bekka grinste in sich hinein, nachdem das nun auch geklärt war. Für sie stand fest: Sie würde sich nicht hetzen lassen, die anderen Kunden waren ihr im Moment egal.

»Also gut, Ludwig, dann fangen wir gleich an.« Während sie ihm erklärte, dass sie die Gastwirtschaft, den Saal und auch die Gästezimmer komplett mit neuen Textilien ausstatten lassen wolle, spürte sie, dass er immer unruhiger wurde. Er leckte sich ein paar Mal über die Lippen, als hätte er Aussicht auf ein Dreisternemenü. Er tänzelte um sie herum, jegliche Eile war plötzlich vergessen. Er redete und redete und gab seiner Mitarbeiterin zu verstehen, dass sie nicht gestört werden dürften, schließlich hätte er hier eine ganz besondere Kundin. »Des is die Bekka Gasteiger vom Hauserhof, woast scho!«

Dieses »Woast scho!« hörte sie ständig, in diesem Zusammenhang bedeutete es vielleicht: »Du kennst das Gasthaus, das ist ziemlich groß, könnte ein lukrativer Auftrag werden.« Als er zum nächsten, erneut belanglosen Thema wechselte, stoppte Bekka seinen Redefluss.

»Ludwig, was meinst du, fangen wir mit der Stoffauswahl für die Gastwirtschaft an, machen dann mit dem Festsaal weiter und besprechen anschließend die Gästezimmer?«

Ludwig war anscheinend nicht daran gewöhnt, planmäßig vorgehen zu müssen. Mit offenem Mund schaute er Bekka an, holte tief Luft und antwortete. »Aber freilich, schönes Kind, wir machens genau so, wie dus wünschst.«

Er versuchte, sie davon zu überzeugen, dass man unbedingt Farbe in die alte Wirtschaft, die er von der Vor-Corona-Zeit kenne, bringen müsse. Das wäre das, was die Leute heute erwarten würden. Das dunkle Holz der Wandkassetten bräuchte dringen Auffrischung, sie solle sich überlegen, ob sie es nicht lackieren lassen wolle. Er blätterte Stoffkataloge mit kunterbunten Mustern in Orange-, Pink- und Gelbtönen vor ihr auf, dabei sprach er wiederholt über das »moderne Design«, das müsse man halt verstehen, das wäre jetzt der Trend schlechthin. Sie sei für außergewöhnliche geschmackvolle Farbgebungen doch das beste Beispiel.

»Mein Aussehen kann ich täglich ändern, dagegen soll die Dekoration des Gasthauses viele Jahre Bestand haben. Außerdem möchte ich die Farben der wunderschönen antiken Zapfanlage aufgreifen, und die sind nun mal Beige, Grün und Rosa.« Sie zeigte ihm noch einmal das Foto von der Anlage.

»Aber natürlich, da hätt i ja glei drauf kommen können. So a außergewöhnlichs Stück, ganz exquisit. Das schaut mir nach Jugendstil aus, könnt des sein? Das Traditionelle hat halt doch Bestand, das sollte man unbedingt beibehalten.« Er schlug sich theatralisch an die Stirn. Mit gespitztem Mund schlug er die Kataloge zu, holte aus einem Regal drei neue Musterbücher und schlug sie vor ihr auf.

Wow, plötzlich hatte er verstanden, was sie wollte. Warum nicht gleich, dachte sich Bekka. Es war eine Mammutaufgabe, aus den vielen Stoffmustern diejenigen herauszusuchen, die ihrer Idee entsprachen, und von der Gaststube über den Saal bis in die Zimmer eine Linie beizubehalten. Es sollten durchaus verschiedene Muster sein, aber alles eine Handschrift haben.

Fast vier Stunden verbrachte sie mit der Vorauswahl, und plötzlich bemerkte sie stechende Kopfschmerzen, die sich über ihren Augen breitmachten.

Sie griff sich an die Stirn, und Ludwig schlug ihr vor, die Auswahl am nächsten Tag fortzusetzen, es wäre ja doch eine große Herausforderung. Bekka meinte, dass es wohl eher am fehlenden Sauerstoff durch die Maske liege. Sofort bot ihr Ludwig an, sie könnten die Masken abnehmen, schließlich sei das alles nur Blödsinn. Bekka stöhnte innerlich, sie wollte sich jetzt nicht auch noch über Sinn und Unsinn von Hygienemaßnahmen und Corona unterhalten. Sie entschied daher, die drei Kataloge mitzunehmen und sich alles zu Hause noch einmal in Ruhe durch den Kopf gehen zu lassen. Er solle in den nächsten Tagen vorbeikommen, um alles für den Kostenvoranschlag auszumessen.

Als sie sich verabschiedet hatten, hatte er sich die Hände gerieben und sich erneut die Lippen geleckt. Wenn er nicht nur an den erhofften Umsatz gedacht hatte, sondern auch die Arbeit zu ihrer Zufriedenheit erledigen würde, dann sollte es ihr recht sein.

Bekka entschuldigte sich bei Nanny und Traudl, da sie sich wegen ihrer Kopfschmerzen hinlegen wollte, und ging in ihr Zimmer. Die letzten Tage, auch die Angst wegen einer

Coronainfektion, hatten sie viel Energie gekostet. Sie hinkte ihrem eigenen Zeitplan hinterher, und wenn die Liefertermine sich wirklich so verzögerten, wie die Händler meinten, dann würden sie die Renovierung bis zum Aufheben des Lockdowns möglicherweise nicht schaffen. Fast täglich wurde in den Nachrichten darüber gesprochen, aber es wurden nie konkrete Termine genannt.

Bekka ließ sich aufs Bett fallen. Da fiel ihr ein, dass sie die Musterknäuel nicht abgeholt hatte, und sie setzte sich wie ein Pfeil senkrecht auf. Wie konnte sie das vergessen, die Muster waren für die neuen Bestellungen dringend notwendig? Sie sank seufzend zurück ins Kissen. Es kostete wieder so viel Zeit, morgen noch einmal loszufahren. Außerdem musste sie mit Frickas Enkelin sprechen ... Und mit diesen Gedanken schlief sie vollkommen erschöpft ein.

Das Klopfen an der Tür wurde immer lauter, es kam näher ... Und schließlich zwang sie sich, die Augen zu öffnen. Es war schon taghell, und sie lag vollständig bekleidet unter der Bettdecke. Nanny schob ihren Kopf durch den geöffneten Türspalt.

»Bekka, Madl, der Sanitärinstallateur steht unten. Er hat gsagt, er hätt mit dir an Termin.« Sie ging weiter ins Zimmer. »Jetzt sag bloß, du bist so eingschlafn? Madl, Madl, warst so gschafft?«

»Der Installateur? Ist es schon zehn Uhr?« Sie sprang aus dem Bett und wurde hektisch. »Nanny, ich komm gleich runter, kannst du ihn einen Moment hinhalten?«

»I biet ihm an Kaffee an und sag, du telefonierst grad noch. Geht ihn ja schließlich nix an.«

»Nanny, du bist ein Schatz.« Bekka musste sich die Zähne putzen, sich umziehen und ganz schnell ihre Gedanken auf Vordermann bringen. Ihr fiel ein, dass sie gestern Abend nicht mehr über die Fliesen gesprochen hatten, aber vielleicht würde ihr Nanny zustimmen. Eigentlich war sie sich ziemlich sicher, was sie haben wollte, aber sie wollte auch Nannys Meinung dazu hören.

Nanny hatte dem Installateur einen Kaffee in die Wirtsstube gebracht, mit einem üppigen Stück Topfenstrudel, den er sich lautstark schmecken ließ.

»Des is mal a Strudel, ned so a fertigs Zeig aus der Gefriertruhe.«

Als Bekka ihm schließlich gegenüberstand, erhob er sich, den letzten Bissen noch im Mund, und hielt ihr die Pläne hin.

»Also dann, geh mas an. Wo gehts zum Heisl?« Bekka führte ihn durch den Flur zu den Toiletten. Als er sagte, sie stehe ihm beim Ausmessen eher im Weg, ergriff sie die Gelegenheit, mit Nanny die Auswahl der Fliesen zu besprechen. Wie sie es sich schon gedacht hatte, stimmte Nanny ihrem Favoriten zu, es war eine Serie in Granitschwarz, Hellgrau, Beige und Naturweiß. Große Platten für den Boden, an den Wänden würden sie verschieden hohen Streifen und Grautöne kombinieren. Nanny war auch von den modernen Handwaschbecken, die auf einer Platte aufgesetzt werden mussten, begeistert.

Als Alois an die Küchentür klopfte, waren sie sich schon über die Auswahl einig. Bekka atmete auf, die Zeit, die Fliesen später zur Ausstellung zurückzubringen, blieb ihr jetzt erspart, er konnte alles gleich wieder mitnehmen. Sie erklärte ihm die Anordnung der verschiedenen Fliesenformen und -farben und war erstaunt, dass er nur nickte.

Noch mehr überraschte er sie mit einem Termin für den Umbau, angeblich wäre ein anderes Bauvorhaben verschoben worden und sein Chef könne gleich übermorgen mit dem Herausreißen der alten Toiletten und Fliesen anfangen, wenns recht sei.

Na geht doch, dachte Bekka. Heute ließ sie ihn die schweren Fliesenplatten nach draußen zu seinem Auto tragen und kam mit den Katalogen nach. »Den Kostenvoranschlag schickst du per Mail, oder? Geht doch viel schneller als per Post.«

»Freili, den kriegst heit no. Mia wolln ja bald anfanga.«

Zuversichtlich lächelnd kam sie in die Küche zurück, sie musste dringend frühstücken, nachdem das Abendessen schon ausgefallen war. Nanny hielt ihr das Festnetztelefon entgegen, den Namen habe sie nicht verstanden. Signor Giacometta, ihr italienischer Wolllieferant, war am anderen Ende. Er ließ sie nicht zu Wort kommen, sondern entschuldigte sich und erklärte ihr in weitschweifigen Kaskaden, dass sich die Lieferung der Wolle um mindestens drei Wochen verzögern würde. Er könne nichts daran ändern, da viele seiner Mitarbeiter wegen Corona zu Hause seien. Bekka beschwor ihn, auch eine Teillieferung zu schicken, sobald es möglich war. Sie benötigten dringend Garn, um die bestellten Jacken und Socken stricken lassen zu können. Noch während sie mit ihm sprach, klingelte ihr Handy, und der Anrufer gab nicht auf. Bekka ertappte sich bei dem Gedanken, dass sie am liebsten beide Telefone in einen Schrank im hintersten Eck gesperrt hätte, um schlechte Nachrichten zu verbannen. Aber es war nur Lena, Frickas Enkelin, die fragte, wann sie Zeit hätte zu kommen.

Nanny betrachtete ihre Enkelin still und schüttelte besorgt den Kopf. »Madl, des is unbandig viel Arbeit. So gehts ned weiter.«

»Nanny, das muss so weitergehen. Ich bin sicher, dass der Lockdown bald vorbei ist. Wenn dann hier noch eine Baustelle ist, verpassen wir den Start. Und unsere Jackenkunden wollen auch nicht warten, ich habe die Liefertermine längst zugesagt. Nur blöd, dass sich jetzt die Garnlieferung um ein paar Wochen verzögert ... Es ist wie verhext.«

»Schreibs den Kunden, wer des ned versteht, dem kann ma ned helfn. Des is der einzige Vorteil, Corona ist überall.« Nanny ging auf Bekka zu und strich ihr über die Haare.

»Madl, i sags noch mal, so kannst du ned weitermachen. Was hältst davon, wenn du a paar Tag auf die Alm gehst. Das hast doch scho länger vorghabt. Und hier kannst im Moment sowieso nix ausrichtn.«

»Ach, Nanny, die Idee an sich ist super. Aber wenn ich hier weggeh, geht nichts weiter. Das kann ich mir aktuell nicht erlauben.«

»Und wenn du hierbleibst, geht a nix weiter. Auf was willstn noch wartn? Ach, beinah hätt ichs vergessn, der Vitus war hier und hat gsagt, er sei a paar Tag weg ... gschäftlich. Nur dass du Bscheid weißt.«

Warum sagte er ihr, wenn er geschäftlich wegmusste, was hatte das zu bedeuten? Sie schob die Frage beiseite, es war ihr zu viel, auch noch darüber nachzudenken.

»Du hast recht, ich geh ein paar Tage auf die Alm. Dann kann ich mich mit Yoga entspannen.«

Auf dem Berg

Voll bepackt mit Wäsche und Lebensmitteln, die ein paar Tage ausreichen würden, kam Bekka am frühen Nachmittag auf der Hütte an. Kurz bevor sie den Bergkamm erreicht hatte, von dem sie auf die Hütte hinunterschauen konnte, hatte sie ihre Sorgen hinter sich gelassen, die Wanderung hatte sie in einen regelrechten Flow versetzt. Jeder Schritt in Richtung ihres Ziels entfernte sie etwas mehr von ihren tief verwurzelten Ängsten – aufzugeben, überfordert zu sein, falsche Entscheidungen zu treffen ... Die Liste konnte sie fast endlos fortsetzen. Sie hoffte, hier oben wieder mehr in Einklang mit sich selbst zu kommen, um ihren Aufgaben besser gegenübertreten zu können.

Sie ließ sich auf die Bank vor der Hütte fallen und atmete tief mit geschlossenen Augen die klare Bergluft ein. Langsam öffnete sie die Augen wieder und blickte über die umliegenden Gipfel und Bergketten.

Angekommen!

Angesichts dieser endlosen Weite und Zeitlosigkeit der massiven Gipfel schrumpfte die Bedeutung einer Frage, ob heute oder übermorgen etwas geliefert wurde, auf die Größe einer Nadelspitze zusammen. In Millionen von Jahren waren die Bergmassive entstanden, Tage, Wochen, selbst Jahre waren absolut bedeutungslos. Bevor Bekka jedoch weiter über diese Dimensionen nachdenken konnte, fiel ihr ein, dass sie mit dem Hüttenputz beginnen musste. Auf eine Nacht unter Staubwolken hatte sie keine Lust.

Obwohl es in der Hütte klamm und kalt war, ließ sie die Tür weit geöffnet, um frische Luft einzulassen. In der Zwischenzeit stapelte sie Holzscheite und Anzündholz in den Ofen und entfachte das Feuer. Sie beobachtete die züngelnden Flammen, zuerst leckten wenige an den Scheiten, als würden sie sie umschmeicheln, dann gesellten sich immer mehr dazu, die sich zu einem lodernden Brand zusammenschlossen. Schritt für Schritt befolgte sie Benjis Anweisungen, um den Batteriestrom der Fotovoltaikanlage für den Kühlschrank und die Wasserpumpe nützen zu können, anschließend öffnete sie das Gasventil für den Durchlauferhitzer im Bad. Dann rückte sie mit Unmengen Wasser und Schmierseife dem Staub zuleibe, und nach etwas mehr als zwei Stunden strahlte alles im gewohnt matten Glanz. Bevor sie den Boden wischte, schleppte sie Holz in die Hütte, um beim Nachlegen nicht immer ins Freie zu müssen. Sie stapelte die Scheite neben dem Ofen, dabei fuhr von einem knorrigen Stück Holz ein Holzspleiß unter ihren Fingernagel. Vor Schmerz ließ sie ihn fallen, dabei krachte er gegen die Holzwand an der Rückseite der Hütte. Während Bekka an ihrem Finger lutschte, um den Spleiß zu erwischen, begutachtete sie das abgesplitterte Holz der Wand. Es war ziemlich morsch, auch die Bretter daneben. Vorsichtig drückte sie mit der Hand gegen die Bretter, und sie brachen am unteren Ende ohne großen Druck weg. Sie klopfte mit der Faust die nebeneinanderliegenden Bretter der Wand ab, um das Ausmaß der kaputten Bretter abschätzen zu können.

Als sie in halber Höhe der Wand ankam, öffnete sich wie auf Knopfdruck die Bretterwand, als hätte sie mit dem Klopfen einen Riegel gelöst. Die »Tür« war sehr schmal, sie bestand aus vier nebeneinanderliegenden Brettern. Bekka zog sie langsam weiter auf, sehr vorsichtig, nicht dass irgendwelche Tiere aufgeschreckt wurden und plötzlich herausstürmten. Aber nichts bewegte sich, sie stand vor einem dunklen Loch. Mit der Handylampe leuchtete sie hinein, sich immer noch bewusst, dass durch das grelle Licht eine Fledermaus gestört werden konnte. Aber auch jetzt geschah nichts. Der Raum oder besser die Höhle hinter der Tür ging etwa zwei Meter in die Tiefe und Breite, und soweit sie es beurteilen konnte, war der Raum etwa schulterhoch. Der Boden bestand aus festgestampftem Erdreich, längs an einer Seite lag eine Leiter. Da die Hütte an den Felsen angebaut war, musste es in Wirklichkeit ein Felsvorsprung sein, der die Höhle darunter geschickt verbarg. Sie begutachtete den Schließmechanismus der Brettertür, es war nur ein einfacher Stift, der auf Druck von außen den Riegel löste. So ähnlich erklärte sich Bekka den Verschluss von Schubladen in modernen Küchen, die ohne Griff, nur mit punktuellem Druck zu öffnen waren.

Vielleicht war das früher der Keller zum Lagern und Reifen des Käses gewesen, den die Senner im Sommer produziert hatten. Oder ... ein perfektes Versteck. Aber weder Paps noch Nanny hatten jemals darüber gesprochen. Vielleicht wussten sie nichts davon? Bekka schloss die geheimnisvolle Tür, tatsächlich ließ sich von außen überhaupt nicht erkennen, dass es sich um eine Tür handelte, es wirkte wie eine schlichte Holzwand. Bekka stapelte das Brennholz, dabei malte sie sich aus, wofür die Höhle genutzt worden war.

Als sie zum Abschluss ihrer Putzaktion den Boden wischte, wurde ihr Blick immer wieder wie magisch von der verborgenen Tür angezogen. Unglaublich, sie war überhaupt nicht zu erkennen. Als sie ihre Matratze und die Bettdecke bezog und die ausgeschüttelten Flickenteppiche im Schlafzimmer und der Küche auf den Boden warf, hatte sie ihre Fragen über die Höhle beiseitegeschoben. Jetzt war in der Hütte alles in Ordnung, jedes Ding hatte seinen Platz so wie früher, und sie fühlte sich pudelwohl.

Ein bohrendes Gefühl in der Magengegend erinnert sie daran, dass sie heute selbst ihr Abendessen zubereiten musste. Sie strich dick Butter auf die Brotscheiben, zerteilte Tomaten und hart gekochte Eier und richtete alles mit Käse auf einem Brett an. Sie kochte eine große Kanne Tee und goss ihn in ihren Becher. Ein Adler mit weit ausgebreiteten Schwingen, die fast die ganze Tasse umfassten, prangte darauf. Lilly hatte ihn in einem Andenkenladen gefunden und Bekka für das Adlernest geschenkt. Jeder aus der Familie hatte sein eigenes Haferl gehabt, *Best dad ever* kennzeichnete Benjis und auf Lillys Tasse war ein Ultraschallbild ihrer Schwangerschaft mit Bekka aufgedruckt. Sie strich mit der Hand über die beiden Becher, sie führten ihr vor Augen, dass sie zum ersten Mal allein hier oben war. Eine neue Erfahrung. Welche Gefühle oder Erinnerungen würde das wohl auslösen?

Sie nahm mit der Brotzeit an der Längsseite des Tischs Platz, so konnte sie beim Essen aus dem davorliegenden breiten Fenster schauen. Benji hatte das ehemals kleine Fenster auf Wunsch ihrer Mutter beim Umbau auf die dreifache Breite vergrößert, der Ausblick von innen war dadurch fast so großartig wie vor der Hütte. Mit der beginnenden Dämmerung zeigte sich im Westen ein malerischer und dramatischer Sonnenuntergang, das Farbenspiel war gigantisch. *Wenn ich das nur festhalten könnte, diese Farben und diese Intensität.* Während sie diesem Gedanken nachhing, wurde es dunkel, und sie schaltete die Deckenlampe ein. Kerzenlicht wäre zwar stimmungsvoller gewesen, aber sie wollte heute Abend noch stricken. Sie spürte, wie durch das Fenster und die Holzwände die Kälte von draußen ins Zimmer drang, deswegen stieg sie in ihren Schlafsack und zog ihn bis zur Taille hoch. Darin eingehüllt, setzte sie sich auf die Ofenbank: Nun war es kuschelig warm.

Sie zog Wolle und ein Nadelspiel aus ihrem Säckchen, das sie extra für die Hütte gepackt hatte. Lotte jammerte bei jeder Yogastunde, dass sie eiskalte Füße habe. Trug sie dabei Socken, dann rutschten die Füße auf der Matte weg. Deswegen wollte Bekka Yogasocken stricken, bei denen die Ferse und die Fußballen samt Zehen frei blieben.

Sie schlug mit einem Garn, das beim Stricken automatisch Ringel in Orange, Pink, Rot und Violett ergeben sollte, sechzig Maschen auf einem Nadelspiel an und strickte im Rippenmuster, so würden die Strümpfe am Bein gut anliegen. Das ging ihr leicht von der Hand, und schnell kam sie bei der Ferse an. Die ließ sie jedoch aus und kettete stattdessen die Maschen für die Ferse ab. In der nächsten Runde schlug sie die gleiche Anzahl Maschen wieder an. So entstand ein Schlitz in dem Strickschlauch.

Bekka strickte unermüdlich weiter, bis sie nach weiteren zwölf Zentimetern das Gefühl hatte, dass der Mittelfußteil lang genug sei. Sie zog ihren Fuß aus dem Schlafsack und schob ihn vorsichtig in die Socke, damit die Nadeln am Ende nicht herausfallen würden. Genau so, wie sie es sich überlegt hatte, sparte der Schlitz die Ferse aus. An der vorderen Kante fehlte noch ein Zentimeter, dann wäre ihre erste Yogasocke fertig. Bekka strickte die fehlenden Runden und kettete alle Maschen ab. Gleich morgen früh würde sie beim Yoga ausprobieren, ob die Socke sich für die Übungen eignete.

Vor dem Zubettgehen füllte sie das Ofenloch mit Holzscheiten, mit etwas Glück würde es bis morgen noch glimmen.

So gut wie in dieser Nacht hatte Bekka schon lange nicht mehr geschlafen. Als sie aufwachte, hielt sie die Augen geschlossen und wartete, bis sich die Eindrücke der Nacht verflüchtigt hatten und den Ahnungen des kommenden Tages Platz machten. Ein paar Minuten noch, dann trennte sie sich von der kuschelig warmen Betthöhle. Sie schob die dicke Decke zurück und wand sich aus dem Schlafsack. Sofort spürte sie die empfindliche Kälte und schlüpfte in ihren Jogginganzug aus dickem Vlies. Im Ofen war tatsächlich noch ein kleines Häufchen Glut, das sich mit neuen Holzscheiten leicht zu einem stattlichen Feuer entfachen ließ. Bekka beobachtete erneut fasziniert den Brennvorgang. Zuerst stieg eine dünne Rauchsäule auf, dann züngelten langsam einzelne Flammen, und plötzlich brannten die Hölzer lichterloh.

Während das Kaffeewasser kochte, ging sie nach draußen und öffnete die Fensterläden. Die eiskalte Morgenluft verursachte ein brennendes Gefühl in den Bronchien, und sie musste husten. Die Luft würde sich in den nächsten Stunden schnell erwärmen, denn der wolkenlose Himmel versprach einen sonnigen Tag. Nach dem Frühstück wollte sie in Richtung des Gipfels wandern, schlimmstenfalls müsste sie wieder umkehren, wenn weiter oben der Schnee noch zu hoch war.

Sie schnitt einen Apfel und eine Banane in das Frischkornmüsli, das Nanny für sie in einem fest verschlossenen Behälter vorbereitet hatte, und streute Nüsse darüber. Bekka ließ es sich schmecken, dazu den frisch gebrühten Kaffee – es fehlte ihr an nichts. Die Sonne kam gerade über den höchsten Gipfel, den sie von ihrem Sitzplatz am Küchentisch im Blick hatte, und traf sie im Gesicht.

»Dir auch guten Morgen«, rief sie der Sonne zu.

Geschirr abspülen, Teewasser kochen, Thermoskanne füllen – Bekka fühlte sich in diesem Moment, als wäre sie programmiert. Alles, was sie erledigte, hatte sie schon so oft durchgeführt, dass sie im Einzelnen nicht mehr darüber nachdenken musste. Wäre das Leben leichter, wenn sich alles von einer Art mindmap steuern ließe? Aber dann gäbe es keine Veränderung, nichts Neues, nach dem Motto: *Und täglich grüßt das Murmeltier.*

Zum Nonnenhorn

Der strahlende Sonnenschein war so verlockend, sie musste raus in die Natur. Sie packte zum Proviant die Schneeschuhe und Stöcke, denn vermutlich würde sie diese wegen der Schneehöhe am Nonnenhorn brauchen. Zwei bis drei Stunden rechnete sie bis zum Gipfel.

Schon nach kurzer Zeit kam sie ins Schwitzen, denn die Sonne im Rücken und die Anstrengung beim Bergaufgehen wirkten wie eine Heizung. Immer wieder drehte sie sich in Richtung Tal, und ein Glücksgefühl durchfloss sie. Diese Schönheit war unbeschreiblich, die Klarheit und Stille drangen tief in ihr Innerstes, fast kamen ihr die Tränen. Die leise Ahnung, dass sie hierher gehörte, unterstrich ihr Gefühl der Verbundenheit.

Mit jedem Höhenmeter brach sie tiefer in den Schnee ein, jeder einzelne Schritt kostete enorm viel Kraft. Als sie an einen Baum mit weit ausladenden und tief herabhängenden Ästen kam, entdeckte sie darunter einen fast schneefreien Holzstamm, auf den sie sich setzen konnte. Sie brauchte bestimmt noch gut dreißig Minuten bis zum Gipfel, wegen des Schnees dauerte es vermutlich noch länger. Sie angelte in den Tiefen ihres Rucksacks nach dem Becher, ein Tee würde ihr jetzt guttun. Dabei stieß ihre Hand auf die Schneeschuhe.

Die hatte sie völlig vergessen! Damit würde sie beim Gehen viel weniger Kraft brauchen und müsste nicht umkehren.

Sie trank in Ruhe ihren Tee. Dann schnallte sie sich die Schneeschuhe an und griff wieder zu den Stöcken. Bekka war jetzt sicher, den Gipfel würde sie schaffen.

Anfangs musste sie sich an den geänderten Bewegungsablauf gewöhnen, den die tellerartigen Schneeschuhe erforderten. Aber sie fand schnell in den Rhythmus der Bewegung, die Beine etwas höher mit leichten Schwung nach außen anzuheben, um nicht jedes Mal an das andere Bein zu stoßen. Es kostete Kraft, allerdings viel weniger, als bei jedem Schritt tief in den Schnee einzusinken.

Sie stand am Gipfel und lehnte sich von Stolz erfüllt ans Gipfelkreuz! Der Ausblick war phänomenal, durch die Sonne zeichneten sich die umliegenden Bergmassive scharf gegeneinander ab. Von hier oben wirkte es, als lägen sie unter ihr, aber sie wusste, viele davon ragten viel höher in den Himmel als das Nonnenhorn. Es war eine Frage der Perspektive, wie alles im Leben.

Bekka stellte ihren Rucksack ab und kramte nach dem Handy. Wer hatte ihr die Nachrichten geschickt, die sich kurz unterhalb des Gipfels mit vielen »Plings« angekündigt hatten? Hier oben hatte sie dank eines Funkmasts eine gute Verbindung. Die Whatsapp-Nachrichten kamen von Lotte:

Gut angekommen?

Alles okay?

Erträgst du das Alleinsein?

Wie lange bleibst du?

Bekka antwortete in einer Nachricht: *Alles bestens, komme in zwei oder drei Tagen zurück.*

Eine kurze und knappe Nachricht war von Vitus gekommen: *Homepage für Onlineyoga ist fertig, melde dich.*

Sie antwortete: *Dank dir, bin auf der Hauseralm.*

Während sie entspannt am Gipfelkreuz lehnte, erinnerte sie sich an eine Idee, die ihr am Abend beim Stricken gekommen war. Da sie jetzt Empfang hatte, konnte sie gleich im Internet nachschauen. Sie gab *Schafwolle aus Bayern* ein und war vollkommen überrascht, wie viele Anzeigen es dafür gab. Bisher hatte sie ihre Wolle für den Strickshop bei einem Händler in Italien, der sein Garn aus Australien bezog, bestellt. Ihre Überlegung zielte darauf ab, ob es Wolle aus Bayern gab, am besten biologisch erzeugt, um den ökologischen Fußabdruck gering zu halten. Natürlich musste sie ausprobieren, ob sich diese Wolle zu kratzig oder störrisch anfühlte. Falls das Garn jedoch ihren Ansprüche genügte, wäre das ein echter Gewinn ... ein absolutes Alleinstellungsmerkmal.

Ihre Gedanken überschlugen sich: Es würde die Stricksachen verteuern, aber eine Sonderedition wäre bestimmt drin – *Handstrick mit Biowolle aus Bayern* oder so ähnlich. Bekka stoppte ihren Gedankenfluss. Sie würde sich erst in das Thema vertiefen, wenn sie wieder im Tal war, nur mit konkreten Angaben ließe sich etwas planen.

Allmählich spürte sie die kühle Luft und schüttelte sich. Ohne Bewegung wurde es trotz der strahlenden Sonne bei rund zehn Grad schnell kalt. Sie musste sich wieder auf den Weg machen und freute sich, dass sie jetzt mehr über die Biowolle wusste, vielleicht würde das eine super Sache werden. In den kommenden Tagen konnte sie weiter an dieser Idee spinnen. Vielleicht sollte sie zukünftig einfach ihren Gedanken freien Lauf lassen, ihnen auch Verrücktheiten erlauben. Wenn das Ziel offen war, plätscherten die Gedanken wie ein kleiner Bach mal hierhin, mal dorthin, und blieben an Stellen hängen, die vorher nicht wahrnehmbar gewesen waren.

März 1952, Christchurch, Neuseeland

Meine liebste Frieda,
die schlimmsten Gedanken und Vorstellungen haben mich geplagt, nachdem ich fast ein Jahr nichts von Dir gehört habe.
Da ich nun weiß, was Du in dieser Zeit durchgemacht hast, bleiben mir nur noch die Fragen, wie es Dir, Deiner Mutter und Hannah nach diesem schweren Schicksalsschlag geht?
Es tut mir so leid, wenn ich lese, dass dein Vater zwar eine kurze, aber schmerzvolle Leidenszeit hatte. Warum blieb diesem guten Mann nicht wenigstens der Schmerz erspart? Immer öfter hört man auch hier von verschiedenen Krebsleiden, gegen die es kein Medikament und keine Behandlung gibt. Und Lungenkrebs scheint besonders aggressiv zu sein, er lässt dem Erkrankten keinerlei Chance. Welches Glück für ihn, dass ihr ihn zu Hause gepflegt habt und er auf seinem gewohnten und geliebten Hof sterben durfte, nicht in der Anonymität eines Krankenhauses.
Der Tod Deines Vaters weckte die Erinnerung in mir, mit welcher Selbstlosigkeit und Entschlossenheit er meiner Mutter und mir auf der Alm Unterschlupf gewährt hatte. Er riskierte damit sein und auch euer Leben und setzte für den Widerstand gegen die Nazis seine ganze Existenz aufs Spiel. Ich stehe tief in seiner Schuld.
Als meine Mutter in unserem Versteck auf der Alm erkrankte, hatte Dein Vater immer wieder Medizin für sie besorgt und auf den Berg geschafft. Ich mag mir gar nicht

vorstellen, welches Risiko er einging, dabei nicht von irgendwelchen übereifrigen Nazispitzeln entdeckt zu werden.
Nun bist Du mit Deiner Mutter allein für euren Unterhalt und euer Auskommen verantwortlich. Nicht dass ich euch das nicht zutraue, aber bestimmt gibt es den einen oder anderen, der Euch gern Steine in den Weg legen würde. Ein reiner Frauenhaushalt, verantwortlich für die Gastwirtschaft, weckt sicher größten Argwohn und Neid der übrigen Dorfbewohner.
Gut, dass ihr die Landwirtschaft nicht mehr betreiben müsst, so entfällt die schwere Last, täglich die Tiere versorgen zu müssen. Aber sicher bleibt noch genug Arbeit mit der Gastwirtschaft und den Pensionsgästen. Ich bitte Dich darum, sollte sich ein finanzieller Engpass ergeben, lass es mich wissen. Ich werde Dir sofort Geld anweisen, Ihr sollt niemals Not leiden. Meine Geschäfte laufen gut, und nicht zuletzt ist es mein ehernes Ziel, Dir und Hannah, wenn auch aus der Ferne, immer beistehen zu können.
Wie gerne würde ich Dir in dieser schweren Zeit Halt und Trost geben.
Fühle Dich fest umarmt und getröstet.
Meine Liebe ist immer für Dich da,
von ganzem Herzen,
Dein Jakob

April 2021

Die Yogasocken

Bekka trat den Eignungstest der Yogasocke an, bisher hatte sie nur eine einzelne. Aber das war gut für den Vergleich: einmal mit nacktem Fuß und einmal mit einer normalen Socke.

Sie schob den Teppich in der Wohnküche unter den Tisch und rollte ihre Yogamatte auf dem Holzfußboden aus. Sie begann im Kreuzbeinsitz mit Atemübungen, *Feueratmung* und der *Wechselatmung*. Um ihre Rückenmuskeln zu lösen, verband sie auf allen vieren den *Katzenbuckel* und *Hunderücken* in fließenden Bewegungen zu allen Seiten. Sie erhob sich, Wirbel für Wirbel, um den *Sonnengruß* durchzuführen. Nun würde sich herausstellen, ob die Yogasocke etwas taugte. Im Vergleich zum nackten Fuß war der umhüllte wärmer, aber das Fußteil über dem Rist schob sich immer wieder nach vorn zu den Zehen. Bekka stoppte den *Sonnengruß* und betrachtete ihren Fuß mit der Yogasocke. Um den Mittelfuß zu umschließen, brauchte es nach der Ferse und auch nach vorn zu den Zehen hin weniger Maschen, dann würde die Socke nicht verrutschen. Sie kniff die überzählige Weite der Socke zusammen und zählte die Maschen. Die zweite Socke würde sie heute Abend stricken und morgen ausprobieren.

Barfuß, wie sie es immer machte, setzte sie ihre Yogaübungen fort. Bekka war wie in Trance, eine Figur folgte der anderen, und als der *Krieger* an der Reihe war, überlegte sie kurz, welches Ziel sie anvisieren wollte. Plötzlich wusste sie es: *»Ich schaffe alles, was mir Freude bereitet.«* Das war ihr Ziel, sie visualisierte es beim Blick über ihren Mittelfinger in der Haltung des *Kriegers 2.* Als sie nach weiteren Übungen in die Entspannung ging, wiederholte sie gedanklich das Mantra. Sie wusste, dass sie mit ihren Worten richtiglag. Damit würde sie die vielen Aufgaben, die sie sich selbst gestellt hatte, erledigen können.

Noch am Abend strickte sie die zweite Socke und probierte sie am nächsten Vormittag während ihrer Übungen aus. Gleich nach dem ersten *Herabschauenden Hund* war ihr klar, die Socke passte wie angegossen. Schon in ihren Berliner Kursen hatte sie häufig Klagen über kalte Füße bei den Asanas gehört, und mit den *yogasocken – handmade by nanny* wäre dieses Problem gelöst. Wie sie sie unter die Leute bringen würde, dafür gab es verschiedene Möglichkeiten. Entweder konnte sie die Strickanleitung anbieten oder fertige Socken – oder sie konnte ein Video zur Anleitung drehen. Es würde sich zeigen, was das Richtige war.

Ihre Wanderung ins Tal zurück verlief nach einem kurzem Aufstieg von der Hütte entlang des Höhenwegs. Die Sonne strahlte, als hätte sie sich die Aufgabe gestellt, den Schnee in einem Tag zu schmelzen, um auch hier oben dem Frühling Platz zu machen. Beidseitig des mal schmalen, mal etwas breiteren Weges fielen die Felsen schroff ins Tal ab. Der Weg wirkte wie eine Wetterscheide, die Nordhänge zur Linken waren noch vollständig mit Schnee bedeckt, auf der Südseite in Richtung Hochkogel waren schon einzelne Wiesen fast schneefrei. Da der Weg entlang des Gipfelkamms durch nichts geschützt war, blies Bekka ein eisiger Wind scharf ins Gesicht, sie zog immer wieder ihre Mütze etwas tiefer über die Augen und zog gleichzeitig ihren Schal nach oben, um möglichst wenig Angriffsfläche zu bieten. Trotzdem genoss sie es, die Kälte auf den Wangen und der Nase zu spüren und gleichzeitig die Kraft der Sonne zu fühlen. Der Gedanke an die Redewendung, »der Wind bläst mir scharf ins Gesicht« ging ihr nicht mehr aus dem Kopf. Aber was sollten die Worte schon bedeuten, als dass sie eine eiskalte Nase hatte?

Angst um Benji

Im Innenhof des Hauserhofs parkten ein Pick-up und ein Lieferwagen mit der Aufschrift des Sanitärinstallateurs, voll beladen mit Fliesen und Waschbecken. Die rückwärtige Eingangstür zur Wirtschaft stand weit offen, und Bekka konnte das Klopfen und Hämmern der Handwerker hören. Also hatte der Alois sein Versprechen eingehalten und gleich am nächsten Tag mit dem Renovieren begonnen. Das war doch auch mal eine positive Überraschung im Gegensatz zu den ständigen Verzögerungen und dem Zaudern am Anfang ihres Aufeinandertreffens.

»Ich bin wieder da«, rief Bekka laut vom Flur in Richtung Küche. Mit Schwung riss sie die Küchentür auf und wunderte sich, dass Nanny und Lotte nebeneinander im Halbdunkel in der Küche saßen. »Haben wir die Stromrechnung nicht bezahlt?«, plapperte sie drauflos und ging zum Lichtschalter. Es wurde hell, und Bekka erschrak. Nannys Gesichtsausdruck erzählte eine leidvolle Geschichte, etwas Schreckliches musste passiert sein. Bekkas gute Laune wich in Sekunden eisiger Kälte, die sich in ihrem Körper breitmachte. Wenn nicht um Nanny selbst, konnte es nur um Paps gehen, auf niemand sonst würde Nanny so reagieren. Lotte schaute sie an, als fehlten ihr die Worte, dabei schüttelte sie den Kopf.

»Nanny, sag doch, was ist passiert? Bist du krank?« Bekka stellte sich vor sie hin und hielt sie sanft an den Schultern.

Nanny sagte mit heiserer Stimme, Bekka konnte sie kaum verstehen. »I ned, aber der Benji.«

»Hat er Corona?« Noch nie hatte sie Nanny so erlebt, sie wirkte, als wäre sie in sich zusammengefallen. Ihre Falten im Gesicht hatten sich tief eingefressen, die Haut war grau, und ihre sonst so klare und kräftige Stimme war weg.

Wieder versuchte sie zu sprechen, aber es kam nur ein Krächzen.

Dafür antwortete Lotte. »Dein Paps wurde wegen akuten Nierenversagens ins Krankenhaus eingeliefert. Deswegen hatte ich dir geschrieben, wann du kommst. Aber halt! Bevor du dir oder mir Vorwürfe machst: Selbst wenn du vorher zurückgekommen wärst, hätte es nichts gebracht, denn keiner darf ins Krankenhaus und ihn besuchen, wegen der Infektionsgefahr. Ihr müsst hier warten, bis Chiara etwas erfährt.«

Bekka war zu keiner Bewegung fähig, sie befürchtete, wegen der inneren Kälte wie ein Eisszapfen zu zerbrechen. Trotzdem beugte sie sich ganz langsam zu Nanny hinunter und nahm sie in den Arm.

»Bekka, des darf ned sei, mei Bub darf ned vor mir sterbn.«

»Nanny, er wird doch nicht gleich sterben. Du darfst nicht das Schlimmste annehmen. Bestimmt gibt es eine Möglichkeit, ihn medikamentös zu behandeln. Was sagt denn Chiara, weiß sie schon mehr?«

»I woas ned, sie darf a ned hin, sie kann nur mit dem Arzt telefonieren.«

Jetzt war Bekka klar, warum sie von Chiara eine Nachricht bekommen hatte, die diese gleich darauf wieder gelöscht hatte. Ob zu Hause oder auf der Hütte, sie hätte nichts bewirken können. Sie griff zum Telefon, sie musste mit Chiara sprechen. Vielleicht war alles nicht so schlimm, wie es Nanny verstanden hatte. Sicher war ihre Reaktion durch den Schreck überzogen.

Aber statt von Chiara beruhigt zu werden, erschien ihr das, was sie hörte, noch schlimmer als Nannys Aussage. Benji hing seit zwei Tagen an der Dialyse, seine Nieren arbeiteten nicht mehr. Es hatte vermutlich schon vor zwei Wochen begonnen, als er plötzlich hohes Fieber bekam. Ein Coronatest war negativ, deswegen meinte er, er bekomme eine schwere Erkältung oder Grippe. Als noch starke Schmerzen im Rücken und der Nierengegend dazukamen, tippte sein Hausarzt auf einen Bandscheibenvorfall, der in die Nieren ausstrahlte. Als ihn jedoch sein Orthopäde untersuchte, schloss dieser einen Bandscheibenvorfall eindeutig aus, dabei war Benji, gerade als er sich anziehen wollte, ohnmächtig geworden. Der Arzt ließ ihn ins Krankenhaus Rechts der Isar bringen, und dort wurde das Nierenversagen diagnostiziert. Sie tippten auf die Nachwirkungen einer Coronainfektion, aber er hatte nicht die geringsten Symptome gehabt – mit Ausnahme des Fiebers. Ein Bluttest hatte jedoch ergeben, dass er Antikörper aufwies.

»Wir haben nichts davon gemerkt, und ich war die ganze Zeit mit ihm zusammen. Mein Test war schon zweimal negativ. Wie das möglich ist, konnte mir bisher keiner erklären. Aber das ist auch vollkommen unwichtig, es geht jetzt um Benji.« Chiara begann zu weinen, Bekka spürte die Angst und die Hoffnungslosigkeit.

»Können wir irgendetwas für dich tun?« Bekka flüsterte ins Telefon. Sie wollte Chiara trösten und vor allem ihrem Vater helfen.

»Hoffen und beten. Er braucht vermutlich eine Spenderniere ... Aber die Chance, eine zu bekommen, geht gegen null.«

Bekka konnte Chiara kaum noch verstehen. »Chiara, ich komme doch sicher als Spenderin infrage. Weißt du, was ich dafür tun muss?« Bekka schöpfte Hoffnung.

»Man muss sich typisieren lassen, einige Tests durchlaufen ... Aber Bekka, das ist eine schwerwiegende Entscheidung. Du müsstest mit einer Niere leben, wenn du Probleme bekommen würdest ... Das wäre gar nicht vorzustellen. Ich weiß nicht, ob Benji das wollen würde.«

»Aber ich will, dass er lebt, und zwar noch viele Jahre. Es ist doch selbstverständlich, dass ich dazu bereit bin.« Keine Frage, dass sie ihrem Vater helfen würde, es ging um sein Leben. »Ich rufe dich später noch mal an, ich muss das Ganze erst mal verarbeiten. Bis gleich, Chiara.«

Nanny stand kopfschüttelnd vor Bekka. »Na, na, mei Madl, so einfach is des ned. Was ist, wenn du spendest und es geht was schief? Zum Schluss bin i ganz alloa.«

Bekka zuckte zusammen, hatte sie gerade richtig gehört? Nanny wollte nicht, dass sie für ihren Paps spendete? Bestimmt war sie im Moment vor Sorge und Angst vollkommen durcheinander, dass sie nicht mehr wusste, was sie sagte. Sie würde ihren Vater nicht sterben lassen, wenn die Chance bestand, dass sie ihm helfen konnte. Keiner, nicht einmal Nanny, konnte sie davon abhalten.

Lotte mischte sich ein, als hätte sie gespürt, dass sich zwischen Nanny und Bekka eine massive Wand des Widerstandes aufbaute.

»Jetzt wartet doch beide mal ab, es besteht doch immer noch die Möglichkeit, dass sich Benji erholt und seine Nieren wieder arbeiten. Er hatte Glück im Unglück, da es rechtzeitig erkannt wurde. Wenn ich mich richtig an Chiaras Aussage erinnere, sind seine Nieren nicht vollständig geschädigt, das ist doch ein riesiger Pluspunkt. Er ist körperlich fit, lebt gesund, warum sollte er sich nicht erholen können?«

»Das wäre natürlich das Allerbeste, aber ich lasse mich in jedem Fall typisieren. Für den Fall, dass meine Niere gebraucht wird. Da gibt es für mich nichts zu überlegen.« Bekka ließ keinen Zweifel an ihrer Absicht aufkommen, Nannys Einwänden würde sie keinesfalls nachgeben.

Die Rückkehr nach ihrer Hüttentour hatte sie sich anders vorgestellt, sie hatte Nanny und Lotte mit ihrer Idee überraschen wollen, aber natürlich interessierte sich jetzt keiner dafür, denn die ganze Strickerei war gerade vollkommen nebensächlich.

»Ich geh mal auspacken«, konnte sie sich gerade noch sagen hören, bevor sie in Tränen ausbrach. Sie nahm den Rucksack und drehte sich um, Nanny sollte ihre Angst nicht sehen. Sie wollte allein sein, mit ihren Gedanken, mit ihrem Schrecken, mit sich selbst.

Während sie Kleidungsstücke und Wäsche aus dem Rucksack nahm, beschlich sie der Gedanke, dass sie vielleicht nie mehr mit Benji auf den Berg gehen würde, keine gemeinsamen Touren mehr machen könnte, dass er sie nicht mehr veräppeln würde, wenn sie wieder mal etwas missverstand ... Und sie begann, bitterlich zu weinen, die Tränen liefen und liefen. Sie hatte nicht bemerkt, dass Nanny schon eine Zeit lang in ihrem Zimmer stand, erst als sie sie in den Arm nahm und wie ein Kind wiegte, spürte sie ihre Anwesenheit. Nun übernahm Nanny den Trost und die Fürsorge, wie es immer gewesen war und wie es sich richtig anfühlte.

»Des wird scho werdn«, flüsterte sie, »i vertrau drauf, dass alles wieder gut wird.«

Bekka atmete tief durch. »Das hoffe ich auch, Nanny, aber typisieren lasse ich mich trotzdem. Ich will Papa helfen.«

»Wennst moanst, dann machs. Du wirst des Richtige tun.« Sie strich Bekka über den Kopf und streichelte ihre Wangen. »Kommst du mit runter, Lotte hat für uns was gekocht, vegetarisch, extra für dich.«

Bekka schüttelte den Kopf, sie würde keinen Bissen runterkriegen.

»Das tut uns bstimmt guad, was zu essen. Essen hält Leib und Seele zusammen, da is scho was dran. Wenn du spendn willst, musst fit und gsund sei.«

Entgegen ihrer Erwartung konnte Bekka etwas essen, sie füllte sich sogar noch einmal ihren Teller. »Wirsing mit Bandnudeln, Tomaten und Schafskäse, auf die Idee wäre ich nie gekommen. Aber es schmeckt richtig gut, vielen Dank, Lotte.«

Lotte lachte. »Meinst du, ich hätt jemals geglaubt, dass so was schmeckt! Aber Probieren geht über Studieren. Zum Vegetarier werde ich deswegen aber trotzdem nicht.«

Nachdem Lotte sich verabschiedet hatte, ging auch Nanny in ihr Zimmer, sie war von den Ereignissen der letzten Tage total geschafft.

»Es ist gut, dass du da bist. Ohne di dad i des ned ertragn, mei Madl. I wünsch dir a guade Nacht.« Sie küsste Bekka und schlich davon, kein Vergleich mit ihrem forschen Gang, mit dem sie sonst auftrat. Hoffentlich würde Nanny nicht an den Sorgen um Benji zerbrechen. Er war ihr Ein und Alles, sie war so stolz auf ihn, genauso wie er auf sie.

Sie telefonierte noch lange mit Chiara, die ihr dringend ans Herz legte, sich die Spende gut zu überlegen. Natürlich wäre sie überglücklich, wenn Benji damit weiterleben könnte, ohne Dialyse und ohne Einschränkungen. Bekka beruhigte sie, sie würde alles dafür tun, sie könne getrost schlafen. Sie würde sich typisieren lassen, dann konnten sie weitersehen.

Diese Gedanken schienen Bekka auch selbst zu beruhigen, denn trotz der Aufregung ging sie in eine ruhige Nacht.

Nannys Bedenken

»Ich habe einen Termin beim Internisten, damit er mich aufklärt und vielleicht schon Voruntersuchungen machen kann.« Gleich am Morgen hatte Bekka mit dem Arzt telefoniert, den Chiara ihr genannt hatte und der Benji behandelte. Sie würde in seine Privatpraxis nach München fahren, da sie nicht ins Krankenhaus durfte.

»Bist wirklich sicher, dass du spendn willst? Des is a schwere Entscheidung, überlegs dir gut.« Nanny stand in der Tür, sie wirkte sehr verloren.

Bekka konnte sich keinen Reim auf Nannys Bedenken machen. Für sie gab es überhaupt keine Alternative. Dummerweise hatte sie kein Dokument, auf dem ihre Blutgruppe stand, denn das wäre schon mal der erste Punkt, den es abzuklären galt. War es die Angst, dass sie beide verlieren könnte – Benji und Bekka? Sich derartig in ein Thema reinzusteigern, passte nicht zu Nanny. Es musste noch einen anderen Grund geben, den sie ihr nicht sagen wollte oder auch konnte. Bekka würde es rausbekommen, aber jetzt musste sie los.

Dr. Patel nahm sich viel Zeit für das Gespräch. Die zum Glück sehr seltenen Arztbesuche, die Bekka bisher hatte wahrnehmen müssen, hatte sie ganz anders in Erinnerung. Geduldig erklärte er ihr alle Fragen bezüglich einer Lebendspende, nachdem er festgestellt hatte, dass sie wegen der gleichen Blutgruppe wie Benji, 0+, als Spenderin infrage käme. Bekka war erleichtert: Sie würde im äußersten Fall Benji retten können, das war erst einmal das Wichtigste für sie. In ihrer Anwesenheit telefonierte der Mediziner mit dem Krankenhaus, und Bekka strengte sich an mitzuhören, als er einige Male nickte und »Gut, gut, das klingt doch gut« ins Telefon murmelte. Er legte auf, rieb sich die Hände, verschob einen Stapel Papier und clickte im Laptop herum, nickte ihr zu und murmelte »Moment, gleich hab ich's«.

Bekka musste sich zurückhalten, sie wollte auf der Stelle wissen, was los war, was gut war oder gut klang.

Endlich klappte er den Laptop zu, legte beide Hände zusammen und richtete seine Aufmerksamkeit auf sie. »Wie ich gerade erfahren habe, hat sich der Zustand Ihres Vaters in den letzten vierundzwanzig Stunden etwas gebessert. Das stimmt mich sehr zuversichtlich. Wenn das anhält, würde er es vielleicht ohne eine Spenderniere schaffen. Aber das zeigt sich erst in den nächsten zwei oder drei Tagen.«

Bekka sprang auf, sie musste sich zurückhalten, Dr. Patel nicht zu umarmen, gleichzeitig kämpfte sie mit Freudentränen.

»Aber denken Sie daran, noch ist er nicht über dem Berg, es sind noch ein paar entscheidende Meter bis zum Gipfel.«

Das hätte er sich sparen können, Bekka hörte es zum Glück gar nicht mehr richtig, denn sie war schon fast zur Tür raus, nickte ihm noch zu, und er rief ihr ein »Wir hören voneinander, wenn es nötig wird« hinterher. Sie winkte und verließ erleichtert die Praxis.

Beflügelt durch diese Nachricht fuhr Bekka zurück. Sie stürmte durch die Eingangstür und rief laut »Ich bin wieder da« in den Flur, und heute kam ihr Nanny entgegen. Ihr fragender, aber immer noch abweisend wirkender Blick traf Bekka wie ein Pfeil.

»Nanny, alles gut, ich bin als Spenderin geeignet. Und ich habe noch bessere Nachrichten, vielleicht braucht Paps keine Niere, sein Zustand hat sich ein bisschen gebessert, wir können hoffen.«

Plötzlich taumelte Nanny auf sie zu, als würde sie ohnmächtig werden. Bekka fing sie gerade noch auf, bevor sie zu Boden ging. Nanny hyperventilierte, es klang wie ein Asthmaanfall, den sie jedoch noch nie gehabt hatte. Bekka hielt ihre Oma fest, so gut es nur ging. Einige Sekunden später, die sich jedoch wie eine Ewigkeit anfühlten, spürte Bekka, wie sich Nanny in ihrer Umarmung wieder regte und allmählich tiefer ein- und ausatmete.

Die alte Dame richtete sich mit Bekkas Hilfe langsam auf. Bekka war erstaunt, dass sie ganz anders als vorher wirkte, ihre Sorgenfalten im Gesicht waren wie weggewischt. Plötzlich fing sie an zu lachen und wiederholte ständig laut: »Was bin i doch für a einfältige alte Frau.«

Bekka verstand nicht, was sie damit meinte, und wieder beschlich sie die leise Ahnung ein, dass da noch etwas anderes war. Sie würde ihre Oma bei passender Gelegenheit darauf ansprechen. Auf keinen Fall jetzt gleich, um nicht wieder eine Ohnmacht zu riskieren.

»Mei Madl, du moanst, er wird wieder gsund? Das wär das Schönste überhaupt. Ich dank dir, ich dank dir so sehr.«

Sie umarmte Bekka, die froh war, dass sie wieder ihr *Madl* war, alles andere war im Moment Nebensache.

Natürlich war die Gefahr noch nicht gebannt, aber beide waren überzeugt, dass Benji gesund werden würde. Sie rief noch einmal Chiara an und schlug ihr vor, nach Hochkogel zu kommen, da sie in München sowieso nichts ausrichten konnte. Aber Chiara wollte bleiben. Falls sich die Situation änderte, würde sie sofort zu Benji in die Klinik fahren können.

Etwas beruhigter als am vergangenen Abend konnten sie nun ihr abendliches Ritual durchlaufen: Abendessen, Küche aufräumen, Nachrichten schauen und dabei stricken.

Als sie die Stricksachen herausholten, fielen Bekka ihre Yogasocken ein, die sie zwischenzeitlich vollkommen vergessen hatte. Sie führte sie Nanny vor, die genauso begeistert war wie Bekka selbst.

»Du kannst mir a glei welche strickn, i hab a immer kalte Fiass.«

»Das mach ich ... auf der Stelle. Von den Farben her eher nicht so bunt, oder? Ich würde dir Weinrot oder Graublau vorschlagen, beides passt zu deiner Hose.« Sie hielt ihr die Farbknäuel hin.

»Eigentlich ists egal, aber wenn i die Wahl hab, nimm i lieber des weinrote Garn.«

Bekka legte los, nun konnte sie auch über ihre Idee mit der Biowolle aus Bayern sprechen. Morgen würde sie sich darum kümmern, sie musste sicher viel telefonieren. Frickas Enkelin wollte sie auch endlich besuchen.

»I brauch di morgn ned beim Kochen, i hab des Essn abgsagt, weil i fix und fertig war. Da fällt mir grad ein, wie hast du di denn entschiedn?«

»Welche Entscheidung meinst du?« Bekka hatte keine Ahnung, wovon Nanny sprach.

»Du bist mir a Herzerl. Du bist auf die Alm, weil dir die ganze Arbeit vui zvui wordn ist. Du wolltst nachdenkn, ob du alles weitermachst oder wasd sei lässt.« Nanny lächelte sie kopfschüttelnd an.

»Ehrlich, seitdem ich zurück bin, habe ich das total vergessen.« Auch jetzt musste sie überlegen. Wie hatte sie sich entschieden? Hatte sie sich überhaupt aktiv vor die Frage gestellt, oder schien ihr alles wichtig und richtig genug zu sein, um es anzugehen. Die Überforderung, der sie vor der Hüttentour gegenüberstanden war, war überhaupt kein Thema mehr ... als hätte es sie nie gegeben. »Ich mache weiter wie besprochen. Mein Mantra ist: ›Ich schaffe alles, was mir Freude macht.‹ Allerdings mit einer Einschränkung. Ich werde es ein bisschen langsamer angehen lassen, nicht alles zur gleichen Zeit. Und wenn mich die Handwerker versetzen oder absagen, dann lässt mich das in Zukunft kalt – habe ich mir zumindest vorgenommen. Erinnere mich bitte daran, wenn ich anders reagiere.«

»Des gfreit mi, a wenn is verstehn könnt, hättst di anders entschiedn. Aber i halt mi dran, i werd di erinnern.«

Bekka brannte noch ein anderes Thema auf den Lippen, besser als im Moment würde der Zeitpunkt nie passen. »Warum wolltest du auf keinen Fall, dass ich eine Niere spende? Ich war richtig erschüttert über deine Ablehnung, schließlich geht es doch um Papas Leben.«

Nanny wurde blass und legte ihr Strickzeug in den Schoß. »I wollt nie drüber redn, mit koan aus der Familie. Und a jetzt woas i ned, obs richtig is.« Nanny zögerte, es war ihr anzusehen, dass sie mit sich rang. Dann atmete sie tief und laut hörbar ein und begann zu erzählen: Kurz nach der Hochzeit von Benji und Lilly musste Benji für seine Firma ein halbes Jahr ins Ausland. Lilly blieb in München, sie wollte um jeden Preis ihren Arbeitsplatz behalten. Zwei Monate später wurde ihr überraschend gekündigt, und mit Anrechnung der Überstunden und Urlaubszeiten war sie von einem Tag auf den anderen freigestellt. Benji war in Südafrika Tag und Nacht beschäftigt, deswegen machte es keinen Sinn, ihm nachzureisen. Um sich die Zeit zu vertreiben und auch ein bisschen Geld zu verdienen, zog sie auf den Hauserhof. »Ich konnte die Hilfe in der Wirtschaft und mit den Pensionsgästen gut brauchen.« Nanny holte tief Luft und sprach weiter. »Lilly hat sich schnell einglebt, sie hat a ganz bsondre Art ghabt, in Kontakt mit allen Gästen zu kommen. Das kennst du sicher an ihr. In kürzester Zeit hat sie auch einen Haufen Verehrer aus dem Dorf um sich gschart, und is in ihrer Rolle als Juniorchefin aufblüht. Einer der ganz hartnäckigen war der Max vom Stockacherhof, Vitus' Vater. Der hat koa Gelegenheit ausglassn, Lilly zu treffen, er ging sogar so weit, seine Arbeit zu vernachlässigen. Deswegen hat sei Vater Kaspar mir naheglegt, ich solle ›das liderliche Weib nach Minga zruckschickn, damit sie die Finger vom Max lässt, der außerdem bald heiratn tät‹. Aber Lilly is bliebn, und ich hab stillschweigend das Verhältnis der beiden beobachtet. Es hat mir in der Seele wehtan, dass mei Schwiegertochter mein Sohn ohne irgendwelche Skrupel betrog. I hab inständig ghofft, dass der Benji schnell zurückkommen würd und alles a End hätt. Drei Wochen später kam der Bua wieder. I war erleichtert, aber gleichzeitig auch in banger Sorge, was geschehen würd. Lilly hat des Verhältnis genauso schnell beend, wias begonnen hatte, und i hab bschlossen, koa Wort drüber zu verlieren.«

Drei Monate später überbrachte der Benji seiner Mutter freudestrahlend die Nachricht, dass sie Großmutter werden würde. Nannys riesige Freude wurde ständig von den Bedenken getrübt, dass es durchaus auch Max' Kind sein könnte.

Während sie das erzählte, fing sie an zu weinen. »Du warst das größte Gschenk überhaupt für mi, genauso wie Benji, und i hab nie gwusst, ob du sei Kind bist. Irgendwann hab i für mi entschiedn, egal, wer der Vater is, du bist mei Enkelkind. Als vor Kurzem Vitus zu Besuch kam und hier am Tisch saß, schnellten diese alten Gedankn bei mia wieder auf, und als er dann so nebn dir gsessn is, habts ihr wia Geschwister ausgschaut, so ähnlich seids ihr eich. Er mit seinen langen lockigen Haaren, du daneben, genauso dunkelhaarig und lockig, abgesehen von der Farbe – und schon waren die Zweifel wieder da. Als du bschlossen hast, dich typisieren zu lassen, hab i a solche Angst ghabt, dass alles aufdeckt werdn würd. Dabei war i so stolz auf dich, Madl, da du glei bereit warst zu spenden. Aber nun ist ja ein für alle Mal geklärt, wer dei Vater ist. Und mir is a klar gwordn, dass solche Geheimnisse des ganze Lebn belasten und vui zerstören könna.«

Bekka war schockiert, aber damit würde sie sich später auseinandersetzen. Sie stand vom Sofa auf und zog langsam ihre Hose herunter, dabei wurden Nannys Augen immer größer.

»Nanny, ich zeig dir was.« Sie zog ihr rechtes Bein aus der Hose und legte ihren Unterschenkel über ihr anderes Bein. Auf der Innenseite des Oberschenkels befand sich ein bohnengroßes nierenförmiges Muttermal. Sie deutete darauf. »Wir hätten keinen DNA-Test oder sonst was gebraucht. Das hier ist der eindeutige Beweis, wer mein Paps ist. Er hat das gleiche Mal an der gleichen Stelle, du kennst es doch bestimmt.« Bekka strahlte ihre Oma an, während sie die Hose wieder hochzog.

»Mei, bin i erleichtert, des hab i no nie bei dir gsehn. I war total blockiert, i hatt einfach immer nur Angst vor einer Bestätigung, di i ned hätt hörn wolln. Aber no mal, auch wenn du ned des Muttermal hättst, du wärst immer mei Madl.«

»Ach, Nanny, dass wir zusammengehören, daran besteht kein Zweifel. Sonst würden wir uns doch nicht so gut verstehen. Schau mal, deine erste Yogasocke ist fertig.« Bekka hielt die Socke in die Höhe, an der noch der Anfangs- und Endfaden hinunterhing. Morgen mache ich die zweite, und übermorgen machen wir Yoga, dieses Mal mit warmen Füßen. Ich schreibe Lotte gleich, dass sie auch dazukommen soll.«

Lillys Verhältnis mit dem Nachbarn ließ Bekka gedanklich nicht in Ruhe. Sie war fassungslos. Ihre Eltern waren damals nur wenige Monate verheiratet gewesen, verliebt und auf Wolke sieben, wie sie ihr beide immer erzählt hatten. Wie hatte ihre Mutter ein Verhältnis mit einem anderen Mann eingehen können, noch dazu vor den Augen ihrer Schwiegermutter? Bekkas Distanz zu Lilly wurde in diesem Moment noch größer, falls das überhaupt möglich war. Lange Zeit wälzte sie sich im Bett hin und her, an einschlafen war nicht zu denken. Wie hatte Lilly Benji vor den Augen aller so erniedrigen können?

Bekka hatte noch nie einen Freund gehabt, der ihre imaginäre Wunschliste erfüllt hätte, noch dazu, da sie diese selbst nicht in allen Einzelheiten kannte. So richtig, mit Haut und Haar, war sie auch noch nie verliebt gewesen. Ein bisschen Liebelei, manchmal mehr, manchmal weniger, aber die große Liebe hatte sie noch nie verspürt. Oder hing ihre Messlatte dafür einfach zu hoch? Sie hatte immer ihren Vater vor Augen – und der war unerreichbar.

Musste sie das Verhalten ihrer Mutter ab sofort unter einem ganz anderen Blickwinkel sehen? Das würde noch viel mehr ihrer heilen Welt von damals kaputt machen. Als Jugendliche hatte sie häufig miterlebt, dass die Väter ihrer Freundinnen oder Freunde intensiven Blickkontakt zu Lilly gesucht hatten, manche hatten sogar ganz ungeniert geflirtet. Der ein oder andere war auch auf einen Kaffee gekommen oder auf einen Drink am frühen Abend, wenn Benji noch arbeitete. Besonders hatten sich die Überraschungsbesuche gehäuft, wenn Benji beruflich mehrere Tage unterwegs gewesen war, aber ihr wurde erst jetzt bewusst, welchen Hintergrund diese Treffen vermutlich gehabt hatten.

Ärger im Stockacherhof

Bekka klopfte an die Haustür des Stockacherhofs, aber wie bei ihrem ersten Besuch reagierte keiner. Zögerlich öffnete sie die Tür und betrat den langen Hausflur. Vitus musste da sein, denn sie waren verabredet. Vom oberen Stockwerk drangen Wortfetzen bis zu ihr, zwei aufgeregte Männerstimmen, die immer lauter wurden, dazwischen klopfte mehrmals eine Faust auf den Tisch. Sie erkannte Vitus' Stimme, die etwas lauter als sonst klang, die andere, immer erregter und lauter werdende Stimme musste Max, seinem Vater, gehören. Kaspars Fistelstimme war nicht herauszuhören. Sie beschloss, in Richtung der Männer zu gehen und sich bemerkbar zu machen.

Bekka stieg die Treppe hoch und gelangte im oberen Stockwerk in einen gleich großen Flur wie im Erdgeschoss. Er unterschied sich nur im Belag, denn unten waren es Fliesen, hier oben lagen auf den Holzdielen, die bei jedem Schritt quietschten, dicke gewebte Wollteppiche. Sie fingen die Schritte nur zum Teil ab. Plötzlich wurde am Ende des Ganges die Tür aufgerissen, doch entgegen ihrer Erwartung kam niemand heraus, sondern das Wortgefecht wurde fortgesetzt. Nun verstand sie jedes Wort ganz klar und deutlich. Vielleicht sollte sie gehen, aber als sie ihren Namen hörte, wurde sie neugierig.

Vitus erklärte seinem Vater ganz ruhig, dass Bekka eine Kundin sei, er habe einen Auftrag von ihr und den würde er so gut wie möglich ausführen.

»Die kriegn ma nimmer los, wirst scho sehn. Die ghört ned hierher, das sieht ma doch auf den ersten Blick. Schaut aus, als wärs in an Farbtopf gfalln. Bestimmt bist ihr scho auf den Leim gangen, die is vom gleichen Kaliber wie ihr Mutter.«

»Jetzt mach aber mal halblang. Ich kenn zwar ihre Mutter ned, aber Bekka ist die interessanteste Frau, die mir seit Langem begegnet ist. Und dass sie gut ausschaut, sollte kein Problem sein. Außerdem hat sie Humor und Ideen, von denen sich der ein oder andere hier eine Scheibe abschneiden könnt.«

»Humor, dass i ned lach. Die hält di an der langen Leine, merkst des ned? Die will was von dir, und wenn sie dich an der Angel hat, lassts di falln wie a heiße Kartoffel ... wie ihr Mutter, sag i doch.«

Bekka kribbelten die Finger, Hitze flammte ihr bis in die Haarspitzen, bestimmt war sie glühend rot im Gesicht. Max sprach aus bitterer Enttäuschung. Dass er diese Vitus gegenüber offen äußerte, wunderte sie. Wahrscheinlich war es ihm in seiner Erregung unbeabsichtigt herausgerutscht.

»Woher weißt du, wie ihre Mutter war? Weil du schlechte Erfahrung mit ihr gemacht hast, oder was? Meinst, ich bin genauso blauäugig wie du? Weißt, Pap, ich hab schon die ein oder andere Freundin ghabt, ich kann Frauen scho a bisserl einschätzen.«

»Ihr Mutter ist mit jedem loszogn, der ihr schöne Augen gmacht hat, obwohl sie damals scho verheirat war. Die hat dem Benji richtige Hörner aufgsetzt ... des schamlose Weib.«

Jetzt hatte Bekka die Nase voll, sie lief zur offenen Tür, stellte sich in den Türrahmen und sagte mit harter Stimme: »Du meinst wohl eher, du bist ihr mehr als alle anderen hinterhergelaufen, sodass sie nicht mehr wusste, wie sie dich wieder loswerden sollte. Es ist doch immer wieder gut, die Schuld der Frau in die Schuhe schieben zu können, ihr Männer seid ja immer die Opfer.«

»Wie kommstn auf so an Blödsinn? Muss i mir so was von am daherglaufenen Farbtopf sagn lassen, i glaubs ja ned. Warum sans denn geschieden, deine Leit? Weiß dei Vater überhaupt, ob du sei eigens Kind bist? Wär ned weiter verwunderlich, wenn sie ihm a Kuckuckskind andreht hätt.«

»Jetzt halt dich aber mal zurück, Pap.« Vitus sprang von seinem Schreibtischstuhl auf. »Ich lass Bekka weder als meine Freundin noch als Kundin von dir beschimpfen. Es ist besser, du gehst jetzt. Das hier ist mein Büro, hast du das schon vergessen?« Vitus stellte sich dicht vor seinen Vater und wies mit der Hand zur Tür. »Da geht's lang, mia müssen jetzt arbeiten.«

»Wirst scho sehn, wohin des führt. Die treibt nur a Spiel mit dir ...« Laut grummelnd ging Max aus der Tür und warf sie zu.

Einen derartigen Streit hatte Bekka selbst noch nie geführt. Sie bewunderte Vitus, dass er so ruhig geblieben und seinem Vater bestimmt gegenübergetreten war. Insgeheim freute sie sich, dass er Partei für sie ergriff, sie als Freundin bezeichnete, klar, auch als Kundin, aber das Wort *Freundin* hatte etwas in ihr angerührt. Auch Begriffe wie *ehrlich, Humor, Ideen* und *gut ausschauen* klangen in ihr nach und entfachten in ihr ein kleines Feuer mit lodernden Flämmchen.

Hegte womöglich Max den Verdacht, dass sie sein Kind sein könnte? Auch Nanny hatte die gleiche Schlussfolgerung gezogen. Dann konnte er auf keinen Fall zulassen, dass sein Sohn sich für sie interessierte. Das würde seine Ablehnung ihr gegenüber erklären. Allerdings nicht auf diese Art und Weise. Sie könnte ihn natürlich aufklären, aber wenn er Lilly so mies darstellte, dann sollte er ruhig eine Zeit lang unter dieser Vorstellung leiden. Sie würde Max mit diebischer Freude in seinem Glauben lassen, das war ihre ganz private kleine Rache.

»Sorry, Bekka, ich weiß ned, was in mein Vater gfahrn ist. Solche Probleme hat man nur dann, wenn man als Erwachsener bei den Eltern wohnt. Ich hab koa Ahnung, warum der so angfressen ist. Vielleicht ist es auch die Belastung wegen dem Opa, der immer schwieriger wird.«

»Ist schon okay. Ich weiß auch nicht, wie unsere Eltern hier früher miteinander umgegangen sind. Ändern können wir es sowieso nicht.« Bekka fand, dass sie sehr großzügig über alles hinweggegangen war: keine Schuldzuweisung, keine Klagen.

»Bin ich froh, dass du jetzt nicht auch noch anfängst zu streiten.« Er schob ihr einen zweiten Schreibtischstuhl zu, und es schien, als wäre er total erleichtert über ihre Reaktion. Er wandte sich den zwei Bildschirmen auf seinem Schreibtisch zu und öffnete die Seite ihres Onlineshops. »We proudly present ...«

Die Startseite mit dem Foto ihres Lieblingsmodells ploppte auf, im Hintergrund waren die Berge zu sehen. Er erklärte ihr alle Funktionen des Menüs, Vitus hatte seit ihrer letzten Besprechung noch einiges nachjustiert. Zwischenzeitlich hatte er drei Bezahlmöglichkeiten eingebaut sowie eine automatische Mitteilungsfunktion über eingegangene Zahlungen, quasi als Aufforderung an sie, die bestellte Ware zu verschicken. Auch den Button für die Zustimmung zum Erhalt eines Newsletters hatte er eingefügt, so konnte sie die Kunden immer über Neuheiten auf dem Laufenden halten.

»So ein Newsletter bedeutet aber richtig viel Arbeit, denn der muss auch sinnvoll bestückt werden. Aber, ich weiß, das ist notwendig, um die Kunden bei der Stange zu halten ... Du hast echt an alles gedacht.« Bekka schwirrte der Kopf, als er ihr zu erklären begann, wie sie neue Modelle einfügen und Fotos austauschen konnte.

»Das müsstest du mir vielleicht später noch mal erklären. Lieber wäre mir, du zeigst mir noch die Homepage für die Yoga-Onlinebuchungen. Ich weiß zwar nicht, ob ich dafür noch aufnahmefähig bin, aber ich will es versuchen.«

»Wie wärs mit ein paar Yogaübungen«, neckte er sie. »Da gibt es doch bestimmt Atemübungen, wie man schnell wieder fit wird, oder brauchst du eine kleine Nackenmassage?« Er stellte sich hinter sie, legte seine Hände auf ihre Schultern und begann mit leichten Massagebewegungen.

Im ersten Moment erstarrte sie, doch dann besann sie sich eines Besseren und ließ los. »Ah, das tut gut«, meinte Bekka und rekelte sich seinen Händen entgegen.

In diesem Moment klopfte es an der Tür, die gleichzeitig geöffnet wurde.

»I wollt ned störn, ich bring euch nur was zu trinken.« Vitus' Mutter stand in der Tür. »Man könnt meinen, ihr zwoa seids Gschwister, so ähnlich seid ihr euch von der Seite. Eure zwei Lockenköpf sind wirklich zum Verwechseln, gut, dass du sonst a bisserl Farb aufm Kopf hast«, sagte sie kichernd.

Bekkas innere Flammen loderten wieder, nicht nur wegen der Massage, die sie sehr genoss, sondern auch wegen der Vorstellung, Max könnte das hören.

»Bei mir gehört das Färben der Haare dazu wie das Zähneputzen, aber heute bin ich echt nicht dazugekommen ...«, sagte sie grinsend.

»So a bisserl a Farb hat no koan gschad. Macht das Leben bunter.« Martha stellte ein Tablett mit Gläsern, Thermoskanne und Kaffeetassen auf den Schreibtisch, dabei stand eine Schale mit kleinen Kuchenstücken. »Da, greifts zu, wer arbeitet, muss auch essen. Ich geh in den Stall, die Viecher füttern.«

Während Bekka Kaffee einschenkte und sich ein Stück Kuchen nahm, öffnete Vitus die Yoga-Homepage auf den Bildschirm. Als Hintergrund für alle Seiten hatte er einen sanften Pfirsichton gewählt. Das Buchungssystem umfasste verschiedene Abos mit monatlicher bis zu ganzjähriger Dauer. Einmal- und Mehrfachnutzung pro Woche, 10er- und 20er-Karten, aber auch Schnupperstunden konnten belegt werden. Am Kursplan konnte man sich die Stunde auswählen und gelangte zur Buchung, die mit dem jeweiligen Abo bestätigt wurde. Außerdem erhielt der Kunde eine Terminbestätigung per E-Mail und einen Zugang für die jeweilige Stunde. Auch hier könnte sie möglicherweise mit einem Newsletter die Leute auf dem Laufenden halten, von den Bergen Stimmungsfotos posten und einfach Lust auf Yoga machen.

»Du hast echt an alles gedacht, alle Achtung. Das Buchungssystem ist sogar noch einfacher, als ich es ursprünglich überlegt hatte. Du bist doch bestimmt unzählige Stunden darübergesessen? Da fällt mir ein, wir haben bis heute noch nicht über das Honorar gesprochen. Hoffentlich kann ich mir das überhaupt leisten.« Bekka wartete gespannt auf seine Antwort, und zum x-ten Mal wurde ihr heiß.

»Erst mal bin ich froh, dass alles passt. Eine Homepage zusammenzubasteln ist Teil meines Jobs. Sozusagen der entspannendste Teil. Und wegen der Bezahlung habe ich mir Folgendes überlegt.«

Vitus hielt kurz inne, und Bekka richtete sich auf dem Stuhl auf. Wenn er jetzt einen utopischen Preis nannte, wie sollte sie reagieren. Er hatte sonst nur mit Großkunden zu tun, da spielte vermutlich Geld keine Rolle.

Vitus unterbrach ihre Überlegungen. »Ich habe die Homepage für das Onlineyoga zwar nur für dich gestaltet, das System jedoch auch anderen Kunden angeboten, da das seit Corona eine echte Marktlücke für Fitness-, Yoga- und Gymnastikstudios ist. Keine Sorge, deine Seite ist einmalig, jeder User gestaltet sie anders bzw. ich gestalte sie anders für jeden einzelnen Kunden. Ich habe so viele Interessenten, dass ich dir, da du mir die Idee dazu geliefert hast, das Ganze als

Entschädigung für das Urheberrecht kostenlos zur Verfügung stelle.«

»Meinst du das ernst? Ich hatte doch nur eine vage Vorstellung von der Homepage.« Bekka war irritiert, sie konnte nicht glauben, dass das eine Idee war, die es so am Markt noch kaum gab.

»Das siehst du daran, dass ich schon einige Kunden dafür habe. Die bezahlen sozusagen für dich mit.« Er lächelte sie entwaffnend an.

»Dann wäre noch die Homepage *alpenstrick – made by nanny*. Die kannst du nicht weiterverkaufen, das ist zu speziell.«

»In diesem Fall ist es genau andersherum. Das Template ist nichts weiter als ein Shop, den ich schon in mehrfachen Varianten für andere erstellt habe. Es wird durch die Fotos, Schriften und Buttons individualisiert und damit zu deinem Laden. Das bedeutet, ich habe Vorhandenes neu gestaltet. Es ist sozusagen mein Geschenk als Nachbar, um etwas mehr Farbe in mein Leben zu bringen ...« Er lachte.

Mit gespieltem Schrecken griff Bekka sich in die Haare. »Und gerade heute bin ich farblos, mir ist nämlich die Kreide ausgegangen. Ich verspreche hoch und heilig, morgen siehst du mich wieder in Farbe. Aber mal im Ernst, das kann ich so nicht annehmen. Was hältst du davon, wenn ich in Naturalien bezahle? Du suchst dir ein Jackenmodell und Socken aus, und wir stricken das in deiner Größe auf Maß?« Ganz spontan kam ihr der Gedanke, insgeheim vielleicht auch, damit sie die Gelegenheit hatte, ihn zum Maßnehmen und zur Anprobe zu treffen.

»Das ist ein Angebot! Ich habe sowieso keinen Trachtenjanker, und meine Mam freut sich sicher narrisch drüber, wenn ich mich standesgemäß ausstatte.« Vitus grinste sie an und reichte ihr die Hand. »Dann ist es abgemacht, du kriegst die beiden Homepages und ich die Bergbuam-Ausstattung. Der Handschlag gilt.«

Bekka überkam ein seltsames Gefühl – ihr erstes Geschäft, das nach traditioneller Art mit Handschlag besiegelt wurde, und noch dazu mit Vitus. Dabei beschlich sie das Gefühl, dass er ihre Hand einen Augenblick länger festhielt, als das normalerweise nötig gewesen wäre.

Vitus überreichte ihr die Zugangsdaten, die er ihr zur Sicherheit auch noch per Mail schickte. Sie wandte sich zur Tür und drehte sich plötzlich noch einmal zu ihm um, um sich zu verabschieden. Sie standen mit weniger als einer Handlänge Abstand voreinander.

»Ich denk, a Busserl zum Abschied zwischen Freunden ist okay, oder?«, fragte er und grinste sie schief an.

Außer »Ja, klar!« fiel Bekka keine Antwort ein, und sie ließ sich auf die rechte und linke Wange küssen. Vollkommen überrascht ging sie aus dem Zimmer, in letzter Sekunde fiel ihr noch ein, die Unterlagen mitzunehmen. Ihre Knie fühlten sich an, als wären sie aus Gummi, und in ihrem Bauch kribbelten Ameisen umher. O Mann, Bekka, wie alt bist du eigentlich? Sie benahm sich wie ein Teenie beim ersten Kuss, dabei war es nur ein Abschiedsbussi gewesen. Sie lief den Flur entlang, die Treppe nach unten und wollte gerade die Haustür aufmachen, als diese von draußen von Max geöffnet wurde. Er blieb im Türrahmen stehen.

»Seids fertig mit eurer Arbeit? Muss ja ganz was Bsonders sei, was du planst. Kannst des ned selbst erledign? Musst unbedingt den Vitus in deine Fänge nehmen? Ist doch sicher nur a Schnapsidee, bevor du nach Berlin zruckgehst.« Er hatte die Arme in die Seiten gestemmt und versperrte den Weg nach draußen. Bekka hatte keine Ahnung, worauf er hinauswollte. Wollte er seinen Sohn vor einer Beziehung schützen, oder hatte er wirklich Angst, dass sie Geschwister waren. Tja, mit der Ungewissheit musste er noch eine Zeit lang leben, das war die gerechte Strafe, einem anderen die Frau wegzunehmen.

»Lässt du mich bitte raus, ich habe heute noch einiges zu tun.« Sie hoffte, wenn sie seine Fragen einfach ignorierte, würde er am ehesten nachgeben.

»I hab scho gmerkt, dass ihr Großes am Hauserhof vorhabt. Ein Handwerker nach dem anderen fährt vor. Zahlst mit der Erbschaft, oder?«

Das ging jetzt doch zu weit, es hatte ihn nicht zu interessieren, wie sie den Umbau finanzierten. Außerdem, von welcher Erbschaft sprach er überhaupt? Wahrscheinlich nur wieder eins der Gerüchte, wie sie häufig im Dorf kursierten, und keiner wusste, wer es in die Welt gesetzt hat. »Ich glaube nicht, dass ich dir für irgendwas Rechenschaft schuldig bin. Jetzt lass mich durch, mir ist das echt zu blöd.« Bekka ging auf ihn zu und hoffte inständig, dass er sie durchließ, sie wollte keinen Körperkontakt mit diesem Mann. Was, wenn er einfach stehen blieb? Kräftemäßig hatte sie keine Chance gegen ihn. Noch drei Schritte, Kopf und Blick geradeaus ... mit gleicher Entschlossenheit noch zwei Schritte ... Er stand immer noch wie eine Skulptur in der Tür ... Der letzte Schritt ... und er machte einen Schritt zur Seite.

Bekka atmete tief durch, diese Schlacht hatte sie erfolgreich geschlagen.

»Glaubt ja ned, dass ihr mit dem Judengeld alles kriegt, was ihr wollt, da seids falsch gewickelt«, rief er ihr nach.

Was war das schon wieder? Bekka glaubte, nur Kaspar redete Unsinn mit seinen Andeutungen auf irgendein Judengeld, aber jetzt fing Max auch noch damit an. Was steckte hinter dem Ausdruck? Wusste Vitus auch davon, konnte es ein, dass er nur so nett zu ihr war, um mehr zu erfahren?

Lotte zieht ein

Judengeld, Judengold ... Wie ein Taktgeber für die wenigen Schritte nach Hause verfolgten sie diese beiden Worte. Aber sie ergaben weder einen Sinn noch führten sie zu einer Erklärung. Nanny schien Besuch zu haben, denn aus der Wohnküche drangen Wortfetzen zu Bekka, die sich als Lottes äußerst aufgebrachte Stimme entpuppte.

War heute der Tag des Ärgers?

Lotte saß am Tisch, Tränen liefen über ihre Wangen, und Nanny strich ihr tröstend über den Kopf.

»Mei Lotte, des wird scho wieder, dei Papa beruhigt sich scho. So sinds halt, die Männer, sofort auf hundertachtzig ... wegen jeder Kleinigkeit.«

Bekka beugte sich zu Lotte hinunter. »Was ist passiert, kann ich dir helfen?«

»Mir oder besser gsagt meim Pap ist nicht zu helfen. Mir san so sehr in Streit geraten, dass ich ihm gsagt hab, i zieh aus. Er kann die Arbeit in seinem Laden ab sofort ohne mich machen. So viel Starrsinn in einer Person findest du selten.«

»Wolltest du wieder mal lukrative Neuerungen einführen?« Bekka versuchte, Lotte ein bisschen aufzuheitern.

»Es ist immer die gleiche Leier. Ich tauge zu nichts, ich schau aus wie ein Hippie, meine Ideen sind Schnapsideen, die nur viel Arbeit bringen, ich mache nur Ärger ... Das Übliche halt, was ich mir ständig anhören musste, seitdem ich wieder zu Hause wohne. Meine Mutter hat ihm auf jeden Cent vorgerechnet, dass wir mit dem Convenience-Gerichten im letzten Monat gut zwanzig Prozent mehr Einnahmen hatten. Das glaubt er einfach nicht, er wirft ihr tatsächlich vor, sie hätte sich verrechnet. Auf meinen Vorschlag hin, in eine heiße Theke circa zweitausend Euro zu investieren, die es in vielen Metzgereien längst gibt, hat er einen cholerischen Anfall bekommen. Die Mama hats kapiert, sie wär sofort dafür. Als ich dann noch anfing, wir könnten auch Gemüsepflanzerl oder sonst was Vegetarisches anbieten, ist er total ausgerastet. Wir wären a Metzgerei und koa Gmiasladl, nur über seine Leich tät er so an Körndlfresserfraß anbietn. Es wär ihm am liebsten, er würd mich nimmer sehn, damit er endlich seine Ruh hätte vor meinen spinnerten Ideen. Daraufhin habe ich ihm gsagt, das könnt er auf der Stelle haben. So könnt er an Haufn Geld sparn, denn er müsst mich nimmer durchfüttern. Dann bin ich gegangen.«

»Ich bin sicher, der braucht dich wieder, wart a mal ab. Und im Moment bleibst hier, ist doch klar.«

»I hab ihr scho an Schlafplatz anbotn, mir ham doch Platz gnug. Der Kaspar wird ja hoffentlich ned glei Wind davon bekommen und uns wieder die Polizei auf den Hals schickn. Am besten, du gehst morgen auf die Gemeinde und meldest dich mit deinem Wohnsitz hier an, dann kann er uns nix anhabn.« Nanny fand immer schnell eine pragmatische Lösung.

»Am besten, Lotte nimmt das hinterste Gästezimmer auf der Südseite, das ist schon fertig renoviert, hat halt noch keine Vorhänge, aber es sind schon Rollos dran. Außerdem geht das Fenster zum Garten, kein Mensch kann was sehen.«

»Und ich stör euch wirklich ned? Ihr habts doch sicher immer was Familiäres zu bereden.« Lotte war hin- und hergerissen.

»Dann gehörst halt jetzt ganz einfach zur Familie. Und wenn es dir zu familiär wird, dann hast du schließlich dein eigenes Zimmer, sogar mit Fernseher und WLAN, sozusagen als Test für uns, ob nach der Renovierung alles funktioniert. Ich muss euch nachher unbedingt den Onlineshop und die Yogaseite zeigen, Vitus hat einen super Job gemacht. Räum du doch deine Sachen aus dem Koffer, in der Zwischenzeit richten wir das Abendbrot her.«

Bekka ertappte sich dabei, wie sie die Führung übernahm. Aber es fühlte sich nicht mal so schlecht an. Wenn die Gastwirtschaft und der Übernachtungsbetrieb in absehbarer Zeit wieder losgehen würden, dann würde sie ständig anschaffen und delegieren müssen, das konnte sie schon mal im Privaten üben.

Yoga geht Online

Aufgeregter hätte Bekka kaum sein können, ihre erste Online-Yogastunde startete in wenigen Minuten. Sie hatte mit dem Handy einen kleinen Film gedreht, um die Lokalität zu zeigen – das schöne alte Gasthaus, das derzeit noch renoviert wurde, den Garten, der allmählich aus dem Winterschlaf erwachte, und einen Ausblick auf die umliegenden Gipfel, den sie an einem Bilderbuch-Sonnentag aufgenommen hatte. Das Video endete im Yogaraum, wo sie ihre beiden Kursteilnehmerinnen Lotte und Nanny vorstellte und deren Yogasocken besprach, die man bei ihr bestellen konnte.

In den vergangenen Wochen hatte ein reger Austausch mit vielen ihrer früheren Teilnehmerinnen der Berliner Yogakurse stattgefunden, allen hatte sie die geplanten Onlinekurse angekündigt. Heute war nun der Tag, an dem sich siebenundzwanzig ihrer Schülerinnen und Schüler angemeldet hatten. Die ersten beiden Stunden waren kostenlos, danach konnte sich jeder im Kurskalender der Onlineyoga-App eintragen. Bekka war den Tränen nahe gewesen, als sie schon vor ihrer ersten Schnupperstunde von fünf früheren Teilnehmerinnen Buchungen für Dauer- und 10er-Karten erhalten hatte. Es hatte sie darin bestätigt, dass es genau das Richtige war, mit dem Yogaunterricht weiterzumachen, denn es gab ihr enorm viel – und wie es schien, auch ihren Kunden.

Sie schloss, wie früher auch, ihre Stunde mit einer Entspannungsphase und einem kurzen Text mit einer Affirmation ab. Bekka war im Flow, es hätte aus ihrer Sicht nicht besser laufen können, selbst die Verbindung war über die Zeit stabil geblieben.

Der Austausch der Teilnehmer mit Bekka nach der Stunde war anfänglich kaum zu verstehen gewesen, denn alle hatten gleichzeitig drauflosgeredet. Übrig geblieben war der einstimmige Tenor, dass sie unbedingt weitermachen solle, jeder würde Werbung für sie machen. Das Überraschendste für Bekka war die Frage gewesen, ob sie Yogawochen im Gebirge veranstalten würde. Ihre Kundinnen wollten die Idylle kennenlernen, in der Bekka ihre Zeit verbrachte, wollten mit ihr in die Berge wandern oder im Winter zum Skifahren gehen.

Nachdem sich alle verabschiedet und abgemeldet hatten, saß Bekka ganz still im Lotussitz auf ihrer Matte. Sie faltete die Hände vor dem Herzen, führte die Hände an ihr inneres Auge und verbeugte sich tief vor sich selbst. Sie sagte »Danke«, nicht nur in Worten, sondern auch mit jeder Faser ihres Körpers. Sie war überwältigt, für Yogawochen könnte sie die bestehenden Gästezimmer anbieten, dazu benötigte sie noch nicht einmal die nächste Ausbaustufe im Dachgeschoss. Sie würde das gleich mit Nanny und Lotte besprechen, die den Berlinern am Laptop grinsend zugehört und über den schnoddrigen Dialekt gelacht hatten.

»Der Dialekt hört si für mi wie ständigs Gschnatter an. Manchmal hab ich koa Wort verstandn. Aber lustig klingts und locker. I glaub, denen hast gfehlt. Und die Idee mit den Yogawochen find i genial, das wär doch super«, fasste Lotte ihren Eindruck zusammen.

»I bin platt, mei Madl. Gut hast dus gmacht, alle Achtung.« Nanny stand leise ächzend von ihrer Matte auf. »Manchmal frag i mi, wi i die Figuren bei den Übungen schaff, ständig auf und ab, und wenn alles vorbei is, komm i kaum von der Matte hoch.«

»Das ist, weil du während der Übungen im Flow bist. Wenn du es schaffst, den in deine normalen Bewegungen zu integrieren, bist du ein echter Yogi«, konstatierte Bekka. »Aber den Dauerzustand habe ich selbst noch nicht erreicht.«

Gerade, als Bekka den Laptop schließen wollte, ploppte die Meldung über den Eingang einer Mail auf. Noch während sie die Nachricht las, begann sie zu weinen, dabei kreuzte sie ihre Hände auf ihrem Brustkorb und lächelte. »Alles gut«, beschwichtigte sie Nanny und Lotte, die beide mit einem großen Fragezeichen im Gesicht vor ihr standen. »Aber ich kann grad nicht reden.« Und die Tränen liefen und liefen. Nanny strich ihr liebevoll über den Kopf, und allmählich wurde Bekka ruhiger. Sie wischte ihre Tränen weg und lächelte. »Paps hat geschrieben. Es geht ihm wieder so gut, dass er in drei Tagen entlassen wird, und er braucht auch keine Dialyse. Sein Glück war, dass das beginnende Nierenversagen rechtzeitig erkannt wurde und er zu diesem Zeitpunkt keinerlei Medikamente einnahm, die das Ganze verschlimmert hätten. Auch dass er regelmäßig Sport getrieben und sich gesund ernährt hat, hat zu der Genesung beigetragen.« Bekka atmete tief ein. »Ich bin so froh wie noch nie zuvor.«

»Mei, Madl, a bessre Nachricht hättn mir heit ned kriegn könna.« Nanny umarmte Bekka, und beide wiegten sich wie Kinder hin und her.

»Muss er dann zur Reha?« Lotte war bisher schweigend danebengestanden, aber man konnte auch ihr die Erleichterung über diese Nachricht ansehen.

»Er muss am Anfang regelmäßig zur Nachuntersuchung, Reha ist im Moment wegen Corona zu riskant. So, wie ich das verstehe, muss er sich schonen und langsam wieder Kraft aufbauen. Der Arzt hat ihn längere Zeit krankgeschrieben, und er soll verschiedene Therapien machen. Er fühlt sich noch schwach, aber es wird wohl täglich besser.«

»Mädels, heute haben wir gleich doppelt Grund zum Feiern. Bekkas erste Online-Yogastunde, und Benjis Genesung. Bestimmt lagert irgendwo noch ein Champagner oder Prosecco, oder Nanny?« Lotte grinste sie an.

»Madln, des dürfts glaubn, da find i was. Und dafür is nur der beste Tropfn gut gnug!«

In der restlichen Woche hatte sie vier weitere Yogastunden im Kurskalender eingetragen, und bisher hatten sich für jede mehr als fünf Teilnehmer angemeldet. Ihr Minimum an Teilnehmern waren drei Personen, auch wenn sie das niemandem gesagt hatte. Mit fünf Mitgliedern hatte sie einen ordentlichen Stundensatz, noch mehr wäre natürlich traumhaft.

Die einzige Einschränkung waren im Moment die Handwerker, die immer noch fleißig arbeiteten. Natürlich war Bekka froh darüber, nur so kamen sie ihrem Ziel, für eine Wiedereröffnung gerüstet zu sein, näher. Ab dem Tag, wenn die Handwerker aus dem Haus wären, könnte sie auch mehrere verschiedene Kurse anbieten, aber das zog sich wohl noch eine Zeit lang hin.

Als sie während einer Yogasession am Nachmittag die Figur der *Taube* vorführte, stand plötzlich der Bodenleger mitten im Zimmer. Etwas hilflos drehte er sich im Kreis.

»Sakradi, wo bin i denn da neikumma?«, rief der Alois in den Raum.

Bekka erklärte ihren Teilnehmern die Unterbrechung. Loki meldete sich lachend zu Wort, sie müsse Bekka unbedingt besuchen, denn das, was sie gerade gehört habe, klinge so urig männlich und bodenständig, in den Typ könne sie sich auf der Stelle verlieben.

»Die Sprache und der Mann sind das eine ...«, deutete Bekka vorsichtig an. Alois war ein guter und zuverlässiger Handwerker, aber zu seinem Aussehen fiel ihr jedes Mal nur folgender Satz ein, den sie einmal gelesen hatte: *Dieses Gesicht kann nur eine Mutter lieben.* Seine Gesichtszüge waren total unsymmetrisch, die rechte Gesichtshälfte wirkte um einiges höher als die linke, die Augenbrauen waren vollkommen unterschiedlich geformt und schlossen die in tiefen Höhlen liegenden Augen ein, die Nase war entweder von Geburt an knorrig oder später mehrfach gebrochen, und der Vollbart verdeckte die untere Hälfte des Gesichts. Und genau diesen Satz gab sie nun auch zum Besten, als Alois den Raum verlassen hatte.

Nach einigen Minuten Onlinegekicher ihrer Yogis setzte sie die Stunde fort. Danach ging sie zu Alois und erklärte ihm das Geschehen.

»Ja verreck, i hab ned gwusst, dass ma sich so verbiegn ko.« Kopfschüttelnd, aber mit hochgehaltenem Daumen erklärte er Bekka, dass seine Tochter das auch immer machen wolle, aber keine Möglichkeit dazu habe. Bekka gab ihm die URL ihrer Homepage, dort könne sie sich jederzeit anmelden – auch für eine kostenlose Schnupperstunde. Sie hatte nie daran gedacht, dass es auch hier in der näheren Umgebung Interessenten für Yoga geben könnte. Vielleicht sollte sie Werbung dafür machen, in der Zeitung oder mit einem Flyer. Das durfte sie auf keinen Fall vergessen.

Februar 1959, Christchurch, Neuseeland

Meine liebste Frieda,
vor wenigen Tagen bin ich aus Deutschland zurückgekommen, und schon jetzt fehlst du mir noch mehr als vorher. Die Wochen mit dir und Hannah waren die beste und emotional ergreifendste Zeit in meinem Leben.
Die Reise mit dem Flugzeug war kein Vergleich mit meiner ersten mehrere Jahre dauernden und äußerst beschwerlichen Reise nach meiner Flucht aus Deutschland. Den Zwischenstopp in Singapur habe ich dazu genützt, mehrere Tage lang die Stadt zu besichtigen. Es war ein überaus beeindruckendes Erlebnis. Um wirklich alles zu sehen, könnte man Wochen dort verbringen. Die südasiatische Lebensart ist mit keiner vergleichbar, die ich bisher kennengelernt habe. Lebhaft und quirlig, bunt und laut. Besonders haben mich der Zahntempel und der Stadtteil Chinatown beeindruckt; eine derartige Pracht habe ich noch nie gesehen.
Allein, ohne Dich und Nanni, hier in Christchurch anzukommen, war furchtbar schwer für mich. Wie sehr hatte ich mir gewünscht, dass wir als Familie zurückkehren. Wie du weißt, wäre mir auch Deine Mutter sehr willkommen gewesen. Mein Haus fühlt sich leerer an, als ich das jemals vor meiner Reise empfunden habe, das Zimmer für Hannah wird nun für immer unbewohnt bleiben. Ich hatte es von einem Innenausstatter einrichten lassen, alles in Pastellfarben, wie es mir für angehende junge Damen empfohlen worden war.

Aber ich respektiere und verstehe Deine Entscheidung. Ich bin der Letzte, der nicht weiß, was es bedeutet, alles zurückzulassen. Das Zuhause, die gewohnte Umgebung, die Menschen, einfach alles, was Dir in Deinem bisherigen Leben ans Herz gewachsen ist. Für Dich hätte es den absoluten Neuanfang bedeutet, mit einer neuen Sprache, in einem neuen Land, mit neuen Menschen ... und dann noch die Aufgabe, Hannah auf ein neues Leben einzustimmen. Unsere Tochter ist ein wahres Gottesgeschenk, aber wie sollte es anders sein, sie ist mit dir als Mutter und im Kreise Deiner liebevollen Familie aufgewachsen. Mit ihren knapp vierzehn Jahren kann man jetzt schon erahnen, welch bildhübsche junge Frau sie einmal werden wird. Sicher wird es mal nicht so leicht werden, die Männer auf Abstand zu halten. Ich freue mich sehr für sie, dass sie die Zusage für eine Ausbildung in dem Garmischer Hotel Zur Sonne bekommen hat. In diesem renommierten Hotel wird sie sicher eine umfassende Ausbildung erhalten, die für die Zukunft des Hauserhofes von großer Bedeutung sein wird.
Mein Entschluss steht nun fest, dass ich in den kommenden zwei Jahren mein Handelshaus in Christchurch und die Dependance in Wellington mit ausgewählten Führungskräften besetze, um selbst nach Deutschland zurückkehren zu können – zu euch, meiner kleinen Familie.
Mein Plan sieht vor, in München ein weiteres Handelshaus aufzubauen, bieten sich doch durch die schnelle Reisemöglichkeit mit dem Flugzeug ganz neue Perspektiven.
Dann können wir endlich als Familie zusammenleben.
Ich umarme und vermisse Dich mehr als je zuvor!
In Liebe, Dein Jakob

Mai 2021

Vorbereitungen für den Neustart

»Alle Achtung, da habt ihr echt gute Arbeit geleistet.« Benji strich anerkennend über die Granitplatte in der Damentoilette, auf der drei Aufsatzwaschbecken standen. »Gerade weil es sehr modern ist, passt es richtig gut zur alten Holzvertäfelung. Toll, dass der Stein aus der Umgebung kommt.« Auch die Fliesenarbeiten im Flur, deren Erneuerung ursprünglich nicht eingeplant gewesen war, und die Renovierung der Gasträume, die schon eine Ahnung aufkommen ließ, wie es nach der Fertigstellung aussehen würde, lobte er überschwänglich. Bekka klärte ihn und Chiara detailliert über jede Arbeit auf, die noch ausstand.

Die größte Sorge bereitete ihr im Moment *König Ludwig*, der Raumausstatter. Die Lieferung der Stoffe hatte sich nun schon zum zweiten Mal verzögert. Natürlich bedingt durch Corona, denn seine Lieferanten in Italien arbeiteten erst wieder seit zwei Wochen. Im ersten Schritt hatte er bereits die alten Fotografien, die bis zur Renovierung in Rahmen an den Wänden gehangen waren, abfotografieren und als Schwarz-Weiß-Druck vergrößert auf Leinwände aufziehen lassen. Dass sie eine Möglichkeit fanden, die alten Fotos erneut zu präsentieren, lag Bekka sehr am Herzen, denn sie gehörten zum Hof und zur Alm. Sie kamen vor den weißen Rauputzwänden im großen Saal und über den alten Holzvertäfelungen in der Gastwirtschaft toll zur Geltung. Auch die alten Pferdekummets und die Rechen und Gabeln hatte er als Garderobe wieder angebracht.

Bekka war glücklich, denn Benjis Lob bedeutete ihr viel, und sie selbst war auch stolz über ihre Leistung. Immer wieder hatte sie in den vergangenen Wochen Momente gehabt, in denen sie überzeugt gewesen war, der Umbau fände nie ein Ende. Wieder und wieder hatten Handwerker wegen Quarantäne oder auch Erkrankung abgesagt, wodurch für die nachfolgenden Gewerke neue Termine hatten ausgemacht werden müssen. Es war eine vertrackte Sache, die Arbeiten zeitlich aufeinander abzustimmen, wenn ständig alles über den Haufen geworfen werden musste. Und als wäre das alles nicht genug gewesen, hatte sie sich auch um die Belieferung der Strickerinnen und die Ausführung der Bestellungen kümmern müssen.

»Hats des ned gut gmacht, mei Madl?« Nanny trat zu ihnen und legte Bekka den Arm um die Taille. »I hab scho immer gwusst, dass sie des kann. Und das kannst glaubn, des war gwies ned einfach. Sie is ein echtes Organisationstalent – a wenns stockt, des Madl kriegt einfach alles wieder zum Laufen.« Nanny strahlte ihren Sohn und die Enkelin an. »Beinah hätt ichs vergessn, Lotte hat das Essen fertig. Mia solltn die Köchin ned wartn lassn.«

Chiara stützte Benji auf dem Weg zur Wohnküche, denn er war körperlich immer noch sehr geschwächt. Bekka beobachtete jede seiner leicht schleppenden Bewegungen, und augenblicklich beschlich sie die Angst, dass immer noch die Gefahr eines Rückfalls bestand. Aber sie wollte den Teufel nicht an die Wand malen, optimistisch nach vorn zu schauen würde ihm bestimmt mehr helfen. Außerdem hatte Dr. Patel gesagt, dass Benji beste Voraussetzungen hatte, um einem Rückfall zu entgehen.

Während des Essens sprachen sie darüber, wer im Dorf schon Corona gehabt hatte und wer bereits geimpft war. Für jeden unverständlich war die Tatsache, dass die Inzidenzen hier im Landkreis höher waren als in München, eine Öffnung der Gastronomie war immer noch nicht in Sicht. Benji war erschüttert, dass ein früherer Schulfreund wegen seiner Covid-Erkrankung schon seit zwei Wochen auf der Intensivstation beatmet wurde. Corona hatte alle Menschen im Griff, es war Gesprächsthema Nummer eins, und keiner konnte sich diesem Thema entziehen, selbst wenn er nicht erkrankt war. Und es würde wohl noch einige Zeit so bleiben, zumindest solange nicht alle geimpft wären. Dazu kamen die ständigen gegensätzlich lautenden Aussagen zu den Impfstoffen, heute war ein bestimmtes Serum für über Sechzigjährige geeignet, zwei Wochen später war das gleiche nur noch für unter Dreißigjährige passend und wieder ein paar Wochen später für Dreißig- bis Sechzigjährige das einzig richtige. Das ständige Hin und Her verunsicherte viele Menschen und bestärkte die, die die Existenz von Corona generell anzweifelten und das Virus als Lüge und dessen Auswirkungen als Fake News bezeichneten. Die Verschwörungsgruppierungen nutzten die Gunst der Stunde, immer absurdere politische und wissenschaftliche Thesen zu propagieren. Erschreckend war die wachsende Schar derer, die diesem hanebüchenen Unsinn wie dem Rattenfänger von Hameln folgten und ihn weiterverbreiteten. Angst und Hetze wurden geschürt, das hohe Gut der Demokratie wurde von extremen Gruppen benutzt, die genau diese Errungenschaft mit Füßen traten und die Menschen untereinander spalteten. Als wäre die Aufgabe, das Virus zu bekämpfen und das Leben der Menschen zu schützen, nicht schon Herausforderung genug.

Das Thema bedrückte jeden am Tisch, aber alle waren sich einig, sie würden sich impfen lassen, sobald es möglich war. Aber noch nicht einmal Nanny hatte einen Impftermin erhalten. Der Sommer rückte immer näher, und die Aussagen der Experten, dass die Verbreitung des Virus in der Wärme von selbst zurückgehen würde, schürten die große Hoffnung auf die Wiederherstellung eines Normalzustandes. Alle lechzten nach sozialem Austausch, den Öffnungen der Hotels und Gaststätten und nach kulturellen Angeboten, nach all dem, was die Lebensqualität ankurbelte und dem Geist Nahrung bot.

»Habt ihr schon irgendwas bezüglich neuer Mitarbeiter unternommen?« Benji stellte die Frage, während er zufrieden seine Bayerische Creme löffelte.

»Ich würde heute gern mit dir die Bedarfslisten für Mitarbeiter erstellen und dann überlegen, wie wir an die Leute kommen. Dann sollten wir die Frage klären, welche Werbemaßnahmen wir für die Gästezimmer ergreifen. Angebote dafür habe ich genug, ich möchte allerdings gezielt vorgehen, um das richtige Klientel zu treffen.« Bekka war auf diese Frage vorbereitet gewesen.

»Gut, dann leg mal los! Für welche Tätigkeiten benötigen wir Mitarbeiter, und vor allem, wie viele?« Benji hatte Stift und Zettel bereitliegen. Lotte wollte in ihr Zimmer gehen, aber Benji bat sie dabeizubleiben, schließlich sei sie vom Fach und könne sie bestens beraten.

Benji machte zwei Listen, eine für die Beherbergung, die andere für den Betrieb der Gastwirtschaft – sowohl in der Küche als auch im Service.

»Mein absoluter Favorit für die Küche ist Lotte«, begann Bekka. »Aber leider hat sie schon vor Corona einen Arbeitsvertrag in Spanien unterschrieben, um dort neue Erfahrungen zu sammeln.« Bekka lächelte die Freundin an, sie wollte ihr zu erkennen geben, dass sie diese Entscheidung zwar bedauerte, aber verstehen könne.

Alle acht Augen richteten sich auf Lotte, und die, die sonst unerschütterlich wirkte, rutschte plötzlich auf ihrem Stuhl hin und her. »Das war immer mein größter Traum, und wenn Spanien wieder offen ist, kann ich dort in einem renommierten Restaurant arbeiten. Hätte ich euch damals schon gekannt ... Aber der Vertrag ist seit Monaten unterschrieben. Bis dahin bleibe ich in jedem Fall hier. Allerdings

… ich könnte euch einen Chefkoch empfehlen, mit dem ich einige Jahre zusammengearbeitet habe. Luc ist Belgier, und seitdem ich ihn kenne, spricht er davon, in den Bergen leben und arbeiten zu wollen. Er ist ein hervorragender Koch und vor allem immer gut drauf, was ehrlich gesagt, eine seltene Eigenschaft bei Köchen ist. Die meisten sind Choleriker und grundsätzlich schlecht gelaunt. Ob italienische Saltimbocca, französische Bouillabaisse, bayerische Schweinshaxn oder österreichischen Kaiserschmarrn, er beherrscht die Küche von der Nordsee bis zum Mittelmeer. Sein Portfolio würde meiner Meinung nach genau passen. Ich könnte ihn hier einarbeiten, die Speisekarte zusammenstellen und alles dazu ankurbeln, was nötig ist.«

Einstimmig baten sie Lotte, Luc möglichst schnell zu kontaktieren, dann stellten sie eine lange Liste an Jobs zusammen, die es alle zu besetzen galt. Für die Zimmer, das Frühstück, den Thekenausschank, die Bedienung der Mittags- und Abendgäste, die Rezeption, die Spülküche, und, und, und … Es kamen immer mehr dazu, und als Lotte bestätigte, dass sie alle Tätigkeitsbereiche abgedeckt hatten, schrieben sie die geschätzten Arbeitsstunden dazu, um die Anzahl der Vollzeit- und Nebenbeschäftigungen festzulegen. Gerade durch die Vorschriften der Hygienemaßnahmen müsste an manchen Stellen mehr Arbeitsstunden eingeplant werden. Das Gesundheitsamt hatte glücklicherweise ihren Maßnahmenkatalog zu den Hygienevorschriften genehmigt. Dank Vitus würden sie mit einem Buchungssystem arbeiten, mit dem sich jeder Gast einen Platz reservieren konnte und gleichzeitig der Nachweis erbracht wurde, wann sich wer und wie viele Personen im Gasthaus oder Biergarten aufhielten.

Nanny wollte sich in der kommenden Woche darum kümmern, ihre früheren Mitarbeiterinnen aus dem Dorf anzusprechen, schließlich waren sie mit deren Arbeit äußerst zufrieden gewesen. Lotte würde sich darüber hinaus bei ihren ehemaligen Kolleginnnen und Kollegen umhören. Es war ein unschätzbarer Vorteil, dass sie die Schwächen und Stärken der Leute kannte, was sich sonst erst nach einiger Zeit erweisen würde.

Zwei Tage später platzte Lotte ganz aufgeregt in ein Telefonat zwischen Bekka und einem Lieferanten, den Bekka umgehend abwürgte, da sie erkannte, wie wichtig Lottes Überaschungsangriff war.

»Luc kommt, er ist an der Stelle interessiert. Er war gerade dabei, seine Zelte in Garmisch abzubrechen, weil ihm ein Job in einer Betriebskantine angeboten worden war. In spätestens einer Stunde ist er hier.«

Lotte war total aus dem Häuschen, so freudig und beschwingt hatte Bekka sie noch nie erlebt. Bekka umarmte ihre Freundin, und sie setzten sich in die Küche und besprachen die Eckdaten, die sie Luc für seine Entscheidung mitgeben wollten. Bekka hoffte, dass sie sich auch beim Gehalt einig werden würden. Als es klingelte und Lotte zur Tür stürmte, hatte Bekka das Gefühl, dass hier etwas im Busch war, und im nächsten Moment war alles klar. Lotte umarmte Luc und erwiderte seine Küsse, die weit über eine normale Begrüßung ehemaliger Kollegen hinausgingen. Die beiden hatten was miteinander, das war eindeutig. Aber Lotte hatte ihr nie von Luc erzählt, vielleicht, weil sie es als aussichtslos betrachtete?

Als Lotte und Luc nebeneinanderstanden, musste Bekka grinsen. Ein ungleicheres Paar konnte sie sich kaum vorstellen. Lotte war groß, mit langen blonden Haaren. Luc, einen Kopf kleiner als Lotte, verkörperte für sie den französischen Typus mit zierlichem Körperbau, einem kleinen Kugelbauch, der auf den Genießer schließen ließ, und dunklem Schnauzbart. Lotte und Luc strahlten sich beide immer wieder an, als müssten sie sich gegenseitig versichern, dass sie beide jetzt hier wären. Als Lotte ihn vorstellte, sprach aus jedem Wort ihre Verliebtheit. Und Luc war ein Charmebolzen, der nicht nur Bekka, sondern auch Nanny auf Anhieb um den Finger wickelte. Bekka und Lotte zeigten ihm seinen Arbeitsplatz, der mit allem ausgestattet war, was man für professionelles Arbeiten brauchen würde.

»Ma chérie, wir werden das Dream-Team de la cuisine in den bayerischen Bergen. Die Leute werden uns aus der Hand fressen«, sagte er und grinste Lotte an.

Plötzlich wurde Lotte ernst, und Bekka vermutete, dass Luc keine Ahnung von Lottes Spanienplänen hatte. Bekka war froh, als ihr Handy läutete. »Zeig ihm doch bitte alles, dann sprechen wir in der Küche weiter«, bat sie Lotte.

Bekka telefonierte schon wieder, als Lotte und Luc in die Küche kamen. Zuerst hatte ihr König Ludwig mitgeteilt, dass er morgen ganz in der Früh kommen würde, um mit ihr endgültig die Verteilung der verschiedenen Stoffe festzulegen. Heute sei endlich die Lieferungen angekommen, zu allem Glück vollständig, und er wolle sofort loslegen.

Kaum hatte sie aufgelegt, hatte sich der Vinzenz Gruber gemeldet, der Hersteller der bayerischen Biowolle. Er käme in den nächsten Tagen persönlich mit seinen Wollmustern vorbei. »I würd mir die Sach ganz gern selbst anschaun, wohin die Woll von meine Schaf gehn dad.«

Bekka hatte nichts dagegen, wenn sie dadurch endlich einen Schritt weiter wäre, denn seit zwei Wochen hatte sie nichts mehr von ihm gehört. Trotzdem stöhnte sie laut auf, nachdem sie aufgelegt hatte. Entweder es lief gar nichts oder alles geschah gleichzeitig.

Lotte und Luc hielten sich wie Kinder an den Händen und standen strahlend vor Bekka, als sie das Telefonat beendet hatte. Lotte ergriff das Wort. »Luc bleibt und ich ebenfalls, bis ich nach Spanien gehe.«

»Super. Aber dabei gibt es ein kleines Problem. So gern ich es auch wollte, ich kann mir keine zwei Köche leisten. Dabei haben wir noch nicht mal übers Geld gesprochen.«

»Alles in trockenen Tüchern, das hab ich schon geklärt, so, wie wir es besprochen hatten«, antwortete Lotte. »Ich arbeite umsonst gegen Kost und Logis. Außerdem zieht Luc in mein Zimmer ein, bis er etwas eigenes gefunden hat. Er könnte auch in seinem VW-Bus schlafen, aber ich glaub, das muss nicht sein.« Lotte grinste Bekka an.

»Das sehe ich auch so.« Bekka grinste zurück und griff nach ihrem Handy, das schon wieder läutete. Überrascht las sie den Namen des Anrufers und hielt einen Moment inne, bevor sie sich meldete. Nico, ihr Freund, der sich seit zwei Jahren in Nicaragua aufhielt. Der sich immer seltener, das letzte Mal vor einigen Wochen mit der lapidaren Nachricht *Breche jetzt meine Zelte hier ab* bei ihr gemeldet hatte. Mit ihm hatte sie nicht mehr gerechnet, sie hatte ehrlicherweise noch nicht einmal an ihn gedacht, allein weil ihr die Zeit dafür gefehlt hatte. Deswegen klang auch ihr *»Hola, Nico, como estas?«* wenig begeistert, eher so, als hätte er erst gestern angerufen. Während er redete, setzte sie sich, nickte immer wieder und antwortete »Ja, okay« oder *»Si, si«*. Sie beendete das Gespräch damit, ihn am nächsten Tag um 15.35 Uhr am Bahnhof in Traunstetten abzuholen.

Lotte und Luc schauten sie beide fragend an, Bekkas fehlende Begeisterung über seine Ankunft hing in der Luft. »Ist das *der* Nico?« Lotte musste sich vergewissern, denn Bekka hatte ihr von den Zweifeln, ob sie ihn überhaupt noch liebte, erzählt.

»Das ist er. Und er kommt morgen an. Allmählich wird das Haus voll.«

»Wahre Freude sieht anders aus«, stellte Lotte nüchtern fest.

»Der Geschmack kommt beim Essen«, bemerkte Luc zwinkernd.

»Wenn denn das Gericht nicht verdorben ist«, antwortete Bekka und ging nahtlos dazu über, die Einzelheiten des Arbeitsvertrags zu besprechen.

»Chef, darf isch zu Tisch bitten?«, rief Luc in die Gaststube hinein, in der Bekka seit Stunden damit beschäftigt war, mit dem Raumausstatter die endgültige Verteilung der verschiedenen Stoffe zu besprechen.

Seitdem sich Bekka ungewollt verplappert und ihn mit *König Ludwig* angesprochen hatte, fraß er ihr aus der Hand, denn er fühlte sich mit diesem Namen geehrt und in seinem wahren Wesen erkannt. Schließlich liebte er den Märchenkönig. Er wurde nimmer müde, beim leisesten Zweifel Bekkas, ob der Stoff mit der Bordüre als Vorhang, Kissen oder Tischläufer besser geeignet wäre, die Musterbahnen immer wieder anders zu arrangieren, bis sie zufrieden war. Sie hatten sich im ganzen Haus vorgearbeitet, von der Gaststube über den Saal bis zu den Gästezimmern in den oberen Stockwerken. Alles hatte einen Duktus, trotzdem war kein Zimmer wie das andere, einmal variierten die Farben, das andere Mal die Kombination der Bordüren-, Allover- und Streifenmuster. Immer, wenn sie Farbe und Muster für ein Zimmer festgelegt hatten, hatte sich Ludwig alles auf seinem großen Din-A3-Notizblock notiert, hatte theatralisch die Seite umgeblättert, seine lange, gelockte Stirnsträhne mit geübtem Schwung nach hinten geworfen und laut »Lass uns zur nächsten Herausforderung schreiten« gerufen. Bekka hatte sich gern auf seine Affektiertheit eingelassen, da er sich wirklich extrem bemühte, jede ihrer Vorstellungen umzusetzen.

»Luc, hast du unseren hart schuftenden König Ludwig beim Essen mit eingeplant? Wir haben unserer Kreativität das Letzte abverlangt und sind nun auf deine Kreationen gespannt.«

Luc hatte ein Menü im bayerisch-mediterranen Stil angekündigt, um seine Kochkünste vorzuführen. »Aber sicher doch, Chef. Der Tisch wartet auf euch. Wer arbeitet, muss gut speisen.« Luc stieg auf Bekkas Ton ein, legte einen Arm um seine Dienstherrin und einen um Ludwig und geleitete beide in die Wohnküche. Dort hatte Lotte den Tisch gedeckt, mit dem Porzellan aus der Gaststube, geriffelten Wasser- und Weingläsern und weißen Stoffservietten. Auf dem derben Holztisch wirkte das trotz der Schlichtheit sehr fein. Selbst Kerzen fehlten nicht. »Wie edel, an einem ganz normalen Mittwoch. Aber ich finde, wir haben uns das verdient.« Alle, auch Luc, nahmen Platz, und sie freuten sich über den Gruß aus der Küche – kleine Scheibchen selbst gebackenen Nussbrots mit Forellenmousse und Schnittlauchcreme.

»Daran könnte ich mich satt essen, das schmeckt einfach genial«, stöhnte Bekka genüsslich. »Schade, dass es so wenig ist.«

»Abwarten, ma chérie, das war nur die Ouverture. Jetzt kommt ein petit Süppchen, um die Geschmacksknospen anzuheizen.« Er deutete auf ein Tablett mit Suppentassen. »Und nun eine Kartoffelschaumsuppe mit Champignoneinlage, leicht und hoffentlich genauso lecker.«

Nachdem sie den Rest des Menüs verspeist hatten, waren alle überzeugt, dass Luc einen Stern verdient hätte. Das Hauptgericht bezeichnete er als *regionales Ratatouille*, bestehend aus Karotten, Kohlrabi, Erbsen und Kräutern, mit einer goldgelben Safransahnesoße, dazu präsentierte er ein mit Speck umwickeltes Schnitzel in Begleitung eines Kartoffelgratins, das auf der Zunge zerging. Der krönende Abschluss war ein Topfenstrudel – leicht und fluffig.

»Mei, so hab i den no nie hinkriegt. Das Rezept musst mir verraten, Bub«, begeisterte sich Nanny. Sie hatte Luc als ihren *Bub* schon in ihr Herz geschlossen.

Sie beendeten das ausgiebige Essen mit einem Espresso, dabei lag auf jeder Untertasse ein kleiner Keks, selbst den hatte Luc am Vormittag selbst gebacken.

Das Lob von allen Seiten nahm er mit einer kleinen Verbeugung an. »Vergesst nicht, ma chére Lott' hat viel dazu beigetragen, das Lob gehört ihr ebenfalls.« Er nahm ihre Hand und küsste sie. Lotte errötete!

Bekka kam nicht aus dem Staunen raus, denn seit Lucs Ankunft lernte sie eine neue Seite von Lotte kennen. Sie strahlte ohne Unterlass. Was Verliebtsein doch bewirken konnte, sie hätte das nie für möglich gehalten. Wie würde Lotte damit umgehen, wenn sie nach Spanien aufbrechen musste? Dann hätte sie monatelang keine Chance, Luc zu sehen. Hoffentlich blieb er hier und reiste ihr nicht hinterher, das wäre der Super-GAU für den Hauserhof.

Plötzlich fiel Bekka ein, dass sie losfahren musste, um bei Nicos Ankunft rechtzeitig am Bahnhof zu sein. Sie verabschiedete sich von Ludwig, und er versprach, jedem von ihrem genialen Koch zu erzählen und die Werbetrommel zu rühren.

»Wenn der Lockdown vorüber ist, dann kommen die Leute in Scharen, wirst sehn, mein Herzblatt.« Er küsste Bekka auf die Wangen und trippelte zu seinem Lieferwagen, der neben seinem extravaganten Aussehen befremdlich wirkte. Aber, wie er bemerkt hatte, Pferde und Kutsche seien heutzutage leider nicht mehr standesgemäß ...

Nicos Ankunft

Ein paar Minuten vor der geplanten Ankunft erreichte Bekka den Bahnhofsvorplatz. Wo war ihre Vorfreude, warum verspürte sie kein Flattern im Bauch? Lag es nur daran, dass bei ihrem enormen Arbeitspensum keine Sekunde übrig geblieben war, um sich Gedanken über Nico, sich selbst oder um sie beide als Paar zu machen? Immer hatte sie Lottes und Lucs Strahlen vor Augen. Würde es kommen, wenn Nico vor ihr stand? Sie setzte sich auf eine Wartebänkchen neben dem Bahngleis, dabei fiel ihr Blick auf eine junge Frau, die am Bahnsteig stand und sich immer wieder in Richtung des zu erwartendes Zuges reckte. Sie lief hin und her, schaute alle paar Sekunden auf die Uhr, als könnte sie damit die Zeit beschleunigen, holte einen Handspiegel aus ihrer Tasche, begutachtete sich, zupfte eine Haarsträhne zurecht, presste die Lippen aufeinander und lächelte sich im Spiegel an. Sie war bereit und voller Freude auf eine mit Sehnsucht erwartete Person.

Bekka vermisste diese Sehnsucht. Als sie Nico vor ein paar Jahren kennengelernt hatte, war ihre Beziehung sehr leidenschaftlich gewesen, aber schon nach kurzer Zeit war ihr das zu eng geworden, sie war nicht in der Lage gewesen, sich mit Haut und Haar darauf einzulassen. Nico verstand das nicht und reagierte beleidigt, hatte One-Night-Stands mit anderen Frauen, die, wie er immer beteuerte, ihm nichts bedeuteten, denn er wolle nur sie. Als er ihr verkündete, für ein Jahr nach Nicaragua zu gehen, bedauerte sie es fast genauso sehr, wie sie darüber erleichtert war. Anfangs sehnte sie sich nach ihm, mit der Zeit kam er jedoch in ihrem Alltag nicht mehr vor, die wenigen Telefonate oder Fotos, die er schickte, riefen ihn in Erinnerung, mehr nicht.

Mit dem Corona-Ausbruch und den Folgen für ihr Leben und ihre Arbeit hatte sie große Mühe, sich selbst zu arrangieren und klarzukommen. Ihr Unverständnis war grenzenlos, als Nico das Flugzeug »verpasste«, das die deutsche Regierung zur Rückkehr organisiert hatte. Bekka gewann den Eindruck, dass er Corona nicht ernst nahm, er sprach am Telefon über eine Hysterie, mit der die Regierungen ihre Bürger in den Griff bekommen wollten. Aussagen, für die Bekka keinerlei Verständnis oder gar eine Erklärung fand. Zu behaupten, Corona gebe es nicht, es sei nur eine Grippe, verhöhnte die, die verstarben oder lange Zeit unter den Nachwirkungen litten. Hoffentlich gehörte Nico nicht zu den Coronaleugnern, das würde das sofortige Aus für ihre Beziehung bedeuten – falls sich diese überhaupt als solche erweisen würde.

Wäre der Zug nicht mit laut quietschenden Bremsen in den Bahnhof eingefahren, hätte sie die Ankunft nicht bemerkt, so tief war sie in Gedanken versunken. Sie stand auf und sah, wie die junge Frau in Richtung einer anderen jungen Frau lief und sie sich beide in die Arme fielen. Die Wiedersehensfreude war ihnen anzusehen, immer wieder küssten sie sich, als sie gemeinsam Arm in Arm zum Ausgang gingen. Jetzt sprang auch Nico am Ende des Zuges auf den Bahnsteig. Er hatte einen riesigen Rucksack auf dem Rücken, mit seinen fast schwarzen langen Haaren und dem tiefbraunen Teint wirkte er sehr südländisch. Mit Jeans, T-Shirt und einer dünnen Jacke bekleidet stand er neben dem Zug und hielt Ausschau nach ihr. Dass es hier immer noch ziemlich kalt war, darauf war er vermutlich nicht vorbereitet. Er hob lässig die Hand, als er Bekka sah, und sie gingen aufeinander zu. Keiner von beiden beschleunigte seine Schritte, und erst kurz bevor sie voreinander standen, breitete er die Arme aus.

»Hola querida, como estas?« Sie umarmten sich.

»Hi, Fremder.«

Nun regte sich doch etwas in ihr, ein Funke, der vielleicht wieder eine Flamme werden könnte? Sie genoss es, umarmt zu werden, die Zärtlichkeit hüllte sie ein, und er hob sie hoch. Als sie seinen Geruch wahrnahm, war die Vertrautheit wieder da, ein Sehnen machte sich in ihr breit.

Nico schaute auf sie herab, denn sie reichte ihm nur knapp bis zur Schulter. Er schnalzte mit der Zunge. »Tolle Frau ... noch mehr als früher.«

»Willkommen in meiner bayerischen Heimat!« Bekka führte mit einem Arm einen weiten Bogen aus.

»Die Aussicht ist toll, ich bin schon sehr gespannt, was mich erwartet. Wandern und auf die Berge steigen, das klingt fast wie eine Fortsetzung meiner letzten beiden Jahre.«

Sie gingen nebeneinander zum Ausgang, dabei schaute ihn Bekka immer wieder von der Seite an und lächelte. Er sah echt gut aus, daran hatte sich nichts geändert, eher noch ein bisschen markanter – aber auch irgendwie ausgemergelt.

»Wandern und bergsteigen können wir, wenn ich wieder etwas weniger Arbeit habe. Wir sind kurz vor dem Ende des Lockdowns, dann können wir das Gasthaus und Hotel wiedereröffnen. Außerdem läuft mein Strick-Onlineshop gerade sehr gut an, und heute Abend, pünktlich um 18.00 Uhr, habe ich eine Online-Yogastunde. Du musst dich leider drauf einstellen, dass es mit freier Zeit bei mir momentan schlecht aussieht.«

»Das klingt nach Stress, so kenne ich dich gar nicht. Was ist passiert, plötzlich Businesslady? Nein, das glaube ich nicht, come on, relax and enjoy ... Das war doch immer deine Devise.«

»Relaxen kann ich, wenn alles läuft, wie ich mir das vorstelle. Ich habe echt was auf die Beine gestellt, wirst schon sehen.«

»Also Bekka 2.0. Solange es nicht zu anstrengend wird, ist alles paletti.« Er lächelte sie an und wuchtete dabei seinen Rucksack auf den Rücksitz des Käfers. »Der hat ein paar Jahre auf dem Buckel. Krass, so ein altes Vehikel hätte ich nicht erwartet. In Oberbayern wächst das Geld doch auf den Bäumen.«

»Die Alternative ist der Bus, wenn dir das lieber ist.« Was sollte denn diese Bemerkung? Dachte er, alle würden mit SUVs durch die Gegend cruisen? Sie hasste dieses klischeehafte Denken, sofort fiel ihr wieder seine Corona-Einstellung ein, ebenso verallgemeinernd. Das fing ja gut an ...

»Kein Thema, in Nicaragua gab es noch viel ältere Fahrzeuge, aber im reichen Deutschland, noch dazu im superreichen Oberbayern, hätte ich etwas Derartiges nicht vermutet. Eher etwas schickes, großes, mit viel PS.«

»Da muss ich dich enttäuschen. Solche Äußerlichkeiten sind meiner Familie unwichtig.«

Während der Fahrt erklärte sie ihm die Namen der umliegenden Gebirgszüge. Da Nico nicht die geringste Reaktion darauf zeigte, unterließ sie es, und sie saßen stumm nebeneinander. Bis er irgendwann beklagte, wie weit sie ihn denn noch in die Pampa führe, noch einsamer gehe es ja wohl kaum. »In ein paar Minuten sind wir in Hochkogel. Es ist das letzte Dorf am Ende der Straße, danach kommen nur noch die Berge.«

Der fast ungebremste Schwung, mit dem Bekka in den Hof einbog, entsprach dem Level ihres inneren Unmuts. Sie hatte ihm geschrieben, wo sie seit einigen Monaten lebte, wie froh sie war, dass sie in die Berge gehen konnte und nicht in Berlin eingesperrt war. Scheinbar hatte er sie nicht ernst genommen oder ihre Worte gelesen und vergessen. Was wollte er dann hier? Plötzlich fiel ihr etwas ein. »Du hast geschrieben, du musstest nach deiner Ankunft in Deutschland in Quarantäne?«

»Wie meinst du? Ach so, ja klar. Ich war in einem Hotel in der Nähe des Flughafens, zehn Tage lang.«

Bekka beschlich das Gefühl, dass das schlichtweg gelogen war. Nico hatte die erstaunliche Fähigkeit, alle Arten von Regeln und Verpflichtungen zu umgehen, sich ihnen auf jede nur erdenkliche Möglichkeit zu entziehen. Sie konnte sich außerdem nicht vorstellen, dass Nico Geld für ein Hotel am Flughafen aufgebracht hatte. Gleich darauf schalt sie sich eine blöde Ziege, wie war sie bloß drauf? Hoffentlich war das nur auf ihren eigenen Stress zurückzuführen, denn so mochte sie sich selbst nicht leiden. »Voilà, hier sind wir. In meiner alten und jetzt auch neuen Heimat.«

»Wow, hier ist viel Platz, nicht schlecht.« Nico wuchtete sich seinen Rucksack auf eine Schulter, und sie gingen zum Haupteingang des Hauserhofs an der Straßenseite, da die Handwerker den rückwärtigen Ausgang zum Biergarten eingerüstet hatten. In diesem Moment kam Vitus über die Straße auf sie zu. Bekka fiel ein, dass sie ihn seit ein paar Tagen nicht mehr gesehen hatte, und bekam sofort ein schlechtes Gewissen.

»Grias di, Bekka. Habt ihr schon den ersten Gast?« Vitus küsste sie auf beide Wangen, und Bekka hatte das Gefühl, wie ein Teenager zu erröten. Plötzlich legte Nico besitzergreifend den Arm um sie.

»Ich bin Nico, gerade zurück aus Nicaragua, und heiß ersehnt nach zweijähriger Abwesenheit.«

»Ja dann ... ich wollt dich eigentlich nur fragen, ob ich heute bei deiner Yogastunde mitmachen kann, eine Person darf, soviel ich weiß, offiziell dabei sein. Aber wenn ... Nico hier ist, ist der Platz wohl schon belegt. Dann ein andermal.« Er drehte sich um, um zu gehen.

»Wegen mir kannst du ruhig mitmachen, Yoga ist nicht mein Ding. Ich finde, Yoga ist Biegen für Ziegen«, meinte er und zwinkerte Bekka zu. »Ich bin eher für Kampfsportarten zu haben.«

»Jedem das Seine ...« Vitus ließ sich nicht beirren, er verzog keine Miene. »Also gut, Bekka, dann bis später?«

»Gern, ich freu mich, wenn du dabei bist.« Sie lächelte Vitus an und wandte sich dann zu Nico.

»Eine biegsamer Bambus kann sich nach einem Sturm immer wieder aufrichten, die starre Eiche dagegen zerbricht daran, hat schon Mao Zedong festgestellt.« Bekka war stinksauer, diesen blöden sexistischen Spruch hatte Nico früher schon drauf gehabt. Damals und auch heute noch fand sie ihn einfach nur machomäßig arrogant. Wenn das so weiterging ...

Die Vorstellungsrunde mit Nanny, Lotte und Luc musste sie aufs Abendessen verschieben, denn alle waren beschäftigt. Nanny war unterwegs zum Metzger, Luc und Lotte hatten sich in Bekkas Büro verschanzt, um ein Konzept für eine Speisekarte zu entwickeln. Also kein großes Begrüßungskomitee für Nico, aber das war Bekka gerade recht. Sie führte ihn in ihr Zimmer, und er schaute sich überrascht um.

»Echt jetzt, wir schlafen in einem Kleinmädchenzimmer? Gibts hier im Haus nichts anderes.«

»Wenn du Wert auf ein schickes Hotelzimmer legst, kannst du gern ein Zimmer mieten, aber dazu müsstest du geschäftlich unterwegs sein. Wegen Corona ist die Vermietung an Touristen nicht möglich.« Bekka konnte es kaum glauben, jetzt stellte er auch noch Ansprüche an seine Unterbringung. Vermutlich hatte er in den vergangenen zwei Jahren in Hostels oder im Zelt gehaust.

»Chica, das war ein Witz, wo ist dein Humor?«, lenkte er ein. »Natürlich werde ich mich mit dir hier einnisten, ich freue mich schon drauf, im Röschenbett mit dir zu schlafen.« Er umarmte und küsste sie.

»Du kannst dein Zeug in den Schrank räumen, ich habe dir Platz gemacht. Und nebenan ist das Badezimmer, falls du duschen möchtest. Ich gehe jetzt in den Yogaraum, um mich auf die Stunde einzustimmen. In ungefähr eineinhalb Stunden bin ich zurück, danach gibt's Abendessen.«

Im Yogaraum atmete sie tief durch, während sie alles für die Übertragung vorbereitete. Sie hatte noch ein paar Minuten Zeit, die sie unbedingt dazu nützen wollte, ihren Ärger loszuwerden, der sich seit Nicos Ankunft in Wellen hochgeschaukelt hatte. Sie setzte sich im Lotussitz hin, legte die Hände im Chin-Mudra auf ihre Knie und schloss die Augen. Sie beobachtete ihre Atmung,

»Drei Takte ein ... Pause ... vier Takte aus ... Pause.«

Dabei konnte sie allmählich ihre Gedanken auf die Reise schicken. Sie wurde ruhiger, gelassener. Dass die Tür geöffnet wurde und jemand den Raum betrat, brachte sie nicht aus ihrem Fluss. Sicher war es Vitus. Sie öffnete die Augen und sah ihn vor ihr in die Hocke gehen.

»Ist alles okay?« Vitus schaute sie an und legte seine Hände auf ihre Schultern. Bekka fühlte die Wärme, die von ihm ausging und durch ihre Schultern floss. Am liebsten hätte sie die Augen gleich wieder geschlossen und das wohlige Gefühl genossen. Aber in diesem Moment meldeten sich die ersten Teilnehmer auf der Plattform an, und sie musste sie freischalten.

»Alles gut. Sorry für den Ausrutscher vorhin. Ich schätze, Nico ist durch den Jetlag noch etwas aus dem Tritt.«

»War er nicht in Quarantäne?« Vitus zog seine eigenen Schlussfolgerung.

»Doch, ja. Jedenfalls weiß ich nicht, was ihn geritten hat mit diesem blöden Spruch. Sagen wir mal, jeder hat ein Recht auf einen schlechten Tag ... Sorry, aber jetzt muss ich gleich anfangen, bitte nimm dir eine Matte und leg sie so hin, dass du mich gut sehen kannst.«

Bekka begrüßte nacheinander die sechs Frauen und drei Männer, die sich angemeldet hatten. Zwei von ihnen kannte sie noch nicht, und sie fragte sie nach ihren Vorkenntnissen. Wenn absolute Anfänger dabei wären, die die Asanas nicht kannten, musste sie die Bewegungsabläufe detaillierter beschreiben. Dann begann sie die Stunde mit einer kurzen Atemmeditation, und wie bei jedem Mal, kam sie dabei auch in ihren eigenen Flow, obwohl sie die Übungen ansagen musste und immer wieder Tipps gab, worauf es ankam oder was sich als Alternative bei Bewegungseinschränkungen anbot.

Plötzlich ging die Tür auf, und Nico kam herein. Er grinste und ging zur Wand, die Bekka gegenüberlag. Er rutschte daran nach unten. Was sollte das? Bekka hatte extra ein großes Schild an die Tür gehängt mit der Aufschrift *Bitte nicht stören, Yogaunterricht.* Seitdem der Handwerker in ihre Stunde geplatzt war, hatte das Schild jeden davon abgehalten hereinzukommen.

Sie bemühte sich, ihren Ärger wegzulächeln, und setzte die Stunde fort. Zum Glück kamen nur noch zwei Figuren, danach folgten zehn Minuten zur Entspannung, die sie mit Musik untermalte. Sie schaltete dabei die Kamera aus, die Teilnehmer sahen nur noch ihr Logo.

Wie sie es vermutet hatte, legte Nico gleich los: »Na endlich, das dauert ja ewig. Und? Hast du deine Jünger auf deine Linie eingeschworen? Dann ist doch alles bestens, und der Rubel rollt.«

»Was hast du an *nicht stören* nicht verstanden? Wir sind noch nicht fertig, bitte geh raus!« Bekka war stocksauer, sogar Nico kapierte das in diesem Moment. Er erhob sich, winkte wie ein Scheibenwischer mit den Händen und verließ betont gemächlich den Raum.

Zum Glück hatten die Onlineteilnehmer nichts von der Unterbrechung mitbekommen und sie verabschiedete sich.

»Sorry, Vitus, das nächste Mal sperre ich die Tür zu.«

»Passt scho. Meinem Genick und den Schultern haben die Übungen extrem gut getan, da ist mir so eine kleine Störung egal. Seit Tagen sitze ich an meinem Rechner, weil ich einen Abgabetermin hatte, und jetzt hat sich die Kralle im Rücken wieder gelöst.« Als wollte er es ihr beweisen, kreiste er seine Schultern und bewegte seinen Kopf. »Dank dir funktioniert alles wieder ohne Schmerzen und Krachen.« Er rollte seine Matte zusammen und ging zur Tür. »Ich wünsch dir noch einen schönen Abend, wird sicher unterhaltsam werden.« Er tippte sich grinsend an die Schläfe und ging.

Bekka hatte Vitus' Anspielung verstanden. Wenn Nico sich weiter so verhalten würde, war Ärger vorprogrammiert, nicht nur mit ihr selbst.

Nicht eingeplant

Beim Abendessen stellte Bekka Nico Nanny, Lotte und Luc vor. Sie war überrascht, plötzlich war er wie verwandelt, sein Ton war locker, und er war äußerst redselig. Hatte er etwa begriffen, dass seine anmaßenden Sprüche auf keinen fruchtbaren Boden gefallen waren? Er erzählte vom Land und den Leuten, die er dort kennengelernt hatte, und jeder hörte ihm gebannt zu, denn keiner von ihnen war je in Südamerika gewesen, man kannte das Land nur aus Fernsehdokumentationen. Seine Schilderungen über die Lebensumstände der Menschen in Nicaragua, die zu den Ärmsten der Armen gehörten, da sie von weniger als einem Dollar am Tag lebten, trieben Nanny die Tränen in die Augen.

Ursprünglich war er dorthin gereist, um für eine internationale Gesellschaft Entwicklungshilfe im Bereich der Landwirtschaft, besonders unter dem Aspekt des Umweltschutzes zu leisten. Es hatte sich als ein nahezu aussichtsloses Unterfangen herausgestellt, denn wie sollten sich die Menschen für das Klima und eine nachhaltige Landwirtschaft interessieren, wenn sie jeden Tag um ihr Überleben kämpften. Er berichtete von den Brandrodungen, die von der Regierung zwar offiziell verboten, aber äußerst großzügig und billigend in Kauf genommen wurde. Nur so konnten die Bauern die Anbauflächen für Kokasträucher vergrößern, die ihnen ein schmales, aber sicheres Einkommen sicherten. Das große Geschäft machten sowieso die Drogenbarone und die Regierung.

Er zeigte Fotos von Kindern, die schon mit fünf Jahren auf den Plantagen arbeiteten und genau die gleichen Geschwüre an den Händen hatten wie die Erwachsenen. Das Glyphosat, das im Auftrag der Regierung mit Hubschraubern über den Pflanzungen verteilt wurde, löste die Haut an den Händen der Pflücker ab, die Entzündungen und offenen Wunden wurden durch den täglich neuen Kontakt mit den Kokablättern immer schlimmer. Manch ein Zwölfjähriger hatte vollkommen verstümmelte Hände nach Jahren des Kokapflückens. Und natürlich war weder die Möglichkeit noch Geld da, sich ärztlich versorgen zu lassen. Er erzählte auch von seiner Freundschaft mit den *Mulas* – Bauern, die als Drogenkuriere unterwegs waren und jeden Tag ihr Leben aufs Spiel setzten, um ihre Familien zu ernähren.

Während seiner Schilderungen hörten ihm alle vier schweigend zu. Als er zum Ende kam, bemerkte Nanny kopfschüttelnd: »In was für einer Welt mia doch lebn. Und das alles für an Rausch, um genau derer Welt zu entkommen.«

Luc und Lotte standen beide auf und kündigten an, noch einen Nachtspaziergang machen zu wollen, und Nico ging nach draußen zum Rauchen. Nanny und Bekka blieben in der Küche sitzen, um den Ablauf des morgigen Tages zu besprechen.

Als Bekka in den Flur zum hinteren Ausgang lief, um dort den Müllbeutel in die Tonne zu werfen, kamen ihr süßliche Rauchschwaden entgegen. Nico zog eine Tüte, und sie wurde wütend. Hatten sie nicht gerade über die verheerenden Folgen von Drogen gesprochen? Wieso brachte er sie hier mit ins Haus, auch wenn es *nur* Cannabis war? Er hatte wirklich überhaupt keine Hemmschwelle, konnte er nicht außerhalb des Hauses rauchen? Sie öffnete die Tür und sah Nico an, ihre Wut loderte auf, ohne dass sie ein Wort äußern musste.

»Reg dich ab, kriegt doch keiner mit.« Nicos seelenruhige Antwort brachte sie noch mehr auf die Palme.

»Wenn du es schon nicht lassen kannst, dann geh wenigstens weg vom Haus. Ich möchte nicht, dass Nannys Haus mit Drogen in Verbindung gebracht wird. Du kannst dich von mir aus zudröhnen. Aber nicht hier.« Bekka drehte sich um, warf die Tür zu und ging in die Küche.

Nanny hatte sich einen Tee aufgegossen. Sie registrierte die Erregung Bekkas wortlos und hielt ihr eine Tasse hin. »Komm, setz dich zu mir. Lass ihm und dir a bisserl Zeit, dann renkt sich des scho ein.«

»Ach, Nanny, wenn ich bloß wüsste, ob ich das überhaupt will.« Sie nahm einen großen Schluck und stöhnte kurz auf, weil sie sich die Lippe verbrannt hatte. Ging denn alles schief? Lag es an ihr? Wenn sie ehrlich war, hatte sie Nico gedanklich nicht mehr in ihr Leben eingeplant, vor allem, seitdem sie hier bei Nanny lebte. Das Gespräch mit Benji über Nico hatte ihr vor Augen geführt, dass Nico nicht kompatibel mit ihrem neuen Setting sein könnte, vor allem, da er kein Mensch war, der sich einfügen würde. Eher mussten sich alle nach ihm richten. Dass er jemals hier auftauchen könnte, war ihr nie in den Sinn gekommen. Natürlich, wenn er wollte, könnte er mit seinem Studium der Agrarwissenschaft mit dem Schwerpunkt Ökologie und Biodiversität in der Forstwirtschaft sicher auch im Gebirge Fuß fassen. Aber ob das sein Plan war? Hatte er überhaupt Pläne? Bekka wollte ihn gar nicht erst fragen, womit er seine Zeit nach dem Auslaufen seines einjährigen Arbeitsvertrages mit der GIZ, der Gesellschaft für internationale Zusammenarbeit, in Nicaragua verbracht hatte, schließlich hatte er von irgendetwas leben müssen, und Ersparnisse konnte sie sich bei Nico nun wirklich nicht vorstellen. Vielleicht hatte er selbst mit Drogen zu tun gehabt ... Aber diesen Gedanken verbot sie sich im gleichen Moment, als er ihr in den Sinn kam.

»Das wirst du scho rausfindn. Vergiss am besten erst mal, was bisher schiefglaufn is, dann kannst du der Zukunft a Chance gebn. Die Lösung ergibt sich von selbst.«

»Dir, Lotte und Luc gegenüber hat er sich durchaus zuvorkommend verhalten. Aber bei Vitus war er einfach nur peinlich wie die Axt im Walde. Er ist während der Stunde in den Yogaraum geplatzt, obwohl ich das Schild an die Tür gehängt habe, hat sich abfällig über mein Yoga geäußert ... Ich frage mich ehrlich, was das soll. Ist die Gelegenheit günstig, weil er keine Wohnung hat, oder ist er wegen mir hier? Bisher komme ich mir nur vor wie ein Notnagel.«

»Dass ihm Vitus ein Dorn im Aug ist, kannst dir doch wohl denkn. Aber jetzt schlaf erst mal drüber, morgn schaut die Welt wieder anders aus.« Nanny gab ihr einen Gutenachtkuss und beide gingen nach oben in ihre Schlafzimmer.

Nico hatte sich bereits hingelegt und schlief schon tief und fest. Sie schlüpfte unter die Decke, und wie aus alter Gewohnheit, zog er sie im Schlaf an sich, schlief aber zu ihrer Überraschung gleich weiter. Sie rückte leicht angewidert weg, denn ihm haftete immer noch der süßliche Cannabisgeruch an, den sie noch nie mochte, aber heute empfand sie ihn als noch widerlicher als je zuvor. Bekka konnte sich nicht entscheiden: Sollte sie enttäuscht oder eher erleichtert darüber sein, dass er schlief? Seine Andeutung am Nachmittag auf die erste gemeinsame Nacht nach der langen Trennung war genauso eine leere Phrase gewesen wie vieles andere, das er von sich gegeben hatte. Seine Aussage, in den vergangenen zwei Jahren keine Frau gehabt zu haben, war lachhaft. Als sie ihn in Berlin um etwas Abstand gebeten hatte, hatte es nur wenige Tage gedauert, bis er mit einer anderen Sex hatte ...

Juni 1959, Christchurch, Neuseeland

Meine liebste Frieda,
heute kann ich Dir nur ganz kurz schreiben, denn ich liege krank im Bett. Nichts Ernstes, nur leicht erhöhte Temperatur und ein grässlicher Husten, der mich nicht loslassen will. Aber so habe ich Zeit, Dir kurz von meinen Fortschritten zu erzählen.
Wenn alles gut geht, werde ich bis Februar nächsten Jahres alles geregelt haben, um meine Zelte in Neuseeland abzubrechen. In München habe ich schon einiges für die Eröffnung meiner deutschen Niederlassung in die Wege geleitet. Ein Makler hat mir bereits verschiedene Räumlichkeiten vorgeschlagen, die mir geeignet erscheinen.
Du siehst, der Zeitpunkt unseres Zusammenlebens rückt näher. Und meine Vorfreude steigt täglich, mit jedem Schritt, der sich in diese Richtung bewegt.
Wie geht es ohne Hannahs Hilfe in der Wirtschaft und der Pension? Hast du eine Servicekraft als Ersatz für sie gefunden, da sie nun während der Woche außer Haus ist. Ich hoffe, die Arbeit in dem großen und mondänen Hotel gefällt ihr. Ihr umwerfender, aber natürlicher Charme und ihre positive Ausstrahlung werden ihr zupasskommen.
Ich zähle die Tage, bis wir uns wieder in die Arme schließen können.
Innigste Küsse und meine ewige Liebe,
Dein Jakob

Mai 2021

Biowolle und Exoten

»Hier, halt mal bitte die beiden Kanten fest, dann kann ich sie zusammennähen.« Bekka gab Nico Anweisungen, denn sie hatte endlich genügend kunterbunte Strickstücke zu einem langen Streifen zusammengefügt, um den Stamm der Kastanie vor dem Eingang des Hauserhofs mit einem Schlauch in Guerilla-Manier zu umhüllen. Nico hielt die Enden, und Bekka nähte sie mit einer dicken Stopfnadel zusammen.

In den vergangenen Tagen hatte er sich in den Tagesablauf am Hauserhof mehr oder weniger integriert. Die Betriebssamkeit, die alle an den Tag legten und die für den heiß ersehnten Neuanfang dringend nötig war, färbte allerdings nicht auf ihn ab. Das stetige Hämmern, Klopfen und Schleifen der Handwerker, die immer noch mit der Renovierung beschäftigt waren, Lotte und Luc, die jeden Tag mehrere Gerichte für die neue Speisekarte zur Probe kochten und die Nanny und Bekka und jedem im Haus über den Geschmack abstimmen ließen, Bekka, die bemüht war, den Überblick und die Fäden in der Hand zu halten – Nico ließ alles ohne sein Zutun geschehen. Wurde er um Unterstützung gebeten, fand er meistens eine Ausrede. Er könne nicht zum Einkaufen fahren, weil er ein wichtiges Telefonat am Festnetz erwartete. Als er dem Handwerker zur Hand gehen sollte, musste er zur Post nach Traunstetten – mittlerweile wurde er von niemanden mehr gefragt. Bekka hatte ihn deswegen schon beim Frühstück festgenagelt, dass sie seine Hilfe bei der Befestigung des Strickschlauchs am Baum benötige.

Gerade als nur noch ein paar Stiche der Naht offen waren, fuhr ein Pick-up in den Hof, ganz langsam, als müsste sich der Fahrer vergewissern, dass er hier richtig war.

Bekka las die Aufschrift und stieß einen Freudenschrei aus. »Ich glaubs ja nicht: *A Spinnerei – Biowolle aus Bayern*«, las sie laut. »Auf den warte ich schon.«

Nico schaute sie an, als wäre sie nicht mehr richtig im Kopf. Bekka ließ die dicke Stopfnadel am Faden herunterhängen und sprang von der Leiter. Währenddessen stieg der Fahrer aus dem Auto.

Ein Bilderbuch-Urbayer, als wäre er einem Foto für einen oberbayerischen Tourismus-Flyer entsprungen. Bärtig, mit knielanger speckiger Lederhose, Loferl, einer dicken, schon ziemlich verfilzten Trachtenjacke und einem Leinenhemd bekleidet, kam er auf Bekka zu und zog sich seine Wollmütze vom Kopf. »Grias di, i bins, der Gruber Vincenz. I glaub, mir zwoa ham mitanand telefoniert.« Er stand breitbeinig vor Bekka und reichte ihr die Hand.

»Ich habe zwar nicht so schnell mit dir gerechnet, aber das passt trotzdem supergut. Ich bin ja so gespannt auf deine Wolle.«

»Der Baumstamm schaut verreckt guad aus«, sagte Vincenz und deutete auf die Kastanie.

»In Berlin hatte ich eine Guerilla-Knitter-Gruppe, das ist das Überbleibsel davon. Schaun wir mal, wie lange das Gestrick am Baum bleibt.«

»Ja dann, pack mas. I hob drei Packerl mitbracht, tragn mas eini.« Er hievte die großen Umzugskartons aus dem Auto und hielt dem verdutzt schauenden Nico, der kein Wort verstand, die größte hin. »Schaust ned aus, als ob du was verstehst, aber Muckis hast grad gnug.«

Bekka grinste innerlich, er hatte es auf den Punkt gebracht. Da fiel ihr Corona ein. »Ist vielleicht besser, wir setzen die Masken auf, oder?«

»Bei mir koa Problem, i hab Corona scho hinter mir. Zwegs mir brauchst koan Maulkorb.«

»Alles klar. Da hast du aber Glück gehabt, dass du die Infektion so gut überstanden hast.«

»Na ja, i war zwoa Wochn im Hospital, a Zuckerschleckn wars gwies ned. Deswegn hats so lang dauert, bis i mi gmeld hab.«

Nachdem Bekka Platz auf ihrem provisorischen Schreibtisch gemacht hatte, breitete Vincenz seine Schätze aus, und Bekka war begeistert. Das war genau die richtige Wolle, fest genug gesponnen, aber trotzdem weich und vor allem: nicht kratzig. Sie griff in die Knäuel, strich sie an ihrer Wange und an der Innenseite des Oberarms entlang, zog und zupfte daran herum. Von jeder Qualität hatte er Stricklappen dabei – mit den typischen Mustern glatt rechts und kraus rechts, so ließ sich auch das fertige Gestrick gut beurteilen.

Während Vincenz und Bekka fachsimpelten, saß Nico unbeachtet daneben. Nach ein paar Minuten stand er auf und verabschiedete sich. »Spinnt ihr zwei hier ruhig rum, ich mach mich vom Acker.«

Vincenz redete einfach weiter, als hätte er ihn nicht bemerkt. Übergangen zu werden konnte Nico überhaupt nicht vertragen, Bekka war erstaunt, dass er es solange ausgehalten hatte. Und schon hatte sie ihn vergessen und verhandelte mit Vincenz über die Preise. Er ließ ihr genug Material da, damit sie gleich drei ihrer emsigsten Strickerinnen beauftragen konnte, probeweise Modelle aus der neuen Wolle anzufertigen.

Sie begleitete ihn zu seinem Auto und verabschiedete sich. Dabei sah sie, dass die Leiter immer noch neben der Kastanie stand, beinahe hätte sie ihr Baumgestrick vergessen. Von Nico weit und breit keine Spur, aber die letzten Stiche der

Naht bekam sie auch ohne ihn fertig. Sie betrachtete den Baum von allen Seiten und war sehr zufrieden mit sich.

Nanny kam dazu und bemerkte, dass sich die Dörfler sicher »das Maul drüber zerreißn werdn«. Aber sie fand den Eyecatcher gut, sie hatte überhaupt kein Problem damit. »Du machst des scho richtig, mei Madl.« Damit war alles gesagt.

Zurück in ihrem Büro, spürte Bekka plötzlich ein inneres Kribbeln, als sie die Wollknäuel dort liegen sah. Dieses Kribbeln kannte sie, es war ihr Zeichen, dass etwas richtig gut war. Die Schafwolle aus Bayern wäre das Alleinstellungsmerkmal ihres Shops. Die Jacken und Socken würden zwar ungefähr zwanzig Prozent teurer werden, aber es war regionale, biologisch erzeugte Wolle. Ohne große Transportwege per Schiff oder Flugzeug, die Schafhaltung in ökologischer Landwirtschaft. Sie musste unbedingt eine Möglichkeit finden auszurechnen, wie sich der ökologische Fußabdruck damit änderte, wie viel CO2 sich einsparen ließ. Dieses Wissen war einigen Menschen sicher den Preisaufschlag von zwanzig Prozent wert, daran hatte sie keine Zweifel.

Sollte sie vielleicht auch eine Rücknahme der Jacken anbieten, wenn sie alt und abgetragen waren, um die Wolle oder das Gestrickte zu recyceln oder weiterzuverarbeiten? Oder einen Reparaturservice anbieten? Das machte alles noch nachhaltiger, wertiger. Bekka strömte über vor Ideen, sie konnte sich kaum im Zaum halten. Sie lief geschäftig im Zimmer hin und her und packte die neuen Knäuel zu den Anleitungen, die sie schon vorbereitet hatte. Die Modelle aus Ökowolle sollten sich auch optisch von den bisherigen unterscheiden, wenn auch nur im Detail. Ein Kenner der Szene sollte es jedoch auf einen Blick sehen können: Das ist ein Modell *öko alpenstrick – made by nanny*. Da fiel ihr ein, sie musste dringend neue Etiketten bestellen ... *Mach mal langsam, Bekka, einen Schritt nach dem anderen, alles gleichzeitig geht nicht.*

Voll bepackt mit vielen Taschen, in denen die Biowolle mit den Anleitungen steckte, stand sie vor der Garage und musste feststellen, dass der Käfer nicht da war. Lotte und Luc waren in der Küche, Nanny spülte schon den ganzen Tag die seit Monaten im Lager abgestellten Gläser. Blieb eigentlich nur Nico, der sich anscheinend wieder mal nicht an die Absprache gehalten hatte, Bescheid zu sagen, wenn er das Auto brauchte. Sie rief ihn am Handy an, hörte aber nur die Ansage, dass er derzeit nicht erreichbar sei. Unverrichteter Dinge ging sie zurück ins Büro, stellte die Taschen in die Ecke und machte sich an die Bestellung der Etiketten. Sie war wütend – wieder einmal! –, ließ sich davon aber nicht von ihrer Arbeit abhalten. Nico machte sich bei nichts nützlich, er kümmerte sich noch nicht mal um seine eigene Wäsche, er warf seine Schmutzwäsche lediglich im Bad in den Wäschekorb, damit Bekka sie mit ihren Sachen waschen konnte. Auch dafür hatte er eine Erklärung, denn schließlich wollte er die Ökobilanz nicht zu sehr in die Höhe treiben, wenn er für seine wenigen Kleidungsstücke die Waschmaschine anschmiss. Dass er umgekehrt Bekkas Sachen mitwaschen könnte, war in seinem Denkansatz nicht vorhanden.

Sein Hauptbeitrag zur zusammengewürfelten Hauserhof-WG, wie sie sich selbst bezeichneten, bestand darin, abends nach den Nachrichten seine Geschichten aus Nicaragua zum Besten zu geben. Er war ein guter Erzähler, besonders Nanny lauschte seinen Berichten über die ferne Welt, denen sie sonst in Dokus im Fernsehen folgte. Bekka hatte manchmal Zweifel am Wahrheitsgehalt mancher Storys, aber um keinen Ärger zu provozieren, fragte sie nicht nach und bestaunte und bewunderte ihn gemeinsam mit den anderen.

Natürlich stelle sie immer wieder Überlegungen an, wie es mit ihnen beiden weitergehen sollte. Die ihrer Meinung nach erforderliche große Liebe für ein dauerhaftes Zusammenleben war es sicher nicht, aber sie mochte ihn irgendwie – und sei es auch nur wegen der Erinnerung an die schönen

Tage in Berlin. Mit ihm zu schlafen entfachte zwar kurze Zeit die Glut ihrer Gefühle von früher, aber es wurde nicht zum Lodern oder Brennen … Das kleine Flämmchen erstarb ganz schnell. Mit jedem Ausrutscher, den er sich leistete, wurde der gefühlte Abstand zwischen ihnen von ihrer Seite aus größer. Er merkte es nicht, wenn er sie oder etwas, auf das sie stolz war, mit einer abfälligen Bemerkung herabsetzte. Am einfachsten wäre es, wenn Nico einfach wieder verschwinden würde, aber Bekka wusste, dass das eine kindliche Hoffnung war. Ihr war auch klar, dass sie sich und ihm kaum eine Gelegenheit gegeben hatte, sich wieder anzunähern. Die einzige Zeit, die sie zu zweit miteinander verbrachten, war abends im Bett, und meistens war sie todmüde.

Wieder einmal endeten ihre Überlegungen damit, dass sie einfach abwarten musste, bis alles andere erledigt war und sie genügend Zeit hatte, mit Nico zu sprechen. Denn wenn sie ehrlich mit sich selbst war, gab sie ihrer Beziehung keine Chance, das spürte sie allein daran, dass sich immer wieder Gedanken an Vitus in ihren Alltag schlichen, viel öfter, als Nico darin vorkam.

Nachdem sie die Etiketten in Auftrag gegeben und drei Jackenbestellungen versandfertig verpackt hatte, hörte sie das schrille Quietschen der Bremsen des Käfers. Ein Blick auf die Uhr sagte ihr, dass es zu spät war, um zu ihren Strickerinnen zu fahren.

Nico kam durch den Hintereingang ins Haus, sie erkannte ihn an seinem leicht schleppenden Gang. Die Bürotür wurde geöffnet, und der Türrahmen wurde fast vollständig mit einem riesigen Blumenstrauß ausgefüllt. Die Blumen leuchteten in allen Farben, vor allem exotische Blüten wie Strelitzien und Orchideen und viele andere, deren Namen sie nicht kannte.

»Hola querida, surprise, surprise!« Er ging zu Bekka, überreichte ihr den Strauß und versuchte gleichzeitig, sie zu küs-

sen, was durch das Volumen des Straußes jedoch unmöglich war. Er ging um sie herum und küsste sie von hinten auf den Hals. »Na, was sagst du, ist der nicht eine Wucht?«

Bekka war sprachlos und kramte in ihrem Gedächtnis, ob es irgendeinen Anlass gab, den sie vergessen hatte. Aber es fiel ihr nichts ein, was Bedeutung für sie beide hätte. Hatte er etwa einen Job gefunden? »Verrätst du mir den Anlass für dieses Blumenmeer? Das ist echt gigantisch.« Sie verkniff sich, dass sie keine mit dem Flugzeug transportierten Blumen mochte, denn das widerstrebte nicht nur ihrem ökologischen Gewissen, sondern sie mochte viel lieber Blümchen von der Wiese, einen mit Moos bewachsenen Ast und Zapfen, sie liebte einfach das Natürliche. Aber sie musste sich gestehen, die Intensität der Farben der verschiedenen Blumen und die Masse waren gewaltig.

»Als ich die Blumen im Laden sah, dachte ich mir, die sind wie du ... farbenfroh und einzigartig. Ich konnte mich für keine einzelne Blume entscheiden, deswegen habe ich alle genommen.«

Bekka war gerührt, nie hätte sie vermutet, dass er auf die Idee kommen würde, ihr Blumen zu schenken. Er war doch immer wieder für eine Überraschung gut. Ihn jetzt daran zu erinnern, dass sie das Auto gebraucht hätte, schluckte sie runter. Sie legte den Strauß ab, um eine Vase zu suchen, und kam mit einem Eimer zurück, denn keine von Nannys Vasen war groß genug. Ihr gefiel der leuchtend orange Eimer, aber Nico verzog das Gesicht.

»Echt jetzt, nicht mal eine passende Vase gibt's in diesem Haushalt? An Großes seid ihr hier oben anscheinend nicht gewöhnt.« Er grinste dabei, und Bekka wusste nicht, ob er es ernst meinte oder nicht. Sie entschloss sich, es mit Humor zu nehmen. »Wir haben auf dich gewartet, dass du uns Großes zeigst«, erwiderte sie lächelnd.

Als Nanny und Bekka zwei Tage später beim Frühstück saßen und die Tageszeitung lasen, rief Nanny plötzlich laut aus: »Na, i glaubs ned, des kann doch ned wahr sei. So a Haderlump ...« Sie äußerte noch weitere Schimpfwörter, die selbst Bekka noch nie gehört hatte.

»Was ist denn los, Nanny, so habe ich dich ja noch nie schimpfen hören?«

»Mei Madl, da schau her, ja dass der sich ned schamt, hör zu, was da steht: Vor zwei Tagen wurde aus dem Blumenladen in Traunstetten ein außergewöhnlicher Strauß mit exotischen Blüten gestohlen, der bestellt und zur Abholung bereit im Laden stand. Während die Eigentümerin des Ladens an das Festnetztelefon in der rückwärtigen Werkstatt gerufen wurde, hatte der Dieb den Laden betreten und den Strauß entwendet. Als die Floristin zurückkam, konnte sie nur noch den Verlust des riesigen Gebindes feststellen. Sie rief die Polizei, die zum Schluss kam, dass vermutlich der Dieb selbst der Anrufer am Festnetz gewesen sei. Seine Nummer ließ sich leider nicht zurückverfolgen, da er anonym angerufen hatte. Er gab vor, für eine Trauerfeier bestimmte Blumen bestellen zu wollen, und ließ die Floristin in der Warteschleife hängen, um wegen der Sortenbezeichnungen noch einmal nachzufragen. Der Wert des Straußes beläuft sich auf dreihundertfünfzig Euro, da die exotischen Blumen speziell für den Strauß bestellt wurden. Die Polizei Traunstetten nimmt Hinweise auf den Verbleib des Straußes oder auf den Täter entgegen.«

Bekka war fassungslos, dieser Strauß stand in ihrem Büro. Gestohlen ... und nicht von einem Lausbuben, sondern von einem erwachsenen Mann, der sie damit hatte beeindrucken wollen. Sie lief nach oben in ihr Zimmer, denn Nico schlief noch. Sie knallte die Tür zu, schüttelte ihn grob an der Schulter und schrie ihn an, während er erschrocken die Augen öffnete und sich langsam aufrichtete.

»Was denkst du dir dabei, mir gestohlene Blumen zu schenken? Das ist kein Lausbubenstreich, das ist Diebstahl.«

»Reg dich doch nicht so auf. Ich wollt dich nur überraschen, und das hat sich so angeboten. Das haben wir früher in Berlin immer so gemacht, vor dem Muttertag oder einem Geburtstag, wir hatten schließlich nie Geld. Als ich an dem Laden vorbeigegangen bin und den gigantischen Strauß sah, habe ich mich an meine Kindheit erinnert, und ich konnte es nicht lassen auszuprobieren, ob der Telefontrick noch funktioniert. Hab dich doch nicht so, der Florist verkraftet das schon.«

»Bist du noch ganz klar im Kopf? Du bist doch kein Kind oder Jugendlicher mehr, sondern ein erwachsener Mann! Ich erwarte von dir, dass du den Strauß zurückbringst und bezahlst, und zwar sofort. Er hat übrigens 350 Euro gekostet. Wir fahren nach Traunstetten, denn ich will mit eigenen Augen sehen, dass du den Strauß und das Geld abgibst. Ich warte unten.«

Bekka rauschte aus dem Zimmer und knallte erneut die Tür zu. Noch kindischer, noch unreifer ging es nicht. Das war nicht der Mann, den sie brauchte, ganz sicher nicht.

»Wir fahren gleich nach Traunstetten. Wenn er sich weigert, gehe ich zur Polizei.« Bekka rief es Nanny entgegen, die wartend in der Küche stand.

»Recht hast, das ist das einzig Richtige. So was hab i no ned erlebt. Jetzt hat ers bei mir a verschissn, auf immer und ewig.«

Nico zog sich Geld am Automaten und steckte es in einen Briefumschlag, den er noch im Auto zuklebte. Bekka hatte darauf bestanden, damit er nicht in die Versuchung kommen könnte, auf dem Weg zum Laden die Scheine heimlich zu entfernen. Sie fand ihr Misstrauen entsetzlich, aber mittlerweile traute sie ihm alles zu. Bekka sprach kein Wort, hätte sie etwas gesagt, wäre sie wieder ausgerastet. Sie kochte innerlich vor Wut, vor Enttäuschung, vor ... Ach, sie wusste nicht, was alles in diesem Moment zusammenkam. Sie würde sich im Laufe des Tages überlegen, wie es weitergehen sollte – dabei fiel ihr auf, dass sie das schon mehrmals gedacht, aber sich nie dafür Zeit genommen hatte.

Die Sache mit dem Urheberrecht

Lena, Frickas Enkelin, war total aus dem Häuschen über Bekkas neuen Auftrag. Sie würde sich sofort dran machen, die Jacke mit der Ökowolle zu stricken, und ihre Oma nahm sich die etwas größere Männerjacke vor, da sie schneller strickte. Fast zärtlich strich sie über die Wolle und erklärte Bekka, dass sie so froh sei, für sie arbeiten zu können, vor allem, da es auch für ihr Studium nützlich sei. Sie schrieb gerade an ihrer Bachelorarbeit über Nachhaltigkeit und Mode. Bekka fand es total interessant, und sie vereinbarten, sich darüber zu unterhalten, sobald die Jacken fertig wären, jetzt musste sie weiter zur nächsten Strickerin.

Sie klingelte bei der Walli an der Haustür und schaute erwartungsvoll zum Fenster, hinter dem sich immer sofort die Gardine bewegte, wenn es läutete. Sie ging um das Haus herum und klingelte erneut. Gerade als sie sich entschloss zu gehen, wurde die Tür langsam geöffnet.

»Ah gut, dass du da bist, Walli. Gerade wollte ich schon gehen. Ich würde gern die letzte Jacke und die drei Paar Loferl abholen, außerdem habe ich Nachschub für dich, was ganz Besonderes. Ich muss nur noch meine Maske aufsetzten, dann komme ich mit rein und zeige es dir.« Bekka versuchte mit einer Hand, die Gummis der Maske über ihre Ohren zu ziehen.

»Die brauchst erst gar net aufsetzn, i hab die Strickerei scho dabei. Alles is fertig, inklusiv der Knöpf, da, in die

Sackln.« Walli hielt ihr die Stofftaschen hin, in denen Bekka die Wolle und Anleitungen für jedes Modell anlieferte.

Wallis Verhalten irritierte sie, normalerweise war sie überaus gesprächig und hatte viel mehr Zeit zum Reden und erklären als Bekka. Aber vielleicht hatte sie einen Termin oder bekam Besuch.

»Dann gebe ich dir alles an der Tür, hier ist neue Wolle und die Anleitungen dazu. Schau es dir an, wenn ich etwas unverständlich erklärt habe, rufst du mich am besten an.«

»I ko leider nix mehr stricka für di, i hab koa Zeit mehr übrig. So allmählich kummt alles wieda ins Laufn, das Strickn wird mir einfach vui zvui.« Walli hatte die Hände in die ausgebeulten Taschen ihrer Kittelschürze gesteckt, als müsste sie ihren Hände verbieten, die Taschen mit den neuen Aufträgen anzunehmen.

»Ist das dein Ernst? Ich hatte dich voll mit eingeplant, vor allem, weil du mir sagtest, auch wenn Corona vorbei sei, würdest du weiter für uns stricken. Vielleicht überlegst du es dir noch mal? Brauchst du mehr Zeit zum Stricken? Darüber können wir jederzeit reden.« Bekka schaute sie erwartungsvoll an. Sie konnte sich keinen Reim darauf machen, was bei Walli wieder anlaufen sollte. Sie hatte drei erwachsene Kinder. Außer Haus hatte sie noch nie gearbeitet, das erlaubte ihr ihr Mann nicht. Das Geld mit Stricken zu verdienen, gestattete er ihr nur deswegen, da sie dabei zu Hause bleiben konnte und keiner etwas davon mitbekam, dass sie eigenes Geld verdiente. Als Walli ihr das vor Wochen bereitwillig erzählt hatte, war Bekka entsetzt gewesen, dass es noch Ehen gab, die so funktionierten. Aber es gehörten immer zwei dazu, und es schien für beide zu passen, sonst sei sie nicht schon seit fast vierzig Jahren verheiratet, wie Walli immer betonte.

»Na, i glaub ned. Es is halt a riesiger Aufwand, i hab mi einfach verschätzt.« Walli schlug ihr die Tür vor der Nase zu, ehe Bekka noch ein Wort sagen konnte.

Irgendetwas lief hier schief, Bekkas Innerstes weigerte sich, diese banale Begründung zu akzeptieren. Zum Glück hatte sie noch andere Frauen, aber trotzdem war sie enttäuscht. Walli hatte immer schnell und zuverlässig gearbeitet, sie nicht mehr im Boot zu haben, war ein echter Verlust.

Als Bekka zwei Stunden später nach Hause kam, war sie am Boden zerstört. Nicht nur Walli, auch Elisabeth, eine noch junge im Rollstuhl sitzende Frau, und Evi, die in Windeseile traumhafte Trachtenstolen mit Lochmustern strickte, und selbst Annamirl, eine resolute und zupackende Frau, die genauso schnell strickte, wie sie redete ... alle hatten weitere Aufträge abgelehnt. Mit Argumenten, die genau das Gegenteil dessen ausssagten, warum sie bisher unbedingt für sie hatten stricken wollen. Dieser Tag hatte es in sich, was würde wohl noch passieren?

Wenn sie mit dieser negativen Stimmung ihre Yogastunde abhielt, käme das ganz schlecht rüber. Zum Schluss verlor sie auch noch diese Teilnehmer. Sie musste den Ärger unbedingt vorher loswerden. Keiner sollte merken, wie niedergeschlagen und enttäuscht sie war. Gerade heute hatten sich Chiara und eine Freundin von ihr angemeldet, allein deswegen lag ihr die Stunde besonders am Herzen.

Ganz leise schlich sie ins Haus, keiner sollte etwas von ihrem Misserfolg mitbekommen, den sie als persönliches Scheitern betrachtete. Sie zog sich um und ging in den Yogaraum, dort war sie ungestört.

Bekka drehte das Schild an der Tür auf *nicht stören* und schloss die Tür hinter sich. Eigentlich war ihr immer noch eher nach Heulen zumute, aber das hoffte sie mit einer geführten Meditation loszuwerden, die sie auf ihrem Handy hatte. Und es funktionierte: Nach genau dreizehn Minuten, als der Gong das Ende der Meditation ankündigte, waren ihre Gedanken befreit, sie hatte sie ins Universum geschickt.

Sie checkte die Anmeldelisten für die heutige Stunde, und ihr Herz hüpfte vor Freude. Wow, elf Anmeldungen, das war bisher die höchste Teilnehmerzahl. Und wieder zwei Neue, jedenfalls waren ihr die Namen fremd. Wenigstens ein Lichtblick nach dem enttäuschenden Tagesanfang.

Nachdem sie die ersten Onlineteilnehmer freigeschaltet hatte, wurde zaghaft die Tür geöffnet, und Bekka war sofort in Habachtstellung. Das würde doch wohl nicht Nico sein, aber ihr fiel ein, dass zaghaft nicht zu seinem Verhaltensspektrum gehörte. Bekka atmete erleichtert auf, als Vitus eintrat und fragte, ob es okay sei, wenn er mitmache. »Klar, komm rein, mein Angebot gilt immer für dich, sozusagen lebenslänglich.«

Er trat auf sie zu, gab ihr ein Bussi und überreichte ihr ein kleines Sträußchen mit blauen und gelben Blumen. »Das sind zwar nicht deine bevorzugten Farben Rot und Pink, aber wie ich die auf der Wiese gesehen hab, dachte ich mir, die passen gut zu dir. D' Mam sagt, das sind Akelei, Trollblumen und Küchenschellen.«

»Mei, sind die schön. Wiesen- oder Gartenblumen sind mir am liebsten, alles andere ist mir zu künstlich.« Bekka nahm den Strauß und drückte Vitus kurz an sich. Leider meldete sich in diesem Moment die erste Teilnehmerin an, und sie musste sie am Laptop freischalten und begrüßen. Bekka zuckte in Richtung Vitus bedauernd mit den Schultern. Er hatte verstanden, nickte ihr zu und nahm seinen Platz ein, als hätte er das schon unzählige Male getan.

Wie immer erkundigte sich Bekka bei den Leuten bezüglich ihrer Vorkenntnisse, um mit den Übungen auf sie eingehen zu können. Sie sah aus den Augenwinkeln, dass sich in diesem Moment Vitus an die Schläfe tippte, konnte aber nicht deuten, was er damit meinte.

»Du bist echt eine gefragte Frau«, stellte er am Ende der fast neunzig Minuten anerkennend fest. »Elf Teilnehmer und meine Wenigkeit, echt klasse.«

»Du hast dir zu Beginn an die Schläfe getippt, hatte das irgendwas zu bedeuten?« Bekka lächelte ihn an, denn es tat ihr gut, dass er ihre Fähigkeiten anerkannte. Sie war sich sicher, er meinte es ehrlich, Schmeichelei oder Gesülze waren nicht seine Art.

»Ach ja, beinahe hätt ichs vergessen. Du fragst die Neulinge immer, ob sie Vorkenntnisse haben oder irgendwelche körperlichen Einschränkungen. I könnt bei der Anmeldung auf der Homepage zwei Kästen einfügen, mit denen du das vorher abfragst. Dann gehst auf Nummer sicher, dass dus nicht vergisst.«

»Super Idee. Meinst du eher mit konkreten Punkten, die mit *Ja/Nein* beantwortet werden sollen, oder mit Kästen, in die jeder selbst etwas schreiben kann.«

»Wie du willst, überlegs dir und wenn dus weißt, kommst rüber, dann machen wir des miteinander. Vorher kurz anrufen, dann kannst du sicher sein, dass ich da bin. Ach, und noch was. Planst du eine Typänderung? Wo ist die Farbe geblieben?« Er griff in seine eigene Haarpracht und zog an einer Locke. »Irgendwie kommst du mir sowieso anders vor, ist was passiert? Nicht einmal ein kleines bisschen bissig ...« Er beobachtete sie grinsend und fixierte ihren Blick.

»Wenn ich ehrlich bin, war die Yogastunde das einzig Gute am ganzen Tag, alles andere war eher ein Griff in Klo.« Wie mit einem Scheibenwischer überzog ein Schatten ihr Gesicht, und sie fühlte sich auf einmal sehr müde und zutiefst enttäuscht. Er hatte schon ein feines Gespür, das musste sie ihm lassen. Wenn doch Nico auch nur einen Hauch besäße! Als sie an Nico dachte, zog sie unbewusst die Stirn in Falten und sah plötzlich sehr zornig aus.

»Oh, und jetzt ärgerst dich auch noch über mich. Sorry, i wollt di ned bedrängen, habs nur gut gmeint.« Vitus machte dabei einen Schritt rückwärts in Richtung der Tür.

»Nein, damit warst nicht du gemeint, überhaupt nicht.« Sie ging ihm hinterher und hielt ihn am Arm fest. »Ehrlich nicht, aber ich kann jetzt nicht drüber reden.«

»Alles klar. Wie du weißt, a Bussi muss sein.« Er küsste sie auf beide Wangen.

Wenn er wüsste, wie Bekka diesen Moment genoss. Sie ertappte sich dabei, dass es gern noch mehr sein könnte. Aber damit wären die nächsten Probleme auf dem Tisch, und sie hatte heute schon genug. »Bis dann, Vitus, und danke noch mal für die Blumen.«

Nico beteiligte sich beim Abendessen nicht an ihrer Unterhaltung, als er fertig war, verabschiedete er sich wegen dringender Telefonate. Bekka berichtete von den Absagen der Strickfrauen, doch keiner hatte eine Idee, was dahinterstecken könnte. Bis Nanny aufstand und zum Telefon griff. Alle Augen waren auf sie gerichtet, während sie mit Fricka telefonierte. Ohne Umschweife sprach sie sie auf die Absagen der anderen an. Immer wieder nickte sie, schüttelte dazwischen ungläubig den Kopf, bis sie sich bedankte und verabschiedete. Nun herrschte gespannte Stille.

»Fricka sagt, dass die Gittie von der *Woll-Lust*, ihr wisst scho, der Laden in Traunstetten, die Frauen abgeworben hätt, damit sie für ihrn Laden strickn. Und zwar genau nach deinen Vorgabn. Fricka hat sie auch gfragt, aber der kam des gar ned in den Sinn. Sie moant, auch die Vroni, die Zenzi und die Ella hieltn uns die Stange.

»Ich bin platt, wie kommt das denn zustande? Der *Woll-Lust* werde ich morgen einen Besuch abstatten. Ich hätte nie gedacht, dass ich auf diese Art hintergangen werden könnte.« Tränen traten ihr in die Augen. »Erst der Betrug von Nico, jetzt noch das ...«

Lotte strich ihr tröstend über den Arm, Luc nahm ihre Hand, nur Nanny äußerte sich.

»Er hat mir erklärt, des wär nur wegen der Erinnerung an seine Dummejungenstreiche gwesn und er hätt ned drüber nachgedacht. I lass es mal so stehn, aber ganz ehrlich, a gstandnes Mannsbild is was anders.«

Als alle gegangen waren, machte sich Bekka auf dem Sofa im Wohnzimmerbüro einen Schlafplatz zurecht. Sie brachte es nicht über sich, sich zu Nico ins Bett zu legen, sie würde kein Auge zutun können vor Wut und Enttäuschung. Er würde natürlich versuchen, mit ihr zu schlafen, dann wäre in seinen Augen alles wieder okay. Sie bekam Gänsehaut bei der Vorstellung, sich von ihm berühren und küssen zu lassen. Dazu wollte sie ihm keine Gelegenheit geben, so einfach käme er nicht davon. Sie ertappte sich bei dem Gedanken, dass es die einfachste Lösung sei, wenn er genauso überraschend, wie er aufgetaucht war, wieder verschwinden und sich am besten nie mehr blicken lassen würde. Aber wie sie Nico kannte, würde er es ihr nicht so leicht machen, er würde alles so hindrehen, dass sie Schuldgefühle bekäme, das beherrschte er aus dem Effeff.

Sie stellte sich den Wecker, damit sie vor allen anderen wach wäre; es musste niemand mitbekommen, dass sie auf dem Sofa geschlafen hatte. Irgendwie schämte sie sich, als wäre sie für den ganzen Schlamassel verantwortlich.

August 1959, Christchurch, Neuseeland

Meine liebste Frieda,
heute eine noch kürzere Nachricht als sonst, denn leider bin ich immer noch krank. Der Husten ist schlimmer geworden, und das Atmen fällt mir täglich schwerer.
Die Ärzte führen es auf meine beruflich Überlastung zurück und machen mir daher große Hoffnung, bei einem Sanatoriumsaufenthalt wieder vollständig genesen zu können.
Morgen reise ich in die Berge, daher werden sich die Vorbereitungen für meine Rückkehr nach Deutschland etwas verzögern, aber aufgeschoben ist nicht aufgehoben.
Ich liebe Dich und bin für immer Dein!
Jakob

Mai 2021

Die Woll-Lust

Bekka stand auf der gegenüberliegenden Straßenseite der *Woll-Lust.* An einem anderen Tag hätte sie den Namen witzig gefunden, heute fand sie ihn einfach nur peinlich. In den beiden Schaufenstern rechts und links der Ladentür waren vier Trachtenjacken ausgestellt, eine für Männer und drei Modelle für Frauen. Mit nur einem Blick sah sie es schon: Es waren eins zu eins ihre Modelle. Würde sie die Maschen nachzählen, käme sie vermutlich genau auf ihre Angaben. Selbst die Verarbeitung der Kanten an den Damenjacken mit einer ganz speziellen Ausführung des Krebsstichs, ihre ureigenste Idee, die sie noch nie in dieser Form an anderen Modellen gesehen hatte, hatten diese Frau einfach übernommen. Welche Eigenschaft musste dafür ausgeprägter sein: Dreistigkeit oder Dummheit? Dass sie das herausfinden würde, war doch wohl klar. Schon allein deswegen, da die *Woll-Lust* ihre Strickerinnen abgeworben hatte. Und ein Nadelöhr gab es immer, durch das ein Geheimnis durchschlüpfte. In Frickas Fall war es kein Nadelöhr, sondern ein riesiger Feuerring, durch den ein ausgewachsener Löwe springen konnte, denn schließlich war Fricka Nannys beste Freundin, was der Chefin der *Woll-Lust* aber scheinbar nicht bekannt war.

Die Tür öffnete sich von innen, eine junge Frau kam heraus und stellte zwei Körbe mit Wolle und einen Kleiderständer, an dem Schals und Mützen hingen, vor den Schaufenstern auf den Gehsteig. Bekka grinste, hatte sie etwa das Moderevival des Trachtenlooks der 1980er verpasst? Oder war die Verkäuferin Fashionista aus dem Ende des letzten Jahrhunderts? Zu einem gelb, grün und rosa geblümten Trachtenrock trug sie einen Handstrickpullover in den gleichen Farben des Rocks, dazu ein Tuch aus dem Rockstoff, der mit den verschiedenen Garnfarben des Pullis umhäkelt war.

Bekka betrat den Laden.

»Grias di, der frühe Vogel fängt den Wurm«, zwitscherte die junge Frau ihr mit schriller Stimme entgegen. Sie bat die Verkäuferin, sich ein wenig umsehen zu dürfen, denn sie wolle sich von dem gigantischen Wollangebot inspirieren lassen.

»Ja freili, unsere Chefin legt großen Wert auf ein breites Angebot, nur so sprichts an jedn an. Die *Woll-Lust* is echt a Goldgrubn, grad seit Corona. Alle stricken, als gäbs koa Morgen mehr ...« Die Verkäuferin redete und redete, ohne Punkt und Komma, und es störte sie nicht, dass Bekka von Regal zu Regal ging und ihr keine Antwort gab.

»Ist das die Wolle für die Jacke im Schaufenster? Ein echt schönes Stück.« Bekka zog einige Knäuel heraus und hielt sie ihr entgegen.

»Ja freili, des hast richtig erkannt. Die Jackerl sind unsre neuesten Modelle, was ganz Bsonders. Magst sie mal anprobiern, i hol si dir.« Schon lief sie los, und ohne Bekkas Antwort abzuwarten, zog die Jacke von der Schaufensterpuppe und hielt sie ihr hin. Bekka fiel vom Glauben ab, selbst das Etikett hatten sie mehr oder weniger kopiert. *»Alpenstrick – handmade by Woll-Lust«,* las sie laut vor. »Ist das euer Label? Ich habe noch nie davon gehört.« Während sie die Jacke anprobierte, taxierte sie jede Einzelheit. Selbst die formenden Nähte mit den Zu- und Abnahmen hatten sie übernommen und sich nicht die geringste Mühe gegeben, etwas zu verändern.

»Die passt wie für mich gemacht.« Bekka drehte sich vor dem Spiegel hin und her. »Schade, dass ich nicht so gut stricken kann. Die Wolle zu kaufen, wäre bei mir vermutlich rausgeschmissenes Geld.«

»Kein Problem, die kriegst a fertig gstrickt, musst halt a bisserl tiefer in den Geldbeutel langen. Da strickt a alte Frau lang hin, wie ma so sagt.« Sie deutete durch Aneinanderreiben des Daumens und Zeigefingers die Kosten an.

»So ein ganz besonderes Einzelstück leistet man sich nicht alle Tage. Wie viel soll das Jäckchen denn kosten, ich hab mich richtig verliebt?«

»Des passt dir a wi angegossn, s wär a Schand, wennst es ned nehma dadst. Wart schnell, i schau auf der Listn, was es kost.«

Sie zog eine Liste aus der Schublade unter der Verkaufstheke, und Bekka gingen die Augen über. Es mussten mindestens zwanzig oder mehr Jacken sein, deren Preise aufgeführt waren. Dreist!

»Da stehts.« Die Frau deutete mit dem Finger auf die fünfte Jacke. »390 Euro. Also ehrlich, wenn du die Arbeitszeit und des Garn nimmst, is des fast gschenkt.«

Der gleiche Preis, den Bekka für ihre Merinojacken verlangte. Angeblich zahlte die *Woll-Lust* den Strickerinnen mehr als sie, aber vermutlich hatten sie durch das Geschäft bessere Einkaufspreise. Diese Differenz konnte der Laden hier ohne Einbuße den Strickerinnen oben drauflegen.

»Die ist hundert Prozent Wolle, oder gibt es noch ein anderes Material zur Auswahl?« Jetzt wollte Bekka alles wissen, wer konnte schon sagen, welche Information sie noch herausbekäme.

»Naa, das is achtzig Wolle, zwanzig Kunstfaser. Das ist vui widerstandsfähiger als reine Wolle. Und kratzt ned. Aber wennst willst, kriegst di aus jeder Wolle gstrickt. Brauchst dir nur was raussuchen.«

»Wenn ich hier die Alpakawollmischung nehmen würde, wie hoch ist dann der Preis?«

»Wart, da muss i auf der Listn schaun. Von der Alpakawolle braucht ma 120 g weniger, aber der Einzelpreis pro Knäuel ist höher. Ui, des is a komplizierte Rechnung. Tonerl, jetzt streng di an«, sprach die Verkäuferin mit sich selbst. »Wenn i mi ned teisch, kost die Wolle 105 statt 57, mit dem Stricken kämst auf …« Sie tippte wild auf den Rechner ein, verwarf das Ergebnis mehrfach, und als Bekka sagte: »Dann kostet die Jacke 438 Euro«, war Toni zum ersten Mal sprachlos und schaute Bekka mit unverhohlener Bewunderung an. »Des hast du im Kopf gerechnet, alle Achtung. Mathe war halt nie meins.«

Nun wusste Bekka zwar, dass sie 333 Euro auf den Wollpreis aufschlugen, wie viel die Strickerinnen bekamen, ließe sich damit allerdings nicht berechnen. Aber allein bei der Wolle sparten sie sich 13 Euro, wenn sie die an die Strickerinnen weitergaben, dann war das mehr, als sie bezahlte. Konnten jedoch 13 Euro der einzige Grund sein, den Auftraggeber zu wechseln? Sie würde es herausfinden, egal wie.

Als Bekka Toni nach »intensivem Nachdenken« sagte, dass sie mit ihrem eigenen Dirndl wiederkommen würde, um die Farbe der Jacke genau darauf abzustimmen, reagierte die Frau überaus verständnisvoll, denn das wäre natürlich das Wichtigste überhaupt. »Wenn du hier wohnst, is des ja koa Problem. I hab gmeint, du wärst a Touri.«

»Nein, ich wohne in Hochkogel, im Hauserhof, bei meiner Großmutter.«

»Ah, daher kummst. Mei Chefin, die Gittie, hat dort Verwandtschaft. Sie ist die Schwester von der Stockacherbäuerin.«

»Du meinst sicher die Martha.« In Bekkas Kopf ratterte es. War Martha die Verbindung zu den Strickerinnen? Hatten die Stockachers damit zu tun und alles in die Wege geleitet? Vielleicht steckte sogar Vitus dahinter, schließlich hatte er von Anfang an von ihrer Geschäftsidee gewusst? Hatte er die Anleitungen von ihrem Laptop kopiert? Aber was steckte dahinter? Sollte sie in die Flucht geschlagen werden oder wollten sie Nanny schaden? In Sekundenbruchteilen schossen ihr die Fragen wie Blitze durch den Kopf. Fast hätte sie Tonis nächsten Satz nicht mitbekommen, der sie noch mehr aus der Fassung brachte.

»Aber wart ned zu lang, denn mir ham a Anfrage von einer Dirndlschneiderei, die die handgstrickten Jacken von uns beziehen will, ganz exklusiv sozusagen. Wenn des erst mal losgeht, dann zieht sich a externe Bestellung hin. Schließlich muss alles erst gstrickt wern.«

Bekka verließ den Laden, und mit jedem Schritt wuchs ihre Wut. Dem würde sie einen Riegel vorschieben. Wenn jemand ihre Jacken haben wollte, dann würde sie dafür sorgen, dass sie selbst der Lieferant war und sonst niemand. In ihrer Rage quälte sie auf dem Heimweg den alten Käfer und verlangte ihm mit dauerhaft durchgetretenem Gaspedal Höchstleistung ab. Erst als sie in einer Serpentine ins Schleudern kam, fuhr ihr der Schreck in die Knochen und sie machte etwas langsamer.

Auf der Einfahrt zum Hauserhof hatte sich ihr Gemüt ein bisschen abgekühlt.

Sie parkte den Käfer in der Garage und ging zum Hintereingang, denn auf der Terrasse vor dem Yogasaal saßen Lotte, Luc und Vitus. Luc und Vitus schüttelten sich die Hände, als wollten sie etwas besiegeln. Hatte Vitus jetzt auch noch Luc auf die Seite gezogen? Heute erschien ihr alles möglich. Am liebsten hätte sie den Zuruf Lottes ignoriert, die sie bat, sich zu ihnen zu setzen. Sie müssten dringend mit ihr reden ...

Sie ging zum Tisch, und ihr Blick fiel auf die Flasche Prosecco und drei gefüllte Gläser. »Na, ihr lasst es euch gut gehen. Habt ihr heut nichts zu tun?« Am liebsten hätte sich Bekka auf die Zunge gebissen, aber es war zu spät.

Lotte schaute sie erstaunt an. »Welche Laus ist dir denn über die Leber glaufa? So kenn i di gar nicht.«

»Das erzähl ich euch später.« Bekka hob wie zur Entschuldigung beide Hände und stöhnte laut. »Sorry, alles auf Neustart. Was gibt's zu feiern?« Bekka schwenkte um und rang sich ein Lächeln ab. Auf keinen Fall durfte Vitus erfahren, was sie herausgefunden hatte.

»Ma chére Madame Chefin, wir haben eine Überraschung für dich, oder vielleicht auch zwei, das hängt von dir ab.« Luc grinste vielsagend und forderte Lotte auf zu erzählen.

»Um dich nicht noch länger auf die Folter zu spannen: Luc und ich haben in Hochkogel eine Wohnung gefunden. Und unser Vermieter sitzt vor dir, wir stoßen gerade auf unsere Zusage an.« Lotte strahlte wie eine Sonne, aber sie schaffte es nicht, Bekkas Verfassung zu erhellen, die befürchtete, dass es gleich noch dunkler in ihrem Inneren werden würde.

»Wie, Luc zieht zu Vitus in den Stockacherhof? Und du mit ihm? Ich wusste gar nicht, dass ihr eine Wohnung zu vermieten habt. Aber äußerst praktisch, die Lage. Herzlichen Glückwunsch.«

»Des wärs noch, die beiden und a Wohnung im Stockacherhof. Nein, Bekka, die beiden ziehen in die Wohnung in meinem Häuserl, das ich Anfang letzten Jahres gekauft hab. Du kennst sicher das alte Forsthaus, das seit Jahren leer stand. Im Erdgeschoss waren früher Büros und Lagerräume, im Obergeschoss die Wohnung des Försters. Die Wohnung hab ich in den letzten Monaten mit ein paar Freunden renoviert, und jetzt mach ich weiter im Erdgeschoss. Ich will Büros für mich und ein paar Kollegen einrichten, die München den Rücken kehren wollen. Sogenannte Co-Working-Spaces, auf gut bayerisch.« Er lächelte Bekka an, die immer noch ungläubig schaute, als würde sie erwarten, dass jederzeit ein Hammer kommt.

»Aber, Moment, du sagst, Luc und Lotte ziehen ein. Ich dachte, du gehst demnächst nach Spanien?« Bekka wandte sich in Richtung Lotte, die auf Dauerstrahlen geschaltet hatte.

»Das ist die zweite Überraschung. Spanien ist Vergangenheit, das Restaurant hat meinen Vertrag gekündigt, denn der Eigentümer kann das Lokal nicht mehr halten, der lange Lockdown hat ihn finanziell ruiniert. Die spanische Regierung zahlt keinen Ausgleich an die Gastronomen so wie hier in Deutschland. Zum Glück für mich, würde ich sagen.«

»Aber dann brauchst du hier einen Job, und den hat dir Luc weggeschnappt. Also, nicht böse gemeint.«

»Das ist eine lange Gschicht, aber kurz zusammengfasst, hat mein Vater sich bei mia entschuldigt wegen seines Verhaltens und mi gebetn, wieder in der Metzgerei mitzuarbeitn. Natürlich auf das intensive Drängn meiner Mutter hin ... Sie hatte es mir schon vorher verraten, damit ich mich drauf einstelln konnt. Ich vermute, dass er beim täglichen Kassensturz gemerkt hat, wie viel ihm ohne mein Convenience-Food durch die Lappen ganga is – schließlich ist er für seine Geldgier im Dorf bekannt. Und nachdem sei Arzt ihm gsagt hat, dass er wegen seiner Herzprobleme kürzertreten muas, will er mir sogar des Geschäft überschreibn. Ich werde auf koan Fall Vollzeit in der Metzgerei stehn und hoff sehr darauf, dass du mir die unbesetzte Teilzeitstelle als Köchin anbietest.«

»Das ist heute die erste positive Nachricht, die ich höre. Natürlich kriegst du den Job, was sonst? Ich freue mich wahnsinnig, dass du hierbleibst. Ehrlich, besser hätte es sich nicht ergeben können. Und für euch beide freue ich mich auch.« Bekka umarmte Lotte und anschließend Luc.

»Und was ist mit mir? Ich war schließlich auch daran beteiligt.« Vitus breitete im Sitzen erwartungsvoll seine Arme aus.

»Aber sicher doch, mit Umarmungen bin ich heute großzügig«, sprang Bekka über ihren Schatten, denn ursprünglich wollte sie ihm gegenüber reserviert bleiben ... wegen der *Woll-Lust.* Als sie ihn mit etwas Abstand umarmte, zog er sie an sich. Genau in diesem Moment kam Nico um die Ecke des Hauses. Er blieb vor ihrem Tisch stehen, die Hände in den Hosentaschen, und grinste überlegen.

»Na, da komme ich doch gerade richtig. Ist das die Verbrüderung der oberbayerischen Jungfrauen und -männer?«

Bekka überging seine Anzüglichkeit und forderte ihn auf, sich zu ihnen zu setzen und mit ihnen Luc und Lottes Wohnung zu feiern.

»Diese Hühnerbrause ist nicht mein Ding. Ich hol mir was Härteres.« Und mit Blick auf Vitus fügte er an: »Was für Männer.« Er verschwand in Richtung des Hintereingangs, und keiner rechnete damit, dass er zurückkommen würde.

Da Lotte es nicht erwarten konnte, Bekka die neue Wohnung zu zeigen, machten sie sich auf den Weg zum Forsthaus. Luc wollte zurück in die Küche, und Vitus verabschiedete sich, um sich um das Futter für die Kühe zu kümmern.

Auf dem Weg zum Forsthaus erzählte Bekka Lotte von ihrer Recherche in der *Woll-Lust.* Sie fragte, ob sich Lotte eine mögliche Beteiligung der Stockachers erklären könnte, vor allem, ob sie sich vorstellen könnte, dass Vitus da mit drinsteckte.

Lotte hielt sie am Arm und schaute sie eindringlich an. »Red mit ihm, sprich ihn drauf an. Ich bin sicher, er hat damit nichts zu tun.«

»Meinst du wirklich? Wenn ich zu ihm gehe, dann ist sofort sein Vater oder der Opa da, die lauern mir regelrecht auf. Die haben sich gegen mich oder besser gesagt, gegen uns vom Hauserhof verschworen.«

Lotte drückte sie kurz an sich. »Wir finden eine Lösung, glaub mir.« Und schon Minuten später präsentiert sie stolz jedes Zimmer, als würde sie Bekka durch ein Schloss führen. Die Wohnung war erstaunlich hell und geräumig im Gegensatz zu der verwitterten dunklen Außenfassade aus Holz. Vitus hatte mit Wanddurchbrüchen aus mehreren kleinen

Räumen drei größere und ein kleineres Zimmer geschaffen, den Holzboden und die Decken abgeschliffen und alle Wände weiß gestrichen. Die Küche war in den großen Wohnraum integriert, das Bad schlicht und weiß, aber mit Dusche und Wanne ausgestattet. Sie könnten auch den Garten benutzen, aber besonders genial fand Lotte den Balkon, der sich über die ganze Breite des Hauses auf der Südseite hinzog. Etwas Besseres hätten sich beide kaum vorstellen können, und es wäre Platz für eine ganze Familie.

»Lotte, du sprichst von ... Familie?« Bekka frozzelte. »Du hast mir noch vor ein paar Wochen erzählt, dass dieses Thema überhaupt nicht in deinem Lebensplan vorkäme.«

»Wenn der Topf auf n Deckel passt, dann gibts a an guadn Bratn.«

Damit war alles gesagt.

»Ihr beide passt wirklich perfekt zusammen, selbst wenn ihr äußerlich total verschieden seid. Aber warum hast du mir nie von Luc erzählt?«

»Das ist schnell erklärt. Als ich das Angebot von dem Restaurant in Spanien bekam, auf das ich schon ewige Zeiten gewartet hatte, riet mir Luc, es unbedingt anzunehmen, auch wenn er in Bayern bleiben wollte. Er wollte meiner Entwicklung keinesfalls im Weg stehn. I hab unterschriebn, daraufhin haben wir nach langen Diskussionen festgstellt, dass eine Fernbeziehung nichts für uns beide wär. Zu aufwendig und zu teuer, und ständig hätt jeder a schlechts Gewissen ... Deswegen beschlossen wir, uns zu trennen in der Hoffnung, dass vielleicht später mal was draus werden würd. Das hat richtig wehgetan, ihm sicher genauso wie mir. I konnt mit niemandm darüber reden, nicht mal mit dir, denn dann wäre wieder alles hochgekomma – und der Schmerz und die Sehnsucht hättn mi umgehaun. Aber jetzt bin i so glücklich, ich kanns dir gar nicht sagn.« Lotte strahlte, und Bekka musste unwillkürlich lächeln. »Aber warum hast du über

Nico immer nur in Andeutungen gesprochen, es klang eher nach Freundschaft, nie nach einer echten Beziehung?«

»Nico und ich waren in Berlin sehr verliebt, bis mir alles zu eng wurde, da er sehr einnehmend war. Ich bat ihn um ein bisschen Abstand, daraufhin hat er mich ein paar Mal betrogen, und ich bin noch mehr auf Distanz gegangen. Als er dann in Nicaragua blieb, statt beim Ausbruch der Pandemie zurückzukommen, hatte ich ihn innerlich abgeschrieben. Mir erschien es als ›natürliche Lösung‹ für unsere Beziehung. Seine seltenen Nachrichten änderten daran nichts, sie verstärkten eher die Belanglosigkeit. Als er hier anrief und sein Kommen ankündigte, hat es mich echt umgeschmissen.«

»Ja, meinst ned, du solltst mal mit ihm reden? Mir scheint fast, er sucht hier nur eine Art Unterschlupf, bis er was Bessers find. Oder glaubst du, dass er hier bleibn will.«

»Selbst wenn, ich würde es nicht wollen. Ich weiß, dass wir das klären müssen, aber ich brauche dafür etwas mehr Zeit, als ich gerade habe.«

Während sie auf dem Balkon standen und die Aussicht auf das Dorf genossen, da das Forsthaus hangaufwärts über dem Ort thronte, kam Vitus mit dem Traktor angefahren. Er sprang leichtfüßig herunter, winkte ihnen und ging unten ins Haus.

»Am besten, du sprichst jetzt gleich mit ihm, jetzt ist kein Vater oder Großvater in der Nähe.«

Zuerst wollte Bekka einen Rückzieher machen, aber da Lotte nicht nachgab, fasste sie Mut. Besser, sie klärte es jetzt, als es vor sich herzuschieben und sich aufgrund von Vermutungen in etwas hineinzusteigern.

Bekka öffnete langsam die Tür, hinter der sie Vitus herumwerkeln hörte.

»Die Zimmer hier unten sind noch nicht präsentabel, hier schaut es zudem schlimmer aus, als es oben jemals war. Aber komm doch rein.«

Sie stimmte ihm zu, dass hier noch viel Arbeit zu erledigen wäre, und stammelte hilflos herum. Schließlich riss sie sich zusammen. »Vitus, ich muss was mit dir besprechen, das mir sehr am Herzen liegt. Aber ich habe keine Ahnung, ob du mir irgendwas dazu sagen kannst.«

»Das ist ganz einfach. Erzähl mir, worum es geht, dann sehen wir weiter.« Er schob ihr eine umgedrehte Holzkiste zum Sitzen hin, er selbst lehnte sich gegen die Fensterbank und verschränkte die Arme. Aufmerksam verfolgte er ihren Bericht. Immer wieder schaute sie ihn an, gespannt auf seine spontane Reaktion.

Er atmete tief ein. »Ich würde gern sagen können, dass das alles vollkommener Blödsinn ist. Aber leider vermute ich, dass sich alles genau so verhält, wie du es herausgefunden hast. Nur wer ist der Übeltäter? Ich habe damit nicht das Geringste zu tun und wusste auch nichts davon. Ich hoffe, du hast nicht eine Sekunde an diese Möglichkeit gedacht.«

Bekka war froh, dass sie ihre Vermutung hinsichtlich seiner Beteiligung bewusst nicht geäußert hatte, bekam aber auf der Stelle ein schlechtes Gewissen. »Kannst du mir sagen, was sich zwischen dem Stockacher- und Hauserhof abspielt? Kein Mensch kommt dem anderen in die Quere, aber ständig gibt es Ärger. Dein Opa verfolgt mich, dein Vater spricht jedes Mal vom *Judengeld* und dass wir jeden ausnützen würden. Nur du und deine Mutter, ihr habt einen normalen Umgang mit Nanny und mir.«

»Was wirklich dahintersteckt, kann ich dir nicht sagen. Der Opa erzählt immer von einem Judenfluch, äußert sich aber nie weiter dazu. Der Pap redet noch weniger drüber, aber irgendwas ist im Busch. Sie glauben, die Nanny, der Benji und jetzt auch noch du, ihr wollt ihnen was wegnehmen, euch was zurückholen, was euch gehört.«

»Dann wüsste ich bloß gern, was das sein soll.«

»Die Sache mit den Strickerinnen nehme ich in die Hand. Ich verspreche dir, spätestens Anfang nächster Woche arbeiten alle wieder für dich. Und den Auftrag der Dirndlschneiderei hol ich dir auch, das darfst du mir glauben. Ich bin auf meine Tante Gittie sowieso nicht gut zu sprechen, eine raffgierigere und hinterhältigere Person ist mir noch nie begegnet. Selbst meine Mam will mit ihr möglichst wenig zutun haben. Als Schwester weiß sie, wovon sie redet.« Er ging auf Bekka zu. »Es tut mir echt leid, was passiert ist. Aber ich verspreche dir, ich bringe es in Ordnung.«

Bekka erhob sich von ihrer Kiste und plötzlich wurde ihr schwindlig. Der Tag heute hatte es in sich gehabt, sie hatte noch nichts gegessen, nur ein Glas Prosecco getrunken ... Sie taumelte, und Vitus fing sie gerade noch auf. Er hielt sie fest und flüsterte ihr ins Ohr, ob sie okay sei. Bekka nickte und befreite sich langsam aus seinen Armen, obwohl sie gern geblieben wäre. Sie brauchte nicht noch mehr Durcheinander: Erst das eine Problem lösen, bevor das nächste auf sie wartete.

November 1959, Christchurch, Neuseeland

Meine liebste Frieda,
verzeihe mir, dass ich Dich lange im Ungewissen ließ. Aber nun habe ich die Bestätigung meines Arztes, ich bin wieder vollkommen genesen.
Mir geht es gut, mir scheint, besser noch als vor meiner Erkrankung. Der Orts- und Klimawechsel in die Berge des Nationalparks war sowohl heilsam als auch wohltuend, die exquisite Rundumversorgung des luxuriösen Sanatoriums hätte nicht besser sein können. Im Geiste habe ich mich mit Hans Castorp in Thomas Manns Zauberberg verglichen, mit dem einzigen Unterschied, dort nicht nach Liebe gesucht zu haben, denn die gehört Dir ganz allein.
Ein Mitpatient, der mich hin und wieder auf meinen ausgiebigen Spaziergängen durch den Nationalpark begleitet hatte und der wie ich wieder genesen ist, wird mich in Kürze in Christchurch besuchen. Da er Zeit seines Lebens im Wollhandel tätig war, habe ich ihn als meinen zukünftigen Stellvertreter auserkoren. Er wird die Geschäftsführung übernehmen, wenn ich nach Deutschland zurückkehre. So führt alles zu einem guten Ende.
Du schriebst in Deinem letzten Brief, den ich leider erst jetzt nach meiner Rückkehr in den Händen halte, ob ich von der gleichen Krankheit wie Mama geplagt werden würde, damals im Versteck auf der Hütte. Wie gern hätte ich Dich vor meiner Abreise beruhigt, denn Mamas Erkrankung war nicht die Ursache ihres Todes. Das war nur

die offizielle Version. Gleichwohl meine Lunge eine ähnliche Anfälligkeit und Schwäche wie die ihre hat.
Mama wusste, dass sie eine Flucht über die Alpen niemals würde durchhalten können, selbst auf der Almhütte hätte sie den langen und harten Winter nicht überlebt. Um mich nicht zum Bleiben zu zwingen, denn allein hätte ich niemals die Flucht angetreten, traf sie die unwiederbringliche Entscheidung, freiwillig aus dem Leben zu scheiden.
Als unser Versteck von Korbinian Stockacher an die Nazis verraten wurde, erlöste sie uns alle mit ihrem Tod von den abzusehenden schrecklichen Folgen. Hätten uns Hitlers Schergen erwischt, wären wir alle, Mama, ich, Deine Eltern und selbst du, im KZ gelandet oder mit sofortiger Wirkung wegen Verrats hingerichtet worden. Besonders bestürzt war Mama, da Korbinian der Käufer unserer Münchner Liegenschaft gewesen war. Sie kannten sich noch aus früheren Jahren, als Papa und Mama alljährlich ihre Sommerfrische in Hochkogel im Hauserhof bei deinen Großeltern verbracht hatten.
Unter dem Schock und der unendlichen Enttäuschung sprach sie den Fluch aus, Korbinians nachfolgende zwei Generationen sollten sich immer unglücklich in eine Hauserin verlieben. Sie wollte das Glück seiner Nachfahren genauso verhindern, wie er die Liebe zwischen uns verhindert hatte. Sie machte Korbinian für unser großes Leid, meine Flucht und die damit verbundene Trennung verantwortlich.
Mama, Papa und ich tragen seit 1933 einen Ring, in dem in einer winzigen Kapsel Zyankali verborgen ist. Auch Papa entging den Gräueltaten der Nazis mithilfe der tödlichen Substanz. Du musst wissen, meine Eltern waren äußerst freiheitsliebend, sie schworen sich bei ihrer Hochzeit, mit ihrem Leben für die Familie einzustehen.

Keine Sorge, meine Liebste. Mein Ring liegt verschlossen im Safe meines Hauses, zu unser aller Glück gibt es keinen Anlass für mich, ihn zu nützen.
Das schreibe ich, um Dir die Sorge um meine Gesundheit zu nehmen. Du darfst aufatmen und die Vorfreude auf unsere gemeinsame Zukunft genießen. In drei, spätestens vier Monaten sind wir für immer vereint.
Gib unserem Engelchen täglich einen Kuss von ihrem Papa, fühle Dich ebenso geküsst und umarmt von
Deinem Jakob

Juni 2021

Der Endspurt

In den folgenden Tagen kam sich Bekka wie ein Sklave vor, der als Ruderer auf einer Galeere angekettet war. Den Takt gaben ihre die langen Listen vor. Es war wie verhext, jedes Häkchen für etwas, das erledigt war, zog neue Aufgaben nach sich.

Nanny beobachtete alles, ohne einen Kommentar abzugeben.

Heute war Donnerstag, bis Samstag Nachmittag hatte Bekka elf Termine für Bewerbungsgespräche eingetragen. Luc und Lotte unterstützten sie, wenn es um Personal für die Küche ging, Nanny bei den Vorstellungsgesprächen der Servicekräfte, vor allem, da sie einige von ihnen schon von früher kannte. Während und zwischen den Gesprächen klingelte unablässig ihr Telefon, König Ludwig wollte wissen, ob sie die Tischdecken und Servietten lieber farbig eingefasst oder dezenter mit Briefecken haben wollte, der Elektriker wollte auf der Stelle die genaue Platzierung der Hängelampen über den Tischen im Gastraum erfahren. Die Wäscherei informierte sie, dass sie die Bettwäsche und Handtücher für die Gästezimmer nicht liefern konnten, Bekka müsse jemanden schicken oder noch mindestens zehn Tage warten. Lotte erwartete ihre Entscheidung über die vegetarischen und veganen Gerichte für die Speisekarte, und das Gesundheitsamt wollte mit ihr erneut über das Hygienekonzept sprechen. Die Druckerei benötigte die Adressen der regionalen Lieferanten für Fleisch und Gemüse, um die Herkunft der biologisch erzeugten Zutaten auf der Karte angeben zu können. Sie hätten jetzt einen Timeslot frei und könnten drucken, danach sei es ungewiss, wann wieder Zeit wäre. Und dazwischen riefen wiederholt verschiedene Reiseunternehmen an, ob Bekka sich bereits entschlossen hätte, ihre Zimmer und die Yogawochen bei ihnen anzubieten.

Bekkas einzige Verschnaufpause waren die Yogastunden, die sie an drei Vormittagen und drei Abenden online veranstaltete. Sie empfand sie wie einen geschützten Kosmos, in den nichts und niemand von außen eindringen konnte. Alle akzeptierten, dass der Yogaraum während des Unterrichts tabu war, ihr Handy ließ sie im Büro liegen.

Bekka schickte Vitus die Fragenliste für die Yogaanfänger, seit ihrem Gespräch über die Strickerinnen hatte sie nichts mehr von ihm gehört, doch sie hatte nicht einmal die Zeit, darüber nachzudenken. Er antwortete ihr per WhatsApp, dass sie in einer halben Stunde nachchecken könne, ob alles passt.

Nico sah sie kaum noch, noch nicht einmal mehr bei den Mahlzeiten. Keiner vermisste ihn, er wurde hingenommen wie ein fünftes Rad am Wagen: Es war da, aber jeder hoffte, dass es nicht gebraucht werden würde. Bekka schlief immer noch auf der Couch. Obwohl sie versuchte, es zu verbergen, hatte Nanny ihr provisorisches Bett im Wohnzimmer bemerkt und sie darauf angesprochen. Wenn sie schon nicht mit ihm in einem Bett schlafen wolle, dann solle sie sich doch in eines der anderen Zimmer legen, es seien genug da. Sie brauche dringend ihren Schlaf, um durchzuhalten.

Als Luc und Lotte sich an diesem Abend verabschiedeten, nahm Nanny Bekka am Arm und ging mit ihr nach oben. Sie hatte Benjis Schlafzimmer für sie vorbereitet, ihr Schlafanzug lag auf dem frisch bezogenen Bett, und im Bad lagen Handtücher und ihre Waschsachen bereit.

»Hier kannst schlafn, hier kommt koaner eini. Und demnächst wär a klärendes Gspräch mit Nico angebracht, moanst ned?«

»Nanny, im Moment ist mir die Zeit dafür zu schade. Ich hatte immer gehofft, dass Nico irgendwie hierher passt, aber er hat sich seit Nicaragua total verändert. Besonders angepasst war er noch nie, und das war es auch, was ich an ihm gemocht habe. Auch seine schnoddrige Art, sich von niemandem etwas gefallen zu lassen. Aber jetzt ist er mir total fremd geworden, ich kann mit ihm nichts mehr anfangen.«

»Hoffen und beten hilft manchmal, aber das erscheint mir bei ihm a vergebliche Liebesmüh. Woast, Madl, ned nur er, a du hast di verändert. I glaub, damit kommt er ned klar. Aus dir is a gstandne Gschäftsfrau wordn, du hast a Ziel vor Augn, weißt, wos lang geht und hast alles Notwendige in die Hand gnommen. Des is nix für ihn, der braucht a Madl, das alles gutheißt, was er macht und ihn bedingungslos anhimmelt.«

»Ich eine Geschäftsfrau? So habe ich mich noch nie gesehen. Aber im Gegensatz zu früher weiß ich wirklich, was ich will. Wohin ich will. Auch wenn gerade wieder mal alles gleichzeitig über mich hereinbricht. Und dieses nervige Warten auf ein Ende des Lockdowns ... Jetzt dürften wir offiziell öffnen, aber nun sind die Inzidenzen im Landkreis so hoch, dass es sich immer weiter hinauszögert. Und wir haben keinerlei Einfluss darauf ... Zielvorgaben ohne festen Termin sind sinnlose Luftnummern. Und die Sache mit den Strickerinnen hängt auch noch in der Luft, das brennt mir auf den Nägeln. Ich darf nicht vergessen, Vitus danach zu fragen.«

»Der is wirklich a Unterstützung für di, wenigstens oaner von der Stockacher-Sippschaft, der was taugt. Aber wenn i ehrlich bin, die andern sind a ned ungut – bloß ziemlich narrisch. I woas bis heit ned, was die von uns wolln. Und jetzt, mei Madl, jetzt schläfst. Ruh dich gscheit aus. Willst die Mumie?«

»O ja bitte, Nanny.« Bekka musste grinsen.

Die vertrauten Verrichtungen taten gut, und wenige Minuten später schlief sie mit dem Gedanken ein, wenn doch alles so einfach wäre wie früher ...

Ein langer Montag

Der Tag begann mit einer Überraschung. Bekka gähnte laut und unverhohlen auf ihrem Weg zum Yogaraum. Pünktlich um neun musste sie ihre Yogastunde beginnen, bis dahin waren es nur noch wenige Minuten. Beinahe hätte sie verschlafen, denn sie hatte bis ein Uhr nachts mit Lotte und Luc zusammengesessen, um die Gerichte auf der Speisekarte mit den Preisen der neuen Bio-Lieferanten zu kalkulieren. Mit der Wiedereröffnung des Hauserhofs wollten sie ausschließlich mit biologisch und regional erzeugten Lebensmitteln arbeiten. Sie waren nicht nur überzeugt, dass das der richtige Weg in die Zukunft wäre, sondern konnten sich auch von anderen Gasthäusern mit diesem Merkmal absetzen.

Darüber hinaus war noch so vieles offen, worauf sie jedoch keinerlei Einfluss hatten. Ob sie den Biergarten am folgenden Wochenende wieder öffnen konnten, bestimmte die Höhe der Inzidenz im Landkreis, die aktuell noch über hundert lag, jedoch mit fallender Tendenz. Unter fünfzig wäre sogar die Innengastronomie erlaubt, aber das schien ihnen unwahrscheinlich. Und dann musste noch der Wettergott mitspielen. Der Biergarten war zwar zum großen Teil überdacht, aber würden Ausflügler kommen, wenn es regnete?

Gerade als sie den Yogaraum erreichte, hörte sie ein zaghaftes, dann immer energischer werdendes Klopfen an der Haustür. Ein Blick auf die Uhr sagte ihr, dass sie kaum noch Zeit hätte. Trotzdem öffnete sie, denn sie erwartete einige

Pakete, die der Zusteller wieder mitnehmen würde, wenn sie sie nicht auf der Stelle annahm. Ihre Überraschung hätte nicht größer sein können, als Elisabeth in ihrem Rollstuhl vor ihr stand.

»Grias di, Bekka. Hättst kurz Zeit, i müsst dringend was mit dir redn.« Fast schon flehend schaute Elisabeth zu ihr auf.

»Guten Morgen, Elisabeth. Das ist gerade schwierig, denn mein Yogaunterricht fängt um neun an, und ich bin spät dran.« Elisabeths zweifelnder Gesichtsausdruck sprach Bände, sicher meinte sie, es sei eine Ausrede.

»I versteh scho, dass du sauer auf mi bist, aber i bitt di trotzdem drum. Nur a paar Minutn.«

»Wenn du Zeit hast, dann trink doch mit Nanny einen Kaffee. Ich bin in eineinhalb Stunden fertig, dann können wir reden. Oder du kommst danach wieder.«

»Wenns dir nix ausmacht, dad i gern wartn.«

Bekka schob sie in die Küche. Sie würden sich die Zeit schon vertreiben, bekräftigten Nanny und Elisabeth, Bekka könne getrost ihre Unterricht geben.

Nach dem Ende der Stunde fand sie Nanny, Lotte und Elisabeth kichernd in der Küche, und Bekka war erleichtert über die gute Stimmung. »Ist noch ein Kaffee da, den könnte ich jetzt gut brauchen?«

Nanny reichte Bekka ein großes Haferl, dazu eine Schale Müsli mit Apfel- und Bananenstücken.

»So, Madl, des isst jetzt. Essen hält Leib und Seel zamm.«

Bekka löffelte mit einer Hingabe ihr Müsli, als wäre es ein Fünfsternemenü und sie müsste jeden Bissen einzeln goutieren. Sie hoffte, mit ihrem Schweigen Elisabeth zum Reden zu bringen.

»Also, weswegn i da bin ... des kannst du dir ja sicher scho denkn ...«, stammelte Elisabeth, »also, i wollt mi bei dir entschuldigen.« Sie seufzte tief auf, als hätte sie einen Fußball ausgespuckt. »I war überzeugt, dass alles sei Richtigkeit ghabt hätt. Die Gittie hat mir gsagt, du hörst mit dem Onlineshop auf, sie würd alles von dir übernehma und du dadst nach Berlin zruckgehn.«

»Traust du mir wirklich zu, dass ich aufhören und weggehen würde, ohne mit euch darüber zu sprechen? Ich war doch bei dir, um dir Arbeit zu bringen, da hätte dir doch ein Licht aufgehen müssen.«

»Ja, des scho. Aber i hab vorher bei der Gittie unterschreibn müssn, dass i auf der Stell nix mehr für di mach, nur noch für sie arbeit. Und sie hat uns 20 Euro mehr geboten pro Jackerl. Des is halt a Haufn Geld für mi, da kann i ned Nein sagn.« Elisabeth wurde immer leiser.

»Ich dachte immer, wir hätten eine Zusammenarbeit auf Augenhöhe. Du kannst dir gar nicht vorstellen, wie enttäuscht ich war. Hättest du nicht mit mir darüber reden können, dass du ein anderes Angebot mit besserer Bezahlung hast, oder ob noch ein paar Euro mehr drin sind? Aber nichts, nur lapidare Ausreden. Ich kam mir vor wie im falschen Film. Wie stellst du dir auf dieser Basis eine weitere Zusammenarbeit vor?«

»Vielleicht nimmst einfach mei Entschuldigung an, i will a ned mehr Geld. Und i dad strickn wie die Feuerwehr, das versprech i dir.« Elisabeth hob langsam ihren Blick und schaute Bekka an.

»Es ist ein riesiger Vertrauensbruch, dass ihr meine Anleitungen für die Modelle übernommen habt. Du weißt selbst am besten, dass ein paar Details wie die Täschchen und Kanten anders waren als an den traditionell gestrickten Jankern. So etwas nennt man Urheberrecht, das hast du sicher schon mal gehört.«

»Das hat mir mei Bub a gsagt, aber die Gittie hat gmoant, des is a Schmarrn, a Trachtenjanker is und bleibt a Trachtenjanker, da gibts koane Rechte dran.«

»Ich fühl mich für 20 Euro verraten und verkauft. Das muss ich erst mal verdauen.«

Elisabeth knetete ihre Hände, die wegen der vielen Druckstellen schon ganz rot waren.

»Hat Gittie meine Anleitungen von dir?« Das war entscheidend für Bekka. Diejenige, die ihre Anleitungen weitergegeben hatte, würde sie auf keinen Fall weiterbeschäftigen. Die anderen schon, vorausgesetzt sie kämen auch auf sie zu.

»Nix hab i weitergebn, i hab dir jede einzelne immer zruckgebn. Mir hat die Gittie Kopien in die Hand gdruckt, was i strickn soll ... I habs aber glei gsehn, des warn original die deinen.«

»Gut, Elisabeth, ich muss mir des Ganze noch mal durch den Kopf gehen lassen. Heute Abend oder morgen früh sag ich dir Bescheid, ob und wie es weitergeht. Ich danke dir, dass du die Mühe auf dich genommen hast, im Rollstuhl hierherzukommen.«

»Des war mir a Bedürfnis, ehrlich. Vergelts Gott. Mei Nummer hast ja, i hoff du rufst mi an.« Sie bugsierte ihren Rollstuhl geschickt nach draußen, und Bekka schloss hinter ihr die Tür. Ob sich auch Walli, Annamirl und Evi bei ihr melden würden?

Innerhalb der nächsten Stunde klärte sich alles auf. Kaum war Elisabeth weg, kam ein Anruf von Annamirl, und kurz nach diesem Telefonat rief auch schon Evi an. Als sie sich nach dieser Unterhaltung aufs Sofa fallen ließ, stand Walli vor der Tür, wie immer in einer geblümten Kittelschürze mit Strickjacke. Ihr Mann hatte sie gefahren, da sie schlecht zu Fuß war, und es sei ihr ein dringendes Anliegen, persönlich mit Bekka zu sprechen.

Die Entschuldigungen der Frauen klangen ähnlich, aber Bekka akzeptierte sie, denn sie fühlten sich ehrlich an. Sie wusste nicht, über wen sie sich mehr ärgern sollte, über die hinterlistige Gittie oder Max Stockacher, der ihr mithilfe seiner Schwägerin eins hatte auswischen wollen. Aber keine ihrer Strickerinnen hatte die Anleitungen weitergegeben, Walli wollte gleich auf die »heilige Muttergottes und alle Heiligen« schwören. Wie war Gittie an Bekkas Anleitungen gekommen? Alle Frauen beteuerten, es wären Kopien von Bekkas Vorlagen gewesen, selbst ihre handschriftlichen Notizen stünden darauf, wenn etwa bei einem Modell eine Änderung während des Strickens notwendig geworden war.

Plötzlich dämmerte es ihr. Als sie bei Vitus war, um Maße für seine Jacke zu nehmen, hatte sie ihren Rucksack mit den Anleitungen und Garnen im unteren Hausflur abgestellt. Sollte etwa jemand den Ordner herausgenommen und die Anleitungen kopiert haben? Nur Max und Martha kämen infrage, denn der alte Kaspar war zu senil dafür. Aber Martha würde nie jemanden bestehlen, schon gar nicht für ihre Schwester Gittie. Mit der hatte sie nichts am Hut, wie Bekka von Vitus wusste. Blieb also nur noch Max. Aber wozu das alles, was versprach er sich davon? Während sie überlegte, klingelte es schon wieder an der Tür, und Nanny öffnete.

»Da gehts zu wie im Taubenschlag«, rief sie und flüsternd zu Bekka, »und da kommt a bsonders bunt gefiederter Vogl.« Nanny deutete auf eine Frau, die nach ihr die Küche betrat. Bekka hatte keinen Schimmer, wen sie vor sich hatte, aber ihr lag ein *Hui, von allem a bisserl zu viel* auf der Zunge

»Grias di, i bin die Gittie«, begrüßte die Fremde Bekka. Sie drehte sich hin und her, als würde sie auf einem Laufsteg stehen und sich von allen Seiten zeigen wollen.

Bekka musste sich beherrschen, die Erscheinung vor ihr nicht mit weit aufgerissenen Augen und Mund anzustarren. Wie schaffte man es, sich an einem Montag Vormittag derartig aufzubrezeln? Wie konnte man sich überhaupt mit diesem Styling aus dem Haus wagen? Ein tief ausgeschnittenes Dirndl in Pink-Orange mit Spitzenschürze, pinkfarbener Lodenjacke mit Glitzersteinchen und Stickereien. Unter dem Hut mit riesiger Feder kringelten unzählige Korkenzieherlöckchen hervor, dazu High Heels in Pink. Trachtenschmuck am Hals, an den Ohren und an der Taille, sodass jede Bewegung klirrte. Das Make-up griff alle Farben des Dirndls auf, ganz besonders betonte es die rosigen Bäckchen.

»Gell, da schaust, mit mir hättst ned grechnet? Aber i nimm die Sach gern in die eignen Händ, bevor a andrer dazwischenpfuscht.«

Bekka fehlten die Worte, mit allem hätte sie gerechnet, aber nie mit einem Besuch Gitties, die eine Haltung an den Tag legte, als hätte sie ein Hühnchen mit Bekka zu rupfen und nicht umgekehrt. Sie erstrahlte in einer geballten Aura des *mia san mia*, ihre Ausstrahlung der Arroganz war kaum zu überbieten. Kein Vergleich mit ihrer Schwester, der zurückhaltenden und freundlichen Martha.

»Ich bin schon sehr gespannt.« Bekka hatte sich gefangen und kam gleich zur Sache, um diese Frau so schnell wie möglich wieder loszuwerden.

»I machs kurz, des Kind ist sowieso schon in Brunnen gfalln. Manchmal lafts halt ned so, wie ma sich des vorstellt. Also, die Weiberleit, die strickn, kumma wieder zu dir zruck. Und den Auftrag von der Trachtenschneiderei schenk i dir, wär mir eh vui z vui gwordn mit der Arbeit.« Gittie reckte den Kopf in die Höhe, als würde sie damit ihre wahre innere Größe zeigen.

»Du bist scho a recht ausgschamte Person, alle Achtung.« Nanny, die in der offenen Tür stand, brachte es auf den Punkt. »Aber wenn damit alles gsagt und geregelt is, dann dad i moana, da hat der Maurer des Loch lassn.« Sie ging einen Schritt ins Zimmer und wies mit der Hand auf die Tür.

»Nur noch eins. Wie bist du an meine Anleitungen gekommen?« Bekka musste das klären, sonst würde sie ewig mit ihren Vermutungen im Dunkeln tappen.

»Mei, da bist selber schuld, wennst dei Zeigl überall rumliegn lässt. I habs aus deiner Daschn gnommen, drübn bei den Stochachern. I war grad zu Bsuch beim Max und der Martha, der Max hats mir dann schnell in seim Büro kopiert.«

»Und die Martha wusste davon?« Bekka konnte es nicht fassen, ihre Menschenkenntnis hatte sie ziemlich im Stich gelassen.

»Gott bewahre, mei Schwester doch ned! Di dad nimmer schlafa kinna bei so am kapitalen Vergehen. Die Martha is noch harmloser als ihre Kiah im Stall. Na na, der Max hat mi auf die Idee gbracht und mir dabei gholfn. Des is a recht a gstandns Mannsbild, vui zu schad für mei Schwester.«

Bekka war erleichtert, sie hatte bei Martha doch richtig gelegen. Aber »a gstandns Mannsbild«? Ihr fiel nur Hinterlist, Betrug, Dreistheit und einiges mehr zu ihm ein. Aber er würde sich noch die Zähne an ihr ausbeißen und mit ihr rechnen müssen. Bekka grinste innerlich, wenn er Pech hatte, müsste er sich zukünftig noch mit ganz anderen Tatsachen abfinden ...

Gittie warf eine Mappe auf den Tisch. »Da sans, und i hab koane Kopien gmacht. Das Gschreibsel is mir ehrlich gsagt zu unprofessionell. Wennst woast, wos i moan! Und der Auftrag von der Schneiderei is a dabei.« Gittie reckte wieder den Kopf in die Höhe und drehte sich erneut im Halbkreis. Jetzt fiel es Bekka ein, sie erinnerte sie an den herumstolzierenden Truthahn, den Nanny früher auf dem Hof gehalten hatte. Gittie stöckelte auf ihren High Heels zur Tür, dabei rief sie »Pfiat eich, die Damen!« und rauschte ab.

»So a ausgschamte Matz, aufbrezelt wie a Schnoin. Und des am Montag in der Friah«. Nanny hielt sich nicht zurück und schüttelte den Kopf.

»Nanny, so habe ich dich noch nie reden hören. Ein seltenes Schauspiel hat diese Gittie hier abgeliefert. Aber sie hat Mumm, hier aufzutauchen.«

»Des is koa Mumm, des is pure Dummheit. Die moant, mir san auf der Brennsuppn dahergschwappt.«

»Aber weit ist sie damit nicht gekommen. Der Vormittag hat mich echt mitgenommen, ich habe Hunger wie ein Bär. Es ist auch schon fast eins. Müssen wir noch was kochen?«

»Nein, Madame Chef, das Essen ist fertig. Wir haben nicht gelauscht, nur gehört, um zu wissen, wann ihr fertig seid.« Luc kam um die Ecke, gefolgt von Lotte, beide mit Servierplatten in den Händen. »Heute gibt es ein Bierbratl mit Krautsalat, nach Art des Hauses, voilà.«

Sie griffen alle kräftig zu, und Lotte und Luc lachten laut auf, als Bekka und Nanny den Auftritt Gitties beschrieben.

»Also eins ist sicher, langweilig wird's hier niemandem.« Während Lotte die Feststellung machte, klingelte es an der Haustür.

»Ja, was is denn heit los, a Verkehr wie am Stachus.« Nanny ging kopfschüttelnd zur Tür und kam, immer noch kopfschüttelnd, mit zwei Polizisten zurück.

»Hat uns der Kaspar wieder mal wegen Corona-Verstößen angezeigt?« Bekka verdrehte die Augen.

Die beiden Uniformierten schauten sich fragend an und wandten sich zu Bekka. Der extrem dünne, fast zwei Meter große Mann, an dem die Uniform wie an einem Kleiderbügel schlotterte, trat einen Schritt vor und schob seine heruntergerutschte Maske zurück über die Nase.

»Nein, davon ist uns nichts bekannt. Wir suchen den Herrn«, er schaute auf einen Notizzettel, »Nicolas Riveras. Der soll sich hier aufhalten.«

»Keine Ahnung, wo der Nico ist. Ich habe ihn seit gestern Abend nicht gesehen.« Bekka wandte sich an Luc und Lotte. »Habt ihr ihn gesehen? Ich weiß noch nicht mal, ob er heute Nacht hier war.«

»In welchem Verhältnis stehen Sie zu Herrn Riveras, wenn ich fragen darf?« Der ältere Polizist, der im Gegensatz zu seinem Kollegen seine Uniform mehr als ausfüllte, wandte sich an alle.

»Ich bin seine Freundin, und wir wohnen hier bei meiner Großmutter.« Sie wies auf Lotte und Luc. »Das sind Angestellte, die darauf warten, dass wir das Gasthaus wieder öffnen dürfen. Was wollen Sie denn von Nico?« Bekka hatte den Blumenstrauß vor Augen – war das jetzt womöglich das Nachspiel?

»Es gibt ein Amtshilfeersuchen aus Nicaragua. Als seine Freundin ist Ihnen sicher bekannt, dass er dort wegen Drogenhandels einige Monate im Gefängnis saß. Mit Unterstützung der deutschen Botschaft wurde er freigelassen, hat sich aber verpflichtet, zu den Vorgängen eine Aussage zu machen.«

Es war still im Zimmer, und Bekka atmete tief ein, jedoch so leise, dass es die Polizisten nicht mitbekamen. Sie brauchten nicht zu wissen, dass sie vollkommen ahnungslos war.

»Es tut mir leid, aber wir können Ihnen nicht weiterhelfen. Sobald er zurückkommt, sagen wir ihm, dass er sich bei Ihnen melden soll. Hätten Sie vielleicht eine Karte mit Ihrer Telefonnummer?« Bekka war ganz gelassen, als wäre der Umgang mit der Polizei ihr täglich Brot.

»Hat er eine neue Telefonnummer, da wir ihn seit Tagen nicht erreichen?«

Der Polizist registrierte Bekkas Kopfschütteln, während er ihr seine Karte überreichte.

Bekka las den Namen des Oberkommissars. »Also, Herr Lachner, wenn er hier ist, gebe ich ihm die Kontaktdaten. Ich vermute, dass er heute Abend zurück ist.«

Sie brachte beide zur Tür. Als sie zurückkam, platzten ihre Wut und Empörung heraus, sie konnte sich nicht zurückhalten. »Er war im Gefängnis und erzählt mir, dass er als Entwicklungshelfer den Bauern unter die Arme gegriffen hat. Ihr kennt ja seine Geschichten. Mein Gefühl hat mich nicht getrogen, dass es nicht die Sehnsucht war, die ihn zu mir getrieben hat. Ich hatte nicht die geringste Ahnung, was in Nicaragua vorgefallen war ... Fest steht, er hat nur einen Unterschlupf gesucht. Ihm ist letztendlich alles egal, selbst dass ich aus meinem Zimmer ausgezogen bin. Ab und zu beteuert er mir seine große Liebe, wahrscheinlich nur, um sein Bleiben abzusichern. Ständig ist er am Kiffen, wirklich klar ist er nie. Zum Schluss zieht er uns noch in alles mit rein …« Bekka klopfte mit der Faust auf den Tisch. »Sobald er hier auftaucht, schmeiße ich ihn raus. Selbst wenn es heute Nacht sein sollte, das ist mir egal. Ich habe ihn so satt, und ich bin so enttäuscht, von ihm, aber auch von mir, dass ich derart blöd war und nichts gemerkt habe.«

»Woher hättst du davon wissen solln, er hat uns allen was vorgmacht? Koaner wird uns mit seinen Geschäftn in Nicaragua in Verbindung bringa, sonst hätten die scho Andeutungen gmacht.« Lotte versuchte, Bekka zu beruhigen.

»Wer weiß, welche Deals er hier schon angeleiert hat. Irgendwoher muss er schließlich sein Gras bekommen und was er sonst noch braucht.«

»Ich verstehe, dass das im Herz wehtut, Bekka. Aber, Zeit heilt alle Wunden, glaub mir. Ich weiß das aus Erfahrung.« Lucs tröstende Worte brachten Bekka zum Lächeln.

»Jessas na, sei froh, das du den Haubntaucha los bist. Is wirklich ned schad um den zugroasten Preiß.« Nanny war erkennbar wütend.

»Bin ich froh, dass ihr da seid. Ich glaube, ich gehe morgen für ein paar Tage auf die Alm, um Abstand zu kriegen. An den nächsten drei Tagen sind keine Yogastunden, da der Boden im Yogaraum geschliffen und eingelassen wird. Die Strickaufträge verteile ich heute Nachmittag, und dann habe ich ein paar freie Tage vor mir. Und vorher setze ich Nico vor die Tür.«

»Des machst, Madl.« Nanny strich ihr über den Kopf und stupste sie auf die Nase.

Am Nachmittag ließ Bekka ihre Strickerinnen eine Erklärung unterschreiben, dass sie nur für *alpenstrick – handmade by nanny* und *öko-alpenstrick – handmade by nanny* nach deren Anleitung arbeiten durften. Alle waren froh, dass sie wieder mit im Boot waren. Zum Schluss besuchte sie Fricka und ihre Enkelin Lena, um beide darüber zu informieren, wie es weitergehen würde. Lena sprach Bekka darauf an, dass sie gern auch mehr Arbeiten für sie übernehmen könne. Schließlich war sie vom Fach mit ihrem Studium für Modedesign und -marketing, und ihre Bachelorarbeit war so gut wie fertig. Sie könne neue Modelle entwickeln oder sich Wege zur Vermarktung überlegen, was auch immer Bekka brauchen würde. Sie hatte entschieden, die nächsten Jahre hier bei ihrer Oma zu bleiben und ihren Master im Fernstudium zu machen. Ein derartiger Job wäre super, und selbst wenn es nur Teilzeit wäre, sie käme schon aus mit dem Geld.

Bekka versprach ihr, sich zu melden. Auf der Hütte könne sie darüber in Ruhe nachdenken. Zufrieden, aber vollkommen geschafft, ging sie nach Hause. Gut, dass nicht alle Tage so aufregend waren, das wäre auf Dauer nicht auszuhalten.

Während sie an der Hauptstraße entlangging, hielt etwa fünfzig Meter vor ihr der Bus des ÖPNV an. Mehrere Jugendliche, zwei Mütter mit Kinderwägen und drei Männer in Arbeitskleidung stiegen nacheinander aus. Zum Schluss sprang auch Nico auf den Gehsteig.

Diesen Zufall schickt mir der Himmel. Los, Bekka, bring's hinter dich.

»Nico, warte«, rief Bekka ihm hinterher. »Nico, hallo, ich bin's, Bekka.«

Ganz langsam, wie in Zeitlupe, drehte er sich um – die Hände in den Hosentaschen vergraben und mit offener Jacke, zerrissener und vor Schmutz starrer Jeans und einem verwaschenen Shirt, den strähnigen Haaren und einem zotteligen Fünftagebart stand er vor ihr.

Mancher Sandler legt mehr Wert auf sein Äußeres, war Bekkas erster Gedanke. Und außerdem war er schon wieder stoned, ein Blick in seine Augen verriet es ihr.

Er verzog die Lippen zu einem Grinsen. »Hi, Prinzessin.« Er wartete, bis sie neben ihm war.

Bekka kam die Galle hoch. Er war ihr so fremd. Und sie konnte kaum glauben, dass sie jemals in ihn verliebt gewesen war. Er musste damals ein anderer gewesen sein, oder hatte *sie* sich so verändert? Egal wie, das Kapitel Nico gehörte auf der Stelle der Vergangenheit an.

»Gut, dass wir uns hier treffen. Heute Mittag war die Polizei bei uns, um dich zu einer Aussage abzuholen, die mit deinem Gefängnisaufenthalt in Nicaragua zusammenhängt. Und bevor du irgendwelche Märchen erzählst: Behalt sie für dich, sie interessieren mich nicht. Das Einzige, was es von meiner Seite dazu zu sagen gibt, ist: Pack deine Sachen und geh, und zwar heute noch. Für dich ist hier kein Platz mehr. Aus, Ende, vorbei.«

»Harte Worte, Prinzessin. Ist in dem königlichen Gemach kein Platz mehr für mich oder soll ich Platz machen für einen anderen? Bist halt doch im Grunde deines Herzens ein Landei, deine Herkunft kannst du nicht verleugnen. Aber, was soll's. Andere Mütter haben auch schöne Töchter.«

»Du hast mich verstanden. Du gehst heute noch. In einer knappen Stunde fährt der Bus Richtung Traunstetten zurück, da bist du dabei.«

»Aye, aye, capitano.«

Er salutierte und stolperte, Bekka konnte ihn gerade noch am Arm fassen, damit er nicht stürzte. Er war nicht nur zugekifft, sondern auch noch betrunken, die scharfe Alkoholwolke stieg ihr in die Nase. Bekka war an dem Punkt, an dem es ihr egal war, was mit ihm werden würde oder wo er heute Nacht unterkommen könnte. Es war nicht mehr ihr Problem.

Nicht mal dreißig Minuten, nachdem beide im Hauserhof zurück waren, betrat er ihr Büro.

Er grinste sie an. *»Hola, chica, that's it. Back to the roots.«* Dann drehte er sich um und ging.

Zitterte Bekka aus Wut oder vor Erleichterung, sie konnte es nicht unterscheiden. Nie hätte sie geglaubt, jemals eine Beziehung so distanziert und kühl beenden zu können. Sie fühlte sich benutzt und ärgerte sich, dass es überhaupt so weit hatte kommen können. Vielleicht war sie wirklich ein Landei, vertrauensselig und nicht mit den Wassern gewaschen, die für das Stadtleben nötig waren. Aber wenn sie es recht überlegte, wollte sie so auch nie sein.

Nanny, Lotte und Luc waren überrascht, dass das Kapitel Nico beendet war, vollkommen sang- und klanglos. Er hatte sich von keinem verabschiedet, aber niemand hätte auch damit gerechnet. Bekka zog sich zurück, ganz bewusst wieder in Benjis Reich, denn sie hätte Nicos gefühlte Anwesenheit in ihrem Zimmer jetzt nicht ertragen.

Die Briefe

Bekka schaute aus dem Panoramafenster auf die verwischten Konturen der Bäume und Gipfel. Der Regen strömte seit einer halben Stunde in dicken Silberfäden vom Himmel, der Gleichklang des Rauschens wurde von Minute zu Minute lauter, die Farbe des Himmels wechselte allmählich von hellem Wolkengrau zum bedrohlich wirkenden Anthrazit. Sie hatte sich nach dem Frühstück auf den Weg zur Alm gemacht, zum Glück war ihr gerade noch rechtzeitig eingefallen, Vitus eine Nachricht zu schicken, denn weiter oben gab es kein Netz.

Bin für zwei, drei Tage auf der Alm. Mit den Strickerinnen läuft alles wieder, danke dafür. Bis bald, freue mich.

Immer wieder hatte sie überlegt, ob sie ein Bussi-Smiley anfügen sollte oder nicht, schließlich hatte sie es eingefügt und die Nachricht sofort weggeschickt, um keinen Rückzieher machen zu können.

Die bollernde Wärme des voll beladenen Ofens verdrängte den kalten und abgestandenen Mief des abgeschlossenen Raumes. Bekka fühlte sich wohl, nun konnte sie in Ruhe ihren Gedanken nachhängen. Wie immer auf dem Weg in Richtung Alm war mit der räumlichen Distanz zum Tal auch der innere Abstand zu allem gekommen, was ihr durch den Kopf ging. Sie saß mit einer Kanne Tee am Tisch vor dem Panoramafenster und aß die belegten Brote, die Nanny ihr eingepackt hatte. Es kam einer Meditation gleich: einen Schluck Tee, ein Biss ins Brot, kauen, schauen, und alles wieder von vorn. Als kein Brot mehr da war, trank sie nur noch Tee und schaute, und als der Tee leer war, ließ sie nur noch ihren Blick schweifen. Der strömende Regen tauchte den beginnenden Nachmittag in düstere Dunkelheit.

Bekka saß vor dem Fenster und sog jede noch so kleine Veränderung der Aussicht wie ein Schwamm in sich auf, als wäre sie ein Teil des Geschehens. Erst als es stockdunkel war, erhob sie sich, zündete eine Kerze an, legte Holz im Ofen nach, kochte noch einmal eine Kanne Tee und nahm erneut am Tisch Platz.

Seit Wochen blieb ihr keine Zeit zum Ausruhen, und sie genoss es, dass es nicht den geringsten Anlass gab, ihr Nichtstun zu unterbrechen. Ihr Strickzeug blieb im Rucksack, ihr Notizbuch blieb ebenfalls stecken, morgen war auch noch ein Tag.

Sie war auf der Stelle nass bis auf die Haut, als sie die Fensterläden von außen verschloss. Sie blieb kurze Zeit stehen, schloss die Augen und fühlte den Regen, der laut auf sie herabprasselte und mit dichten Rinnsalen an ihr hinunterablief. Bis morgen wäre bestimmt wieder schönes Wetter.

Aber auch am nächsten Morgen regnete es wie aus Kübeln. Um die Läden zu öffnen, zog sie ihren Regenponcho über den Schlafanzug und ging barfuß vor die Hütte. Ihre Füße tauchten tief in den aufgeweichten Boden ein, der sich wie ein Schwamm vollgesogen hatte. Es hatte wohl die ganze Nacht durchgeregnet, denn die Regentonne, die bei ihrer Ankunft nur am Boden bedeckt gewesen war, hatte sich gut gefüllt. Bei diesen Wassermassen würde der Regen sicher bald aufhören, wo sollte das ganze Wasser schließlich herkommen?

Aber jede entleerte Regenwolke machte den Blick frei auf eine neue, es regnete unablässig weiter. Ihr blieb nichts anderes übrig, als in der Hütte zu sitzen. Da fiel ihr ein, dass sie seit Langem vorgehabt hatte, den Sonnengruß einhundertachtmal zu praktizieren. Da das knapp zwei Stunden dauern würde, hatte sie diese Session immer wieder verschoben. Jetzt war genau der richtige Moment dafür.

Sie legte Holz nach und breitete ihre Matte in der Zimmermitte aus.

Sie begann mit den ersten zwölf Asanas, die den gesamten Sonnengruß bildeten, dabei achtete sie auf ihren Atem, der sich dem Rhythmus der Bewegungen anpasste. Bei der siebten Wiederholung war sie schon im Flow, musste nicht mehr über die Folge nachdenken, beim zwölften überlegte sie, ob sie wirklich einhundertacht machen wollte, beim siebzehnten wurde ihr warm und ab dem einundzwanzigsten wurde ihr Geist still. Sie vergaß den Raum, sie vergaß den Regen, sie vergaß Nico, sie vergaß ihre Arbeit ... Sie vergaß sich selbst. Eine Bewegung setzte fließend die andere fort. Nur der Zähler in ihrem Kopf blieb eingeschaltet.

Raum und Zeit hatten keine Bedeutung mehr, als sie nach dem letzten Sonnengruß ganz still am Boden lag. Ihr Körper vibrierte im Gleichklang mit allem Sein, selbst mit dem Regen, der allmählich wieder in ihr Bewusstsein drang.

Was für ein tief greifendes Erlebnis! Genau zum richtigen Zeitpunkt. Ob sie jemals wieder Lust hatte aufzustehen? Sich den wohltuenden Schwingungen zu entziehen?

Irgendwann begann sie zu frösteln. Sie richtete ihre Gedanken darauf aus aufzustehen und begann ganz langsam, die Beine anzuziehen, umfing sie mit den Armen, überkreuzte die Unterschenkel auf dem Boden und schaukelte mit Schwung in den Sitz hoch. Von da aus ging sie in den Vierfüßlerstand zum *Herabschauenden Hund* und richtete sich allmählich zum Stand auf. Bekka verneigte sich, die gefalteten Händen am Stirnchakra angelegt, vor ihrem Selbst und vor der Welt ... die im Regen unterzugehen drohte.

Würde es denn überhaupt nicht mehr aufhören?

Bekka briet sich Bratkartoffeln und drei Spiegeleier und aß alles mit größtem Genuss. Die Sonnengrüße hatten sie hungrig gemacht, der Tee dazu schmeckte noch intensiver als am Tag vorher.

Nun konnte sie auch wieder über ihre Arbeit nachdenken. Lenas Angebot fiel ihr ein. Sie notierte die möglichen Arbeitsbereiche und überlegte sich, ob die Einnahmen des Verkaufs eine angemessene Bezahlung zuließen. Wenn das Angebot der Trachtenschneiderei wirklich ernst gemeint war – und die Mails, die Gittie ihr gegeben hatte, ließen darauf schließen –, dann würden sie in Zukunft sehr viele Strickaufträge haben. Das bedeutete mehr Organisation, die mehr Zeit beanspruchte, die Bekka nicht hatte, wenn die Gastwirtschaft wieder geöffnet wurde und die Vermietung der Zimmer anlief. Außerdem hatte sie ihren Yogaschülern Yogawochen mit Rundumservice angeboten, auch dafür gab es schon einige Anmeldungen, natürlich in Abhängigkeit von den Corona-Entwicklungen. Ganz klar, sie würde Lena ins Boot holen, das Angebot kam genau im richtigen Moment.

Während sie Holzscheite durch das Ofenloch schob, fiel ihr plötzlich die versteckte Tür ein. Laut Paps sollte es möglich sein, vom Raum hinter der Wand auf den Spitzboden über der Hütte zu klettern. Sie schob das Holz zur Seite und klopfte die Holzwand ab, bis sie den Schließmechanismus lösen konnte. Wieder staunte sie, wie perfekt die Tür in der Wand verborgen war, nichts war zu sehen. Sie nahm ihre Taschenlampe und kroch in den kühlen, aber trockenen Lagerraum. Über ihr ragte der Fels bis an die Hüttenwand. Sie nahm die Leiter, die am Boden lag, und überprüfte jede Querstrebe auf Festigkeit. Keinesfalls wollte sie hier oben einen Sturz riskieren. Sie lehnte die Leiter an den Durchschlupf über der Wand zum Spitzboden. Vorsichtig setzte sie die Füße auf die Leisten, bis sie weit genug oben war, um die Öffnung zu sehen. Sie schlängelte sich durch das Loch und setzte sich auf den Boden. Ein Stapel mit dicken Decken, daneben ein Durcheinander verschiedener Holzkisten, die über- und nebeneinander standen. Alles dick mit Staub überzogen. Auch wenn sie gleich heftige Niesanfälle bekommen würde, sie musste herausfinden, was in den Kisten lag. Sie stellte die Taschenlampe auf den Boden, um beide Hände freizuhaben.

Auf den Knien, mit eingezogenem Kopf, um nicht an die niedrigen Dachbalken zu stoßen, hievte sie die schweren Kisten hoch und stellte sie nebeneinander. In der einen lagerten Werkzeuge, ein riesiger Hammer, eine rostige Zange, mehrere Schraubenzieher, in der zweiten Kisten unzählige Nägel und Schrauben kreuz und quer durcheinander. Ihre Enttäuschung war groß! Aber gut zu wissen, dass es auch hier oben Werkzeuge gab. Sollte sie die Decken nach unten in den Lagerraum werfen, um sie irgendwann einmal zu waschen. Vielleicht könnte man sie für irgendetwas brauchen. Sie zog an der obersten Decke, die auf den Boden rutschte und die übrigen ebenfalls mit sich zog. Eine dicke Staubwolke stob in die Luft, und Bekka bekam einen Niesanfall, was noch mehr Staub aufwirbelte und noch heftigeres Niesen zur Folge hatte.

Als sie sich wieder beruhigt hatte, fiel ihr Blick auf die Ecke eines Papierstapels, der zwischen den Decken hervorspitzte. Bekka ergriff den Stapel und zog ihn zu sich. Verwundert betrachtete sie den Packen Briefe, der mit einer Paketschnur zusammengebunden war. Alle waren geöffnet, sorgfältig aufgeschlitzt, nicht wie ihre Post, die sie immer mit dem Zeigefinger aufriss und dabei den gesamten Umschlag zerstörte. Sie leuchtete das oben liegende Kuvert mit der Taschenlampe an. Die Anschrift war teilweise verschwunden, denn Wassertropfen hatten die Tinte verwischt. In schwungvoller Schönschrift stand da *Fräulein Frieda Hauser* ... Es musste sich um Frieda Bernreuther handeln, ihre Urgroßmutter, die vor ihrer Hochzeit Hauser geheißen hatte. Wie romantisch ... Hatte ihre Urgroßmutter Liebesbriefe erhalten und die hier heimlich deponiert? Bekkas Neugier erwachte. Sie zog auch die übrigen Decken auseinander, falls noch weitere Briefe oder Unterlagen dazwischen versteckt wären. Aber es blieb bei ihrem Fund. Sie ging rückwärts die Leiter nach unten und kroch zurück in die Hütte. Ihr Blick wanderte prüfend aus dem Fenster: Regen, Regen, Regen. Ihre Wanderung am nächsten Tag konnte sie vergessen, selbst wenn der Regen aufhörte. Die aufgeweichten Wege und glitschigen Steine wären viel zu gefährlich. Ihr blieb nichts anderes übrig, als hierzubleiben oder heimzuwandern.

Sie schloss die Fensterläden, als könnte sie damit das schlechte Wetter aussperren und machte es sich auf der Ofenbank mit Kissen und Decken gemütlich. Die Versuchung war groß, die Verschnürung der Briefe zu lösen. Vielleicht sollte sie die Brief Nanny geben, schließlich waren sie an deren Mutter adressiert. Auch wenn Frieda schon seit vielen Jahren nicht mehr lebte, würde Bekka womöglich etwas lesen, das absolut nicht für sie bestimmt war. Auf der Rückseite des untersten Briefs stand der Absender, der besser als die Anschrift lesbar war: *Jakob Goldstein, Christchurch, New Zealand.*

Bekka erinnerte sich an Nannys Erzählung, dass ihr biologischer Vater Jude gewesen war, den ihr Großvater gegen Ende des Krieges hier oben versteckt hatte. Nein, sie würde die Briefe nicht lesen, Nanny hatte das Vorrecht. Wenn es Liebesbriefe waren, ging es sie nichts an. Sie selbst hatte bisher noch nie Liebesbriefe erhalten oder auch geschrieben. Die Vorstellung, dass Nico einen Liebesbrief geschrieben hätte, brachte sie zum Lachen. Selbst seine Whats-App-Nachrichten waren mehr als kryptisch gewesen, sie hatten zum größten Teil aus Abkürzungen und Smileys bestanden, Worte waren ihm zu viel Arbeit gewesen.

Stopp, dieses Kapitel ist ein für alle Mal abgeschlossen.

Die Klarheit, mit der sie die Feststellung traf, machte sie fast ein bisschen stolz, denn lange genug hatte es gedauert, bis sie an diesem Punkt angelangt war. Vermutlich würde sie nie mehr etwas von Nico hören. Und sie selbst sah keinen Grund, Kontakt mit ihm zu halten. Schon als er Berlin verlassen hatte und nach Nicaragua gegangen war, hatte sie das Gefühl der Sehnsucht nach ihm vermisst. Die wirklich große Liebe, die auch ihre Eltern ihr nur vorgespielt hatten, schien es nicht zu geben. Oder zumindest nicht für sie. Vielleicht legte sie die Messlatte zu hoch, oder es gab Mister Right schlichtweg nicht. Nur Nanny war überzeugt, dass »es für jedn Topf den passndn Deckel gibt, ma müsst nur im richtign Gschäft sucha«. Sie kicherte, als sie sich selbst in einem Haushaltswarenladen nach Deckeln fahnden sah, dabei fiel ihr Vitus ein.

War er ihr Deckel? Er hatte sich sehr für sie eingesetzt, war da, wenn sie etwas brauchte, aber verliebt? Er oder sie? In ihrem Bauch machten sich Ameisen auf den Weg und strömten in alle Richtungen, ihr wurde angenehm warm. Wenn Vitus in ihrer Nähe war, fühlte sie sich zunehmend wohler, im Gegensatz zu ihren ersten Begegnungen, als sie noch meinte, ihm ihre Krallen zeigen zu müssen. Ein Bussi von ihm schrie innerlich nach mehr. Aber ein Bussi war nichts, womit man Verliebtsein ausdrücken würde, das gehörte zu einem freundschaftlichen Umgang. Außerdem war Nico in den letzten Wochen ständig präsent gewesen und hatte Vitus bei jedem Zusammentreffen sein Vorrecht klar gemacht. Und sie hatte nie dazu Stellung genommen.

Der Zeitmangel, das Verhältnis zu klären, war ihr als Vorwand auch ziemlich gut gelegen gekommen. Sie hatte die Entscheidung vor sich hergeschoben, hatte gehofft, dass es sich von selbst erledigte. Aber jetzt war Nico weg, also könnte sie Vitus ihre Gefühle offenbaren. Wenn er sie nicht erwiderte, fände sie das sehr schade, aber dann wusste sie zumindest Bescheid. Besser, einen zuverlässigen Freund als einen unzuverlässigen Lover. Nanny hatte ihr schon mehrmals angedeutet, Vitus sei nicht nur optisch eine Augenweide, sondern auch charakterlich »a echts Pfund«, obwohl er ein Stockacher war. Mit diesen Gedanken schlief sie auf der kuscheligen Ofenbank ein.

Der Guggenbühl rutscht

Ihr Kopf schlug hart gegen die Wand. Der Schmerz durchtrennte den seidenen Faden, der sie mit einem schrecklichen Traum verband. Endlich war sie wach – um mit Entsetzen festzustellen, dass es kein Traum war, dem sie entkommen konnte. Die Hüttenwände ächzten, der Boden vibrierte, die Möbel wackelten, alles schepperte und klirrte, begleitet von ohrenbetäubendem Donnergrollen – als würde die Welt untergehen. Ein Erdbeben, war ihr erster Gedanke, aber noch nie hatte sie davon gehört, dass das hier ein gefährdetes Gebiet war. Eine Schneelawine kam auch nicht in Betracht, denn mit den Regenmassen war der letzte Schnee verschwunden.

Zitternd erhob sie sich. Hätte sie die Fensterläden nicht geschlossen, könnte sie jetzt sehen, was draußen los war. Bekka stand an der Hüttentür, die Hand auf dem Griff. Was würde sie dahinter erwarten? Womöglich war die Hütte verschüttet? *Los, Bekka, mach die Tür auf, dann weißt du, was passiert ist.* Vielleicht ist jede Sekunde entscheidend, um rauszukommen. Sie bewegte den Türgriff und drückte langsam die Tür nach außen auf, jeden Moment rechnete sie damit, auf Widerstand zu stoßen.

Aber nichts dergleichen geschah, die Tür ließ sich öffnen, der Weg nach draußen war frei. Und sie stellte überrascht fest, dass es nicht mehr regnete. Ihre Augen gewöhnten sich allmählich an das tiefe Grau, denn obwohl es noch nicht einmal fünf Uhr abends war, war es um sie herum dunkel. Dichte Nebelschwaden hingen vor ihr und verdeckten den Blick ins Tal. Sie ging einige Schritte von der Hütte weg, um herauszufinden, woher das Dröhnen gekommen war. Es war immer noch zu hören, aber es klang, als würde es sich von ihr wegbewegen, allmählich wurde es etwas leiser. Um sie herum herrschte gespenstische Stille. Kein Vogel sang, kein Fiepen eines Murmeltiers war zu hören, es war richtig unheimlich. Bekka erstarrte, als sie auf der Westseite der Hütte angelangt war. Dort, wo sonst die Felswand vom Guggenbühler Gipfel steil abfiel, hatte eine Geröllllawine eine breite Schneise der Verwüstung in Richtung Tal geschlagen – das Ende war nicht zu erkennen. Zwischen den riesigen Felsbrocken und dem Geröll steckten kreuz und quer Bäume wie Streichhölzer.

Kaum vorzustellen, wenn diese Mure über der Hütte abgegangen wäre. Plötzlich erinnerte sie sich an Benjis Spaß, wenn man auf der Westseite abwärtskugeln würde, würde man direkt in Hochkogel landen und könnte sich den langen Gehweg sparen. Bekka hielt die Luft an. Wenn sich die Mure bis in den Ort ausgedehnt hatte, hatte sie vermutlich Häuser und Menschen verschüttet. Bekka schlotterte am ganzen

Körper. Sie umarmte sich selbst, um sich zu beruhigen, aber das Zittern wurde immer stärker.

Was, wenn es Nannys Hof erwischt hatte? Oder Lotte und Luc, die in dieser Woche ihre neue Wohnung im Forsthaus einrichten wollten? Bekka versuchte, das Szenario vor ihrem geistigen Auge mit der Hand wegzuwischen. Stopp, sie durfte sich das nicht vorstellen. Punkt. Sicher ist die Mure nicht bis ins Tal gelangt, sondern vorher zum Stillstand gekommen. Bekka hatte keine Vorstellung davon, was eine Mure aufhalten sollte, aber irgendetwas hatte ihren Weg hoffentlich rechtzeitig beendet.

Bleib ruhig, geh in die Hütte, trink einen Tee, denk nach – wie ein Roboter folgte sie den Anweisungen, als würde sie gerade im Handbuch *Verhalten bei Murenabgängen* nachlesen. Allmählich bekam sie das Zittern und ihre Angst in den Griff. Als sie endlich mit einem Tee am Tisch saß, flossen schon wieder die Tränen. Was, wenn Nanny verletzt oder unter dem Geröll begraben war? Das durfte nicht sein, sie brauchte Nanny noch, sie hoffte inständig, dass keinem etwas passiert war, nicht mal dem alten Kaspar, der sie ständig attackierte. Sie gelobte, ihm in Zukunft mit größter Nachsicht zu begegnen, Hauptsache, keinem war etwas passiert.

Mittlerweile war es draußen dunkel. Heute konnte sie nicht mehr ins Tal, aber sie strich sich Brote für den nächsten Morgen und bereitete alles vor, um die Hütte möglichst früh verlassen zu können.

Musste es jetzt schon wieder regnen? Entnervt zuppelte sie das Regencape aus dem Rucksack, zog es über und machte sich auf den Weg. Einen Vorteil hätte es: Wenn jemand unterwegs wäre, würde derjenige sie in der leuchtend roten Hülle nicht übersehen können. Aber wer sollte schon unterwegs sein, sicher wären alle mit der Mure und den Folgen beschäftigt.

Sie vermutete, dass die Geröllawine weiter unten ihren Weg verschüttet hatte, an der Stelle, wo man in direkter Linie bis nach oben zur Hütte und dem blühenden Rosenbusch schauen konnte, der auf der Westseite der Almhütte aus dem Felsen herauswuchs. Der war jetzt auch weg ... mit dem Felsen verschwunden. Vermutlich würde sie versuchen, über die Mure zu steigen oder einen anderen Weg zu finden. Egal wie, sie musste ins Tal. Außerdem hätte sie weiter unten wieder Handyempfang. Zum Glück hatte sie daran gedacht, über Nacht ihr Handy an der Hüttenbatterie aufzuladen.

Immer wieder glitt sie auf den nassen Steinen aus. Wurzeln, die in den Weg ragten, wurden zur Rutschbahn, wenn sie den Fuß daraufsetzte. Gut, dass sie die Wanderstöcke aus der Hütte mitgenommen hatte, damit stützte sie sich im Matsch ab. So anstrengend hatte sie den Weg ins Tal noch nie empfunden, schon jetzt schmerzten ihre Arme, denn das ständige Abstützen erforderte viel Kraft. Jedes Mal, wenn sie ihr Weg in die Nähe der Mure führte, war sie entsetzt, mit welcher Gewalt die Geröllmassen alles mit sich gerissen hatten. Die Mure hatte auf halber Höhe zwischen Hochkogel und der Hütte schon eine Breite von fast zehn Metern und wurde nach unten immer noch ausladender.

Nach fast zwei Stunden hatte Bekka noch nicht mal die Hälfte des Weges hinter sich gebracht. Sonst brauchte sie weniger als drei Stunden für den Weg ins Tal. Plötzlich war der Pfad zu Ende, nichts ging mehr. Das war es, was sie befürchtet hatte. Vor ihr lag ein riesiger Berg aus Geröll, Felsbrocken, Erde und allem, was die Lawine mit sich gerissen hatte. Über das Geröll zu klettern war ihr zu riskant. Wer wusste schon, ob von oben noch etwas nachkommen würde oder sie womöglich auf dem losen Untergrund ausrutschte. Sie erinnerte sich vage an einen Weg, der in einem weiten

Bogen über die Nordseite des Guggenbühls ins Tal hinabführte, aber viel länger war als der, den sie sonst immer ging. Die Abzweigung zu diesem Steig musste etwas weiter oben liegen, Paps hatte sie ihr mal gezeigt. Mit einem tiefen Seufzer entschloss sie sich, wieder nach oben zu steigen und die Weggabelung zu suchen. Hoffentlich täuschte ihre Erinnerung sie nicht.

Sie atmete tief ein und aus, jetzt bloß keine Panik. *Ein Schritt einatmen, ein Schritt ausatmen* ... immer wieder von vorn ... So erreichte Bekka die Kreuzung. Der Wegweiser war tatsächlich nur von unten zu sehen, denn bergab wurde er von dichtem Gestrüpp verdeckt.

Bekka war erleichtert, wenigstens dieser Weg blieb ihr, aber sie musste quasi um den Berg herumgehen. Die Zeitangabe auf dem Wegweiser bis Hochkogel lautete *4,5 Stunden*, viel länger als der direkte Weg. Vermutlich würde sie wegen des schlechten Wetters noch länger brauchen, aber es blieb ihr keine Wahl. Ein besonders felsiger Abschnitt, der mit einem Stahlseil gesichert war, forderte ihre volle Aufmerksamkeit, dabei waren ihre Stöcke eher im Weg als eine Hilfe. Plötzlich verlor ihr Schuh die Bodenhaftung, und sie kam ins Rutschen. Sie ruderte mit den Stöcken in der Luft, fand aber keinen Halt und schlitterte ein paar Meter den Hang hinunter, schlug mit dem Po auf Steinen auf und rollte über hervorstehende Wurzeln. Glücklicherweise stoppte ein dicker Baumstamm ihre Rutschpartie, und sie schrie schmerzerfüllt auf.

Alle Gliedmaßen, der Rücken und der Kopf taten höllisch weh, sie konnte nicht sagen, wo eine schmerzende Stelle aufhörte und die nächste anfing. Wenn sie sich bloß nichts gebrochen hatte, das wäre das Ende! Sie war noch nicht weit genug unten, um Handyempfang zu haben, das hatte sie am Wegkreuz schon ausprobiert. Wie in Zeitlupe hob sie ihre Arme, legte die Beine nebeneinander, um anschließend die Füße aufzustellen. Nachdem ihr das mit zusammengebissenen Zähnen unter großen Schmerzen gelungen war, löste sie die Schlaufen der Stöcke von ihren Handgelenken und lehnte sich an den Baumstamm. Was für ein Glück, es war nichts gebrochen, sie konnte alle Gliedmaßen bewegen. Es tat einfach alles nur höllisch weh.

Sie entschied sich dazu, ein paar Minuten sitzen zu bleiben und sich zu sammeln. Sie würde noch viel Kraft brauchen, um bis nach Hause zu kommen.

Ein blaues Regencape

Bekka angelte nach ihrem Rucksack, der an einem Wurzelstock hängen geblieben war. Mehr als je zuvor genoss sie jeden Schluck Tee, die innere Wärme weckte nicht nur ihre Lebensgeister, sondern auch ihre Zuversicht. Jeder Bissen ihres Brotes erinnerte sie an frühere Touren. Nach jeder Rast war es weitergegangen, und immer hatten sie irgendwann ihr Ziel erreicht. Genau das würde ihr auch heute gelingen, und mit dem festen Glauben daran schaffte es Bekka, sich etwas zu entspannen.

Gestärkt machte sie sich auf den Weg. Der Regen hatte mittlerweile aufgehört, aber sie behielt das Regencape an, da es die feuchte Luft abhielt. Der Weg führte jetzt durch leicht abfallendes Gelände und war besser begehbar als vorher. Bereits zum zweiten Mal flog hoch über ihr ein Hubschrauber, durch die dichten und extrem hohen Nadelbäume war er jedoch nur in kleinen Ausschnitten zu sehen. Bestimmt flog die Bergwacht die Mure ab, um das Ausmaß des Chaos einzuschätzen. Hoffentlich war keiner verletzt, begann Bekkas Gedankenkarussell erneut.

Als der Weg wieder kurviger wurde, tauchte in der Ferne in unregelmäßigen Abständen weit unter ihr ein leuchtend blauer Fleck auf. Immer wieder verschwand er im Dickicht der Bäume. Wer kam nach dieser gewaltigen Naturkatastrophe auf die Idee, eine Bergtour zu machen? Das Blau kam näher, ging tatsächlich nach oben, statt sich in Richtung Tal zu entfernen. Sie verglich sich selbst im roten Umhang und die Person in der blauen Hülle mit den Teletubbies – Zeichentrickfiguren, die sie als Kind geliebt hatte. Würden sie beim Aufeinandertreffen auch erstaunt »Oh ohhh« rufen? Wie konnte sie jetzt auf diesen Blödsinn kommen? Dennoch musste sie laut lachen. Ihre Neugier auf die Person in Blau war entfacht. Unmerklich ging sie ein bisschen schneller und war enttäuscht, als nach der nächsten Serpentine nichts mehr von dem blauen Punkt zu sehen war. Ob hier noch ein Weg abzweigte? Hoffentlich nicht, denn sie kannte sich überhaupt nicht aus, ihr Handy hatte immer noch keinen Empfang. Mit einem Mal wurde der Weg eng, im ersten Moment sah es aus, als wär er zu Ende, durch Felsen versperrt. Aber als sie näher kam, erkannte sie einen engen Durchgang zwischen zwei Felsen. Sie quetschte sich durch und ruckelte dabei immer wieder an ihrem Rucksack, der breiter war als sie selbst. Plötzlich, nach der Engstelle, stand das leuchtende Blau in Menschengestalt vor ihr.

»Ich dachte mir, du flutschst leichter durch die Engstelle als ich.« Vitus grinste unter der Kapuze seines Regencapes hervor.

»Du ...?« Vor Erleichterung begann sie zu weinen und fiel Vitus um den Hals.

Er drückte sie fest an sich und Bekka ließ sich in seine Umarmung fallen. Es tat so gut, sie fühlte sich auf der Stelle beschützt – außerdem begannen ihre Ameisen wieder, wie wild zu krabbeln.

»Bist du okay?«, fragte er und schaute ihr tief in die Augen.

»Ich bin so froh, dass du da bist ...« Bekka begann zu weinen. »Ich wusste nicht, ob das der richtige Weg ist ... aber jetzt ist alles gut.«

Vitus wischte ihre Tränen weg, nahm ihr Gesicht zärtlich in beide Hände und küsste sie. Bekka genoss seine Berührung, seine Zärtlichkeiten. Sie konnte sich fallen lassen, alle Anspannung wich in diesem Moment von ihr. Jetzt war wirklich alles gut, Vitus war hier, ihm konnte sie vertrauen, er sorgte sich um sie. Er konnte ihr ihre Ängste und Sorgen zwar nicht abnehmen, aber teilen. Und das allein war eine riesige Erleichterung. Sie schmiegte sich an ihn und erwiderte seine Küsse, von ihr aus hätte es immer so weitergehen dürfen. Allerdings verhedderten sie sich durch die unförmigen Regencapes, die einen engeren Körperkontakt unmöglich machten.

»Wie bist du drauf gekommen, dass ich diesen Weg gehen könnte, und woher weißt du überhaupt, dass ich auf der Hütte war?«

»Schon vergessen, du hast mir eine Nachricht geschickt?«, sagte er lächelnd und streichelte ihr beruhigend über die Arme.

Plötzlich rückte Bekka von ihm ab. »Hat die Mure das Dorf erwischt? Was ist mit Nanny, mit Lotte und Luc?« Mit einem Schlag waren ihre Sorgen wieder präsent.

»Die Lawine hat den Zugang zum Ort versperrt und auch alle Versorgungsleitungen zerstört. Die Häuser im Dorf sind zum Glück verschont geblieben, nur eine alte Scheune und ein leerer Stall sind unter den Geröllmassen begraben. Weder Nanny noch Luc und Lotte waren im Haus, ich habe eine Nachricht auf den Notizblock geschrieben, dass ich dir entgegengehe. Bestimmt waren sie im Dorf unterwegs, das ganze Dorf war nach der Katastrophe auf den Beinen.«

»Hast du versucht, sie anzurufen? Nanny hat sich angewöhnt, immer ihr Handy mitzunehmen.«

»Telefone und Handys funktionieren nicht. Natürlich sind die Funkmasten auch betroffen.«

»Klar, darauf hätte ich kommen können. Wie soll es weitergehen, ohne Kontakt nach draußen?«

»Komm, Kasperl, erst mal gehen wir weiter, nicht dass wir hier noch Wurzeln schlagen.« Vitus küsste sie auf die Nase. »Soll ich dir den Rucksack abnehmen, in meinem sind nur Proviant und Tee.«

»Wenn du mich so fragst, gern. Ich bin echt geschafft, außerdem habe ich das Gefühl, als hätte mich jemand geschlagen. Ich bin ausgerutscht und ein paar Meter den Hang hinabgekugelt, bis mich ein dicker Baumstamm gebremst hat. Ein Glück, dass ich mir nichts gebrochen habe.«

Vitus erzählte beim Gehen, dass die Bergwacht mit dem Hubschrauber in Hochkogel gelandet sei, um im Notfall Hilfe leisten zu können. Gerade die Älteren und Kranken hätten den Schock nicht so leicht weggesteckt. Sie hätten auch die Nachricht mitgebracht, dass von der anderen Seite her alles unternommen werde, um die Straße wieder freizubekommen und die Stromleitung zu reparieren. Aber das könne ein bis zwei Tage dauern, da auch eine Brücke unter der Mure verschüttet worden sei, über die die Straße ging.

»Weiß man, wie die Mure ausgelöst wurde? Das ist ja doch etwas anderes als eine Schneelawine.«

»Das ist eine Folge des Dauerregens, der Klimawandel macht auch vor unseren Bergen nicht Halt. Die Wassermassen unterspülen die Felsen, und irgendwann kommt der Moment, wo sie sich vom Gestein lösen. Man darf gar nicht daran denken, was passiert wäre, wenn sie im Ort und nicht am Ortsanfang gelandet wäre. Unter diesem Aspekt hatten wir ein riesiges Glück.«

Bekka überlegte, wo Nanny zum Zeitpunkt des Murenabgangs gewesen sein könnte. Aber sie erinnerte sich an keine Verabredung oder einen Termin, aber natürlich hätte sie in ihrer Abwesenheit etwas ausgemacht haben können. »Du bist sicher, dass die Lawine keine Menschen unter sich begraben hat?« Sie hielt Vitus am Ärmel fest und blieb stehen.

»Ganz ehrlich, hundertprozentig sicher weiß das keiner. Aber wieso hätte Nanny genau zu diesem Zeitpunkt an dieser Stelle auf der Straße stehen sollen? Oder Lotte und Luc? Das wäre schon ein ganz großer Zufall, meinst du nicht?«

»Ich mache mir wahnsinnige Sorgen, es gibt doch immer wieder blöde Zufälle. Ich hoffe, dass sie zu Hause ist, wenn wir ankommen. Vielleicht war sie nur bei einer Freundin zum Kaffee.« Bekka versuchte, sich selbst zu beruhigen. Plötzlich fiel ihr noch etwas ein. »Hast du gesehen, ob der Käfer da war?« Wieder blieb sie stehen.

»Nico ist am Dienstagvormittag mit dem Käfer weggefahren, er ist mir auf der Straße begegnet, kurz nachdem ich deine Nachricht bekommen hatte. Danach habe ich weder ihn noch den Käfer gesehen. Aber vielleicht steht der Wagen in der Garage.«

»Nico war da? Er ist am Montagabend mit dem Bus nach Traunstetten gefahren, nachdem ich ihn rausgeschmissen hatte. Täuscht du dich nicht?«

»Ganz sicher nicht. Du meinst, du hast ihm den Laufpass gegeben? Das freut mich riesig«, sagte er und küsste sie erneut.

»Dann hat er irgendwo in Hochkogel übernachtet. Wir hätten es gemerkt, wenn er nachts wieder zurückgekommen wäre. Aber wie kam er an den Schlüssel? Na ja, wenn Nanny in der Gastroküche rumwerkelt, kriegt sie nichts davon mit, wenn jemand den Schlüssel vom Brett neben dem Hinterausgang holt.« Bekka seufzte tief. »Der scheut nicht einmal vor Diebstahl zurück. Ich hatte gehofft, das Kapitel wäre für immer beendet.«

»Wirst sehen, das ist es. Und wenn er wieder auftaucht, bin ich da, versprochen. Und jetzt gehen wir weiter, sonst kommen wir nie an.«

Am späten Nachmittag erreichten sie Hochkogel. Es war ungewöhnlich still, als wäre der Ton abgestellt worden. Weder das Kreischen einer Kreissäge, die sich durch Holz fraß, noch das Klappern des Futterautomaten im Stall vom Ederbauern oder die pfeifenden Pumpgeräusche der Maschinen von Hiasls Melkanlage waren zu hören. Ohne Strom ging nichts. Auf der Hauptstraße fuhren weder Traktoren noch Autos, keiner, der seine Einkäufe nach Hause trug, keine Teenies, die herumalberten. Bekka rannte die letzten Meter, stürmte ins Haus und rief überall nach Nanny, Luc und Lotte. Aber sie bekam keine Antwort und fand auch keinen Hinweis, wo sie sein könnten. Vitus' Nachricht lag unangetastet auf dem Tisch. Sie wurde immer unruhiger, lief hin und her, stellte Vermutungen an, die zu keinem Ergebnis führten. Mehrere Male griff sie zum Telefon, um feststellen zu müssen, dass es tot war. Als sie aus Gewohnheit den Laptop in die Hand nahm, schüttelte sie über sich selbst den Kopf.

Vitus bot ihr an, bei ihm zu Hause zu übernachten. Durch die Fotovoltaikanlage auf ihren Dächern und dem Blockkraftspeicher, der mit Holz betrieben wurde, waren sie netzunabhängig, sie produzierten Strom und Wärme. Hier im Hauserhof in der Dunkelheit wäre sie allein. Allerdings, telefonieren könne sie nicht, denn die Telefone liefen am Stockacherhof übers Internet, und das funktionierte nicht.

»Und dein Vater?«

»Der ist in Traunstetten, er wollte den Opa im Krankenhaus besuchen.«

»Seit wann ist Kaspar wieder im Krankenhaus? Hatte er erneut eine Lungenentzündung? Ich habe mich in den letzten Woche schon gewundert, dass meine Guerilla-Strickerei an der Kastanie nicht von ihm zerstört worden war. Damit hatte ich täglich gerechnet.«

»Seit ein paar Tagen, vorher hatten wir ihn mehr oder weniger erfolgreich im Haus zurückgehalten. Im Krankenhaus untersuchen sie den Fortschritt seiner Demenz, um ihn möglicherweise mit Tabletten einzustellen, weil sich sein Zustand in den letzten Wochen extrem verschlechtert hatte. Ich befürchte, dass er nicht mehr heimkommt, sondern direkt ins Pflegeheim muss. Wir schaffen das nicht, ihn zu betreuen, da er ständig ausbüchst. Das ist zu gefährlich für ihn und andere, vor allem hier oben in den Bergen.«

»Das tut mir leid, auch wenn er mich als Angriffsziel auserkoren hatte. Tag und Nacht in einem Pflegeheim festzusitzen, wenn man die Freiheit in der Bergen gewöhnt ist, das stelle ich mir grausam vor.«

»Ich hoffe, dass er es nicht mehr merkt. Seine Bosheit allem und jedem gegenüber hängt sicher mit der Krankheit zusammen, trotzdem kann man das keinem zumuten. Also, kommst du mit? Schreib Nanny eine Nachricht, dass du bei mir bist.«

Hoffen und Bangen

»Mei wie gut, dass di mei Bub gfundn hat.« Martha begrüßte Bekka in der Wohnküche des Stockacherhofs und umarmte sie. »Bleibst heut hier bei uns, drübn isses bstimmt ungmütlich. Magst di Nanny a rüberholn, Platz ham ma gnug.«

»Nanny ist nicht da, wir haben schon im ganzen Dorf nach ihr gesucht. Da fällt mir ein, jetzt haben wir vergessen nachzuschaun, ob der Käfer da ist.«

»Ich geh schon.« Vitus war sofort bereit.

»Komm, setz di zu mir, Bekka. Des wird scho alles wieder werdn, wirst sehn.« Sie rückte etwas näher zu Bekka hin. »Brauchst dir koane Gedankn machn wegen dem Max, dem hab i scho den Kopf gwaschn. I woas doch, dass der Vitus di mog, richtig gern hat er di. Des lass i ned zu, dass der Max sich dazwischenstellt.«

Bekka war mehr als überrascht, dass Vitus mit seiner Mutter über seine Gefühle gesprochen hatte. Die beiden schienen ein sehr enges Verhältnis zu haben.

»Was meint der Max immer mit dem Judengeld? Weißt du was davon?« Wenn sie schon die Gelegenheit hatte, musste sie Martha danach fragen. Vielleicht ließ es sich ganz einfach klären.

»I woas nur, dass der Kaspar und der Max a Heidenangst davor hattn, dass sie irgendwas zurückgebn müsstn, was der der Korbinian, Kaspars Vater, von einem Judn in die 1930er-Jahre gekauft hat. Mehr woas i aber ned, des hat mi nie interessiert. Was du damit zu tun habn solltest, woas i scho glei gar ned. Es is bestimmt nur a Schmarrn.« Martha wischte es mit der Hand vom Tisch. »Magst mir helfn, den Abendbrottisch zu deckn. Bstimmt habts nach der langen Tour gscheit Hunger! I hab an Gmiaseintopf kocht und a Brot gbackn. Gibt ja nix beim Bäcker.« Es war so einfach und selbstverständlich, mit Martha zusammen zu sein, in ihrer Nähe musste man sich einfach wohlfühlen. Nanny hatte recht, Vitus musste viel von ihr geerbt haben, nicht von den streitsüchtigen Stockachern.

»Der Käfer ist weg … und ich habe auch nichts von Nico gefunden, weder seinen Rucksack noch die Lederjacke. Anscheinend hat er deinen Rausschmiss ernst genommen.« Vitus setzte sich zu Martha und Bekka an den Tisch.

»Hat er wirklich den Käfer geklaut? Ich fasse es nicht. Seitdem er hier angekommen ist, ist er mir immer fremder geworden. Kann man sich so schnell verändern? Oder war ich früher zu blauäugig?« Bekka zweifelte wirklich an ihrer Urteilskraft in Bezug auf seinen Charakter.

»Im Gefängnis in Nicaragua zu sitzen ist sicher kein Zuckerschlecken, da geht es vermutlich ums reine Überleben. Aber jetzt«, Vitus küsste sie auf die Nase, »mach dir keine Gedanken mehr.«

Vitus und Martha überlegten, wo Max in Traunstetten über Nacht untergekommen sein konnte, denn beim Opa im Krankenhaus würde er ja wohl nicht geblieben sein. Vitus beruhigte seine Mutter, denn sie hätten so viele Verwandte und Freunde, da würde er bestimmt einen Schlafplatz für die Nacht gefunden haben. Bekka ergänzte für sich, dass er sicher jederzeit bei Gittie willkommen gewesen wäre, da sie doch *verwandt im Geiste* waren. Aber sie behielt ihre Gedanken für sich, Martha wusste sicher nichts davon.

Nach dem Abendessen ließ Martha die beiden allein, da sie wegen der Tiere früh rausmusste. Sie ging ganz selbstverständlich davon aus, dass Bekka bei Vitus schlafen würde. Bekka fühlte sich plötzlich wie unter Strom, die Ameisen kribbelten wieder ... am ganzen Körper.

Als sie aus dem Bad in sein Zimmer kam, hatte sie wieder das Gefühl, die Sorgen um Nanny würden sie zum Weinen bringen. Sie hätte längst zurück sein müssen, wenn sie bei einer Freundin im Ort gewesen war, irgendetwas war nicht in Ordnung. Mit hängenden Armen stand sie vor Vitus, und ihre erste Reaktion, als er auf sie zutrat und ihr Wangen streichelte, war Abwehr: Nanny war jetzt wichtiger. Aber als sie seine Lippen auf ihrem Hals spürte, krabbelten ihre Ameisen bis in jede Finger- und Zehenspitze. Das Kribbeln und die Wärme, die sie erfasste, ließen ihr Herz für einen Moment vor Glück überlaufen. Sie wollte mehr ... wollte *ihn*. Sie lehnte sich an Vitus und erwiderte seine Küsse voller Leidenschaft.

Vitus umschlang sie mit seinen Armen, presste sie nah an seinen Körper und zog sie sanft mit sich aufs Bett. »Darauf warte ich schon so lange ... Manchmal dachte ich, es würde nie passieren.« Er küsste sie auf die Nase, hinter die Ohren, und Bekka wurde ganz schwindlig.

»Das hast du aber bisher ganz gut verborgen«, hauchte sie atemlos.

»Ich wollte erst sicher sein, dass du frei bist. Dazwischendrängen ist nicht mein Ding.«

»Sorry, ich hätte schon längst einen Schlussstrich ziehen sollen, aber irgendwie ...«

»... war nie Zeit dafür, nehme ich an. Du bist echt eine Powerfrau, was du in den paar Monaten auf die Beine gestellt hast, ist der Wahnsinn.«

»Wie hätte ich sonst die Zeit rumkriegen sollen?«, sagte Bekka und grinste ihn an. Sie zog genießerisch die Luft ein, als Vitus ihr Shirt hochschob und sie auf den Bauchnabel küsste.

Sie hätte nie gedacht, dass sie in dieser Situation die erste Nacht mit ihm verbringen könnte. Voller Lust erkundeten sie gegenseitig ihre Körper, und es fühlte sich alles richtig an. Wie der Topf und der Deckel, von dem Nanny immer gesprochen hatte. Mit dem Gedanken daran schlief Bekka Stunden später in Vitus' Armen erschöpft, aber glücklich ein.

Nanny, war ihr erster Gedanke, als sie aufwachte. Sie schoss aus dem Bett, zog sich an und ging nach unten. Vitus und Martha frühstückten, denn sie hatten bereits seit zwei Stunden im Stall gearbeitet.

»An guadn Morgn, Bekka, hast gut gschlafn?« Martha begrüßte sie, als wäre sie hier zu Hause. Weder grinsend noch anzüglich, einfach nur herzlich.

»Bestens, wie ein Stein«, sagte Bekka lächelnd und setzte sich zu Vitus, der ihr einen liebevollen Kuss gab. »Wenn ich bloß wüsste, wo Nanny ist? Wenn sie zu Hause wäre, hätte sie sich längst gemeldet.« Bekka war den Tränen nah.

»Ich war schon drüben und habe nachgeschaut. Ich würde vorschlagen, wir gehen noch mal zu Lotte und Luc, vielleicht waren die gestern im Ort unterwegs und sind jetzt im Forsthaus. Wenn die nichts wissen, fragen wir Nannys Freundinnen, du kennst sie doch alle.«

Bekka war froh, dass Vitus sie begleiten wollte.

Ihre Angst und Sorge wurden immer größer, als auch Lotte und Luc nicht im Forsthaus anzutreffen waren. Sie hoffte, dass beide die neuen Möbel hatten abholen wollen und wegen der Mure nicht hatten zurückfahren können. Dann versuchten sie ihr Glück bei Fricka. Aber auch sie konnte Bekka nichts sagen. Sie vermutete, Nanny könnte zu ihrer entfernten Verwandten in den Nachbarort gefahren sein. Das würde erklären, dass der Käfer nicht in der Garage stand. Aber wenn Nico ihn gestohlen hatte, wie war sie dann dorthin gekommen? Der Bus fuhr nur nach Traunstetten, nicht nach Holzhäuseln.

Als sie bei Traudl nachfragten, fiel ihr ein Stein vom Herzen. Sie war so erleichtert, dass sie vor Freude einen Luftsprung machte und Freudentränen flossen. Traudl erzählte, dass Nanny einen kurzfristigen Termin zum Impfen erhalten habe, aber da der Käfer nicht da gewesen sei, hätte sie Traudls Sohn Florian gefragt, ob sie mit ihm nach Traunstetten fahren könne, wenn er zur Spätschicht fahre. Sie wollte nach dem Impfen noch ein paar Besorgungen machen und dann mit dem Bus zurückkommen, aber dann sei da die Mure gewesen … Sicher hatte sie die Nacht bei Bekannten verbracht, da die Hotels immer noch geschlossen waren.

»Hoffentlich hat sie ihr Handy dabei, um Paps Bescheid zu sagen. Womöglich ist sie bei ihm in München, wo sollte sie sonst hin?« Bekka war überglücklich, sie war sicher, dass das so oder so ähnlich war. Erleichtert umarmte sie die vollkommen überraschte Traudl und anschließend Vitus, der es sich gern gefallen ließ.

»Ich bin so froh, dass nichts passiert ist«, wiederholte Bekka ständig auf dem Weg zurück. Sie beschloss, im Hauserhof nach dem Rechten zu schauen. Sie war erleichtert, dass die Fleisch- und Gemüselieferungen, die sie für die Biergarteneröffnung bestellt hatten, nicht vor dem Stromausfall ausgeliefert worden waren, sonst wäre jetzt alles verdorben.

Als sie den Gastraum betrat, war sie überwältigt. Als sie bei ihrer Ankunft voller Panik Nanny gesucht hatte, hatte sie nicht gesehen, dass die Vorhänge schon hingen. Der Raum wirkte elegant und gediegen, dabei strahlte er solide Gemütlichkeit aus, genau so, wie sie es sich vorgestellt hatte.

Sie strich über die Gardinen und drückte ihre Hand in die Kissen für die Bänke und Stühle. Alles lag in Kartons bereit, auch die Tischläufer, Sets und Servietten. An einem rollbaren Kleiderständer hingen unter Plastikhüllen die steingrauen Leinenwesten, die sie für das Servicepersonal bestellt hatten. Auch die weißen Shirts mit dem hellgrünen Emblem *Hauserhof – Biohotel und -gastwirtschaft* lagen aufeinandergestapelt auf einem Tisch. Bekka packte ein Shirt und eine Weste aus, legte sie vor sich hin und stellte sich einen schwarzen Rock oder eine Hose dazu vor. Sie war sehr zufrieden, mit den grünen Dirndltüchern, die sie zuunterst fand, würde das toll wirken.

Ob Ludwig schon alles fertig hatte? Sie ging ein Stockwerk höher und staunte, denn auch in den Gästezimmern waren die Vorhänge angebracht, genau so, wie sie es besprochen hatten. Die Teppiche, die sie von ihrem Biowolle-Lieferanten bestellt hatte, lagen zusammengerollt im Flur, daneben fand sie in mehreren großen Säcken die Kissen und Decken für die Zimmer. Bekka beglückwünschte sich zu ihrer Auswahl. Der Entscheidungsprozess war anfangs langwierig und manchmal holprig gewesen, aber der Aufwand hatte sich gelohnt. Die Farben und Muster harmonierten, und die Wirkung war gelungen. Sobald es wieder möglich war, musste sie ihren *König Ludwig* anrufen, er hatte ganze Arbeit geleistet.

Als es im Haus nichts mehr für sie zu tun gab, besuchte sie Lena, um über ihre Zusammenarbeit zu sprechen. Lena war total happy, fünfundzwanzig Stunden in der Woche genügten ihr vollkommen, um ihren Unterhalt zu sichern. Sie besprachen alle Einzelheiten ihres Aufgabenbereichs, der sich in Zukunft auch noch ausbauen ließ, wenn es erforderlich wäre. Bekka hatte nicht nur ein gutes Gefühl in Bezug auf ihre Zusammenarbeit, sie verstanden sich darüber hinaus sehr gut, obwohl Lena sieben Jahre jünger war. Wer wusste schon, ob daraus nicht eine echte Freundschaft werden konnte.

Der Weg ist frei

39 Stunden, nachdem die Mure den Ortseingang überrollt hatte, wurde die Straße wieder einspurig befahrbar. Die Verbindung zur Außenwelt war wiederhergestellt. Die Nachricht ging wie ein Lauffeuer durch den Ort, und Bekka und viele andere Dorfbewohner machten sich auf den Weg, um die Kinder, Frauen und Männer, um die sie sich sorgten, in Empfang zu nehmen. Als Erstes kam der ÖPNV-Bus im Schritttempo über den holprigen Weg gezuckelt. Der voll besetzte Bus hielt gleich nach der Ortseinfahrt an, um die Ankömmlinge aussteigen zu lassen. Die Erleichterung der Wartenden und Ankommenden war spürbar, viele äußerten ihre Freude mit lautem Jubel.

Aber Nanny war nicht dabei, und Bekkas Angst war sofort wieder da und wuchs. Sie fragte den Fahrer, ob gleich noch ein weiterer Bus kommen würde. Er antwortete mürrisch, sie solle einfach warten, da käme schon noch was. Empathie war wohl nicht sein Ding, Bekka musste sich beherrschen, ihn nicht anzufauchen. Es blieb ihr nichts anderes übrige, als sich zu den anderen Leuten zu stellen, deren Angehörige ebenfalls noch nicht angekommen waren. Nach dem Bus kamen viele Autos durch, und immer wieder stürmte jemand aus der Menge aufgeregt auf einen ankommenden Pkw zu.

Nachdem längere Zeit niemand mehr angekommen war, überlegte Bekka, ob sie nach Hause gehen sollte, denn ihr wurde allmählich kalt. Gerade kam ein Minibus an, der vor jedem Loch im Boden und jedem Stein abbremste. Er sah ganz neu aus, hoch glänzend, Bekka hatte ihn hier im Ort noch nie gesehen. Plötzlich hielt der Bus neben ihr, das Fenster wurde herabgelassen.

»Mei Madl, bin i froh, dass i wieder zruck bin. Und dass es dir gut geht, des is des Wichtigste. Komm, steig ein, mir fahrn nach Haus.«

Bekka schaute ins Innere. Sie konnte es nicht glauben, Nanny saß am Steuer.

»Nanny, ich bin so froh ... Aber wie kommst du zu dem Bus?«

»Kumm eini.« Als Bekka auf dem Beifahrersitz saß, fuhr Nanny wieder los. »Der Bus ghört dem Hauserhof zum Abholn der Gäst vom Bahnhof, unser Shuttle sozusagen. Hast des Logo auf der Seite ned gsehn, das gleiche wie auf den T-Shirts, genauso grün. Des is mei Gschenk an di für den Neustart, i hab ihn gestern erst abgholt.«

»Ich weiß gar nicht, was ich sagen soll ... Wow! An einen Bus hatte ich überhaupt nicht gedacht – aber klar, den brauchen wir.« Bekka stammelte vor sich hin, sie war so überrumpelt, dazwischen wurde sie von ihrer Erleichterung und Freude über Nannys unversehrte Ankunft überwältigt.

»Madl, i hab solche Angst um di ghabt, des kannst gar ned glaubn. Ständig hab i des Bild vor Augn ghabt, dass die Mur die Alm mitgrissn hätt.«

Auf diesen Gedanken war Bekka bisher nicht gekommen, sie hatte sich nur Sorgen um Nanny gemacht. Aber klar, die Gerölllawine war nur etwa zehn Meter neben der Hütte ins Tal gerauscht, das war tatsächlich knapp gewesen.

Während Nanny den Bus übervorsichtig, als wäre er ein rohes Ei, nach Hause fuhr, fragte Bekka, ob Benji Bescheid wisse und wo Nanny übernachtet habe. Natürlich hatte die pragmatische Nanny alles geregelt, sie hatte bei einer Bekannten in Traunstetten geschlafen, denn nach München hatte sie nicht fahren wollen, um so bald wie möglich wieder zu Hause sein zu können. Sie stellte den Bus mitten im

Hof ab, und erst jetzt begann Bekka, ihn genauer unter die Lupe zu nehmen. Ein Neunsitzer und noch genug Platz für Koffer, damit konnte man wirklich etwas anfangen. Und die Sitze ließen sich umklappen, zum Einkaufen für Lebensmittel und was sonst noch alles anstand. Sie strich fast ehrfürchtig mit der Hand über das neue Logo des Hauserhofs.

»Hast du den einfach so bestellt?« Bekka war perplex, sie konnte sich das überhaupt nicht vorstellen.

»Der Benji hat ihn ausgsucht, i hab doch von Autos koa Ahnung. Und der Vitus hat ois für die Beschriftung bestellt. Schließlich solls aus einem Guss sei, Corporate Identity nennt man das, hab i mir sagn lassn.«

»Ach, Nanny, du bist echt eine Wucht. Aber vor allem bin ich einfach nur froh, dass du wieder da bist.« Bekka umarmte sie, und beide gingen zur Haustür. Plötzlich gingen die Straßenlaternen an.

»Strom«, riefen die Leute, die ebenfalls auf dem Heimweg waren. Jetzt konnte wieder alles seinen gewohnten Lauf nehmen.

Bekkas Handy in ihrer Tasche kam nicht mehr zur Ruhe, denn eine Nachricht nach der anderen kam an. Als sie es herauszog, konnte sie gerade noch die unzähligen Push-up-Meldungen auf dem Display sehen, dann wurde es schwarz. Der Akku war leer, seit der Hütte hatte sie ihn nicht mehr aufgeladen. Sie steckte sofort ihr Ladegerät an und telefonierte mit Benji, der unzählige Nachrichten geschickt hatte. Er war erleichtert, dass es Bekka gut ging, denn auch er hatte die gleichen Ängste wie Nanny wegen ihres Aufenthalts in der Hütte ausgestanden. Lotte und Luc befanden sich ebenfalls in Sicherheit; wie von Bekka vermutet waren sie vor dem Lawinenabgang beim Möbeleinkauf gewesen. Die erste Nachricht von Lotte war die Frage gewesen, ob sie okay sei. In der nächsten hatte sie geschrieben, sie würden die Nacht in Lucs Bus verbringen. *Sehr romantisch!!!*, hatte Lotte gepostet ... mit Herzchensmileys.

Bekka schrieb ihr, dass sie froh sei, sie sollten doch so bald wie möglich zum Hauserhof kommen.

Kurz darauf stolperte Vitus zur Tür herein, und Bekka fühlte sich bei seinem stürmischen Kuss wie ein Teenager.

Nanny lachte. »Na endlich! Des freit mi für eich, kummt her ihr zwoa, des is genau richtig.« Nanny umarmte Bekka und hielt Vitus mit beiden Händen an den Schultern. »Bist scho recht, Bub, des hab i scho immer gwusst. Und vergelts Gott, dass du mei Madl vom Berg gholt hast.« Sie küsste ihn auf beide Wangen und hielt mit Tränen in den Augen seine Hände. »Des werd i dir mei Lebtag ned vergessn.«

»Glaubst du, ich hätte sie allein da oben sitzen lassen können? Als wir uns auf dem Weg getroffen haben, hätte ich die ganze Welt umarmen können, so froh war ich!«

Bekka lächelte Vitus an und genoss die ihr wohlbekannten Ameisen. Alles war so schön, hoffentlich würde dieses Gefühl nie vergehen. Zu wissen, dass er sich um sie sorgte, für sie da war ...

»Habt ihr es schon gehört, ganz oben, auf der Höhe der Hauseralm, hat die Bergwacht ein Skelett in einer Höhle gefunden. Durch den Murenabgang wurde der Eingang freigelegt ... dass dort eine Höhle war, wusste kaum noch jemand. Die Gebeine müssen wohl schon sehr lange dort oben liegen, sie haben die Überreste geborgen und in die Forensik nach München gebracht.« Vitus hatte vor wenigen Minuten die Nachricht auf seinem Handy gelesen.

»Neben unserer Alm? Doch ned in dem verschütteten Eingang zur alten Bergwerksgrube? Woast, Bekka, an der Stell, wo die weiße Wildrose im Sommer immer geblüht hat. Die ausgschaut hat, als täts aus dem Felsen rauswachsen. Aber wie sollt da a Leich neikumma?« Nanny schüttelte ungläubig den Kopf.

Plötzlich fiel Bekka etwas ein. Sie holte ihren Rucksack und zog die verschnürten Briefe heraus. »In dem ganzen Durcheinander hätte ich es beinahe vergessen.« Sie überreichte Nanny die Briefe. »Die habe ich unterm Dach der Hütte gefunden. Ich war wahnsinnig neugierig zu erfahren, was drin steht, aber ich habe mich beherrscht. Das ist dein Vorrecht, denn sie sind an deine Mutter adressiert.«

Nanny nahm die Briefe, drückte sie an ihr Herz und begann zu weinen. »Mei, Madl, die Briefe hab i überall gsucht, seit mei Mutter gstorbn war. I dacht scho, sie hätt sie verbrannt. Du machst mi heit zum glücklichsten Menschen überhaupt, des sag i dir. Die sind von meim Vater Jakob an die Mama. Als wir damals die Nachricht bekamen, dass mei Papa in Neuseeland gstorbn is, hatt ich größte Angst, die Mam täts a ned überlebn. Die hattn sich so sehr geliebt und sich so aufanand gfreit. Er wollt damals für immer aus Neuseeland zruckkomma. Und mit einem Schlag war alles anders.« Nanny war so aufgewühlt, dass sie plötzlich schwankte und sich setzen musste. Bekka erschrak, aber Nanny winkte ab. »Iss nur die Aufregung und die Freid, Madl, koa Angst.«

»Ich lass euch mal allein, denn ich muss noch was arbeiten, jetzt, wo es wieder Internet gibt. Kommt doch am Nachmittag auf an Kaffee zu uns, die Mam würde sich freun.« Vitus verabschiedete sich, nicht ohne Bekka nach einem Kuss ins Ohr zu flüstern: »Warum schreibt Nannys Vater Briefe aus Neuseeland an ihre Mutter? Ich dachte, er ist im Krieg gefallen?«

»Neugierig bist du also auch noch«, neckte Bekka ihn im Hinausgehen.

Nach unzähligen Telefonaten und Besuchen von Nachbarn beruhigte sich allmählich alles wieder. Das Haus wurde wieder behaglich warm, nachdem Bekka den Kachelofen geschürt hatte und die Heizung wieder in Betrieb war. Nach den vielen Regentagen war das alte Gemäuer regelrecht ausgekühlt. Sie bedankte sich bei Nanny, die ihr Zimmer einer

Grundreinigung unterzogen hatte, um alles, was sie an Nico erinnern könnte, aus dem Zimmer zu verbannen. »Apropos Nico. Wo ist eigentlich der Käfer? Vitus meinte, er hätte Nico mit dem Käfer am Dienstag wegfahren sehen. Dabei ist er doch am Abend vorher abgereist. Ich kriege das irgendwie nicht zusammen ...«

»Den Käfer hab i ganz vergessn. Der is weg. Deswegn musst i mit dem Florian nach Traunstetten fahrn zum Impfa. I dacht, vielleicht wüsstest du Bscheid.« Beide beschlossen, den Diebstahl bei der Polizei zu melden. Sollte ihn Nico wirklich gestohlen haben, müsste er sich dafür verantworten, sie hatten kein Erbarmen mehr mit ihm. So wollte Nanny sich nicht auf der Nase herumtanzen lassen, von dem »ausgschamten Bazi«.

Bekka rief bei der Polizeidienststelle an. Herr Lachner, der Polizeioberkommissar, erinnerte sich an seinen Besuch bei Bekka und Nanny und wies sie darauf hin, dass die Polizei immer noch auf Nico warte, der nicht zur Vernehmung erschienen sei. Bekka erklärte ihm, dass sie auch jetzt nicht wisse, wo er sei, durch den Murenabgang sei alles noch mehr durcheinandergeraten. Er sicherte ihr zu, sich um den Käfer zu kümmern, und schon eine Stunde später rief er zurück und erklärte ihr, dass der alte VW am Bahnhofsparkplatz in Traunstetten stehen würde. Ein Kollege hatte ihn, nachdem ihre Anzeige eingegangen war, bei einer Streifenfahrt entdeckt, der Schlüssel steckte im Zündschloss. Sie hätten ihn abgeschlossen, und man könnten ihn jederzeit abholen.

Gut, dass sich dieses Problem von selbst gelöst hatte. Bekka war froh, dass Nico den Käfer nur ausgeliehen und nicht gestohlen hatte, nun war das Kapitel ein für alle Mal beendet. Jetzt war sie frei für Vitus. Später würden Papa und Chiara kommen, dann war die Familie vollständig und sie könnte den beiden Vitus vorstellen. Sie freute sich schon wahnsinnig darauf, denn sie war überzeugt, Benji würde mit ihrer Wahl einverstanden sein.

Ruhe in Frieden

»Bekka, i glaub, i woas, wer des Skelett is.« Nanny stand im Bademantel an Bekkas Bett und rüttelte sie sanft.

Bekka musste sich orientieren, war es Traum oder Realität, dass sie von Nanny geweckt wurde. 3.25 Uhr zeigte ihr Wecker an. »Nanny, ist was passiert?« Sie setzte sich abrupt auf und weckte damit auch Vitus.

»Mei Kinder, es tut mir leid, dass i eich aufgweckt hab. Aber i kanns nimmer aushaltn. I glaub, des Skelett, des sie gfundn ham, is mei Großmutter, die Miriam Goldstein. I hab bis jetzt die Briefe gelesn, und da steht alles drin.«

Jetzt war Bekka wach, wie elektrisiert sprang sie aus dem Bett.

»Du meinst, deine richtige Großmutter, die Mutter von Jakob, die sich mit ihm im letzten Kriegsjahr auf der Hütte versteckt hatte? Aber wie kommt die dorthin? Dann liegt sie schon fast achtzig Jahre in der Höhle.«

»Es is zwar mittn in der Nacht, aber i täts eich am liebsten glei erzähln. Vitus, du kannst gern mit runterkemma, dann woast a glei Bscheid über unser Familie. I weck den Benji und die Chiara a no auf, dann mach i uns an Tee.«

Es waren einige Stunden vergangen, als Nanny mit ihrer Geschichte endete. Sie hatte den Inhalt der Briefe mit ihren eigenen Erinnerungen verknüpft. An den Besuch ihres Vaters Jakob, als sie vierzehn war, dachte sie besonders gern zurück. Die Monate seines Aufenthaltes lösten auch heute noch ein sonnige Wärme in ihrem Herzen aus; sie hatte das Gefühl geliebt, wie alle ihre Freundinnen auch einen Vater zu haben. In dieser Zeit lernte sie ihre Mutter Frieda von einer neuen, heiteren und entspannten Seite kennen, sie wirkte wie von allen Sorgen befreit. Gemeinsam wanderten die drei in den Bergen und unternahmen Ausflüge an den Starnberger See, einmal fuhren sie sogar bis nach Venedig und verbrachten dort einige Tage. Jakob zeigte Nanny und Frieda seine Geburtsstadt München und das Haus, wo er aufgewachsen war. Sie erinnerte sich noch, wie schockiert er gewesen war, da die Villa im Krieg zerbombt worden war und sich bisher noch niemand die Mühe gemacht hatte, die Ruine zu beseitigen. Nanny fühlte sich damals beschützt und geborgen, mehr als je zuvor, denn sie waren eine richtige, kleine Familie.

Er machte ihrer Mutter einen Heiratsantrag und bat sie, ihn mit Hannah nach Neuseeland zu begleiten. Frieda entschied sich jedoch schweren Herzens dagegen, niemals hätte sie ihre Mutter und ihre Heimat zurücklassen können, um in der Fremde neu anzufangen. Daraufhin beschloss Jakob, in Christchurch einen Geschäftsführer einzustellen, und wenn alles geregelt wäre, würde er für immer nach Deutschland zurückzukehren. Frieda und Nanny fieberten diesem Tag entgegen, Frieda noch mehr als Nanny.

Die Nachricht von Jakobs tödlichem Unfall hatte sie wie ein Fallbeil getroffen, das ihre Hoffnungen, Wünsche und Erwartungen auf einen Schlag zerschmetterte.

Bekka weinte, sie war vollkommen ergriffen von den Geschehnissen der Vergangenheit. »Was für eine Liebe! Miriam hat ihrem Leben ein Ende gemacht, damit ihr Sohn frei war, um zu fliehen.

Gemeinsam hatten Jakob und Frieda ihren Leichnam in der Höhle, an der Stelle neben der Hütte, wo im Sommer immer die weiße Wildrose blühte, bestattet. In dem felsigen Boden bei der Alm hatten sie sie nicht begraben können, die Höhle war das perfekte Grab gewesen, allein dadurch, dass sie nicht so leicht zugänglich gewesen war. Wäre sie bei der

Alm gefunden worden, wären Nannys Mutter und Großeltern des Verrats wegen bestraft worden.

»I woaß jetzt, dass der Fluch, von dem Kaspar immer gsprochn hat, von Miriam kam. Sie hat die zwei folgenden Generationen der Stockacher wegn des Verrats an ihr, ihrem Sohn und an Frieda verflucht.«

»Dann sind wir die dritte Generation?« Bekka lächelte, immer noch unter Tränen.

»Den Zusammenhang verstehe ich jetzt nicht.« Vitus sah sie fragend an.

»Wie ich Nanny verstanden habe, hatte sich dein Urgroßvater Korbinian in meine Urgroßmutter Frieda verliebt, wurde aber vehement von ihr zurückgewiesen. Heimlich beobachtete er Frieda, die im Sommer auf der Alm lebte. Dadurch erfuhr er von dem Versteck Miriams und Jakobs, und erkannte sehr schnell, dass Frieda und Jakob ein Paar waren. Da ihm klar wurde, dass sie sich für Jakob entschieden hatte, verriet er ihr Versteck aus verletztem Stolz und Enttäuschung an die Nazis. Zum Glück konnte Jakob in letzter Minute fliehen. Kurz danach stellte Frieda fest, dass sie schwanger war, und heiratete innerhalb weniger Wochen Quirin Bernreuther, denn Korbinian kam für sie zu keiner Zeit als Ehemann infrage, sie verachtete ihn für sein niederträchtiges Verhalten. In der darauffolgenden Generation hatte dein Großvater Kaspar ein Auge auf Nanny geworfen. Da er ein ziemlicher Aufschneider und Raufbold war, wollte Nanny nichts mit ihm zu tun haben. Diese Zurückweisung hat er ihr anscheinend nie verziehen, so erkläre ich mir jedenfalls seine bis heute andauernden Bosheiten und Attacken. Und dann folgte die zweite Generation, die unserer Eltern.« Bekka wandte sich zu ihrem Vater hin und sprach etwas verhaltener weiter: »Max hatte mit Lilly, meiner Mutter, ein Verhältnis, obwohl sie zu dem Zeitpunkt bereits verheiratet war.«

Vitus und Benji rissen gleichzeitig die Augen auf.

»Du meinst, mein Vater und deine Mutter ...? Das haut mich jetzt um.«

Benjis Kopf sackte auf seine aufgestützten Hände. Chiara legte den Arm um ihn.

»Paps, es tut mir leid, dass du es so erfährst ... Ich wollte es dir erzählen, aber immer kam etwas dazwischen.«

»Ich wusste von dem Verhältnis, Bekka. Lilly ist es bei einem Streit vor unserer Trennung rausgerutscht. Ich wollte nur nie, dass du davon erfährst.«

Bekka wandte sich an Vitus. »Das war etwa zehn Monate vor meiner Geburt. Deswegen hatte Nanny bis vor Kurzem die Befürchtung, dein Vater wäre auch mein Erzeuger. Aber keine Sorge, wir sind keine Geschwister.« Bekka grinste Vitus an, der tief ein- und ausatmete.

»Bist du sicher?«

»Die Typisierung wegen der Nierenspende für Paps hat das klar ergeben. Erst danach hat mich Nanny über Max und Lilly aufgeklärt, denn ich wollte von ihr wissen, warum sie sich dir gegenüber irgendwie seltsam verhalten hatte, es war mir vorgekommen, als würde sie dich ständig beobachten.« Bekka hielt kurz inne und brachte es auf den Punkt. »Tatsache ist, dass seit jeher zwischen den Männern des Stockacher- und den Frauen des Hauserhofs eine große Anziehung bestand, daran hat sich bis heute nichts geändert.« Sie richtete ihre glänzenden Augen auf Vitus. »Aber jetzt sind alle Hindernisse aus dem Weg geräumt, der Fluch hat sich durch die Generationenfolge aufgelöst.«

»Noch ned alles, da is scho no was zu klärn.« Nanny zog aus den Briefen den untersten hervor und legte ihn auf den Tisch, dabei strich sie mehrmals glättend mit der Hand darüber. »I les euch den Brief von Jakobs Anwalt vor, der nach seim Tod 1960 an die Mam ging.«

Sehr geehrte Frau Frieda Bernreuther,
mit allergrößtem Bedauern muss ich Sie über das Ableben meines besten Freundes und überaus geschätzten Mandanten, Herrn Jakob Goldstein, am 5. Januar 1960 in Kenntnis setzen und Ihnen meine tiefste Anteilnahme an diesem unermesslichen Verlust übermitteln.
Wir sind zutiefst bestürzt über seinen plötzlichen Tod, vor allem, nachdem er sich von seiner schweren Krankheit bestens erholt hatte. Er kam in Christchurch bei einem Verkehrsunfall ohne eigenes Zutun ums Leben. Das einzig Tröstliche in dieser Situation ist der Umstand, dass er auf der Stelle starb, ohne leiden zu müssen.
Unsere Kanzlei wird gemäß seinen testamentarischen Bestimmungen die Firmen in Christchurch und Wellington abwickeln und sein Stadthaus verkaufen. Sobald die Kapitalisierung abgeschlossen ist, lasse ich Ihnen und Ihrer Tochter Hannah Bernreuther die anteilmäßig festgelegten Summen auf Konten einer Münchner Bank, die von Jakob Goldstein während seines Aufenthalts in Deutschland auf ihrer beider Namen abgeschlossen wurden, überweisen.
Gemäß seinen Anweisungen schicke ich Ihnen das Foto seiner Mutter und ein weiteres von ihm selbst zusammen mit Ihnen und Ihrer Tochter. Einen Ring, den er im Safe verwahrt hatte, haben wir auf seinen Wunsch hin vernichtet.
In einem Brief, den ich ebenfalls beilege, geht es um die Rückübertragung eines Grundstückes in München, das Jakob Goldsteins Vater, Arthur Goldstein, 1933 in München an Herrn Korbinian Stockacher, wohnhaft in Hochkogel, veräußert hatte. Der Kaufvertrag enthält eine Klausel, dass das Grundstück mit Gebäude, das allerdings, wie Jakob zwischenzeitlich recherchiert hatte, im Krieg vollständig zerstört worden war, nach Kriegsende gegen Aushändigung einer bestimmten Summe zurückzugeben sei.

Die Rückübertragung des Grundstücks wurde 1956 gerichtlich zu Herrn Jakob Goldsteins Gunsten entschieden. Er hatte geplant, nach seiner Rückkehr nach Deutschland den Rückkauf in die Wege zu leiten. An seiner Stelle sind nun Sie, Frau Frieda Bernreuther, und Ihre Tochter, Hannah Bernreuther, als Erben befugt, im Zuge des Testaments das Grundstück gegen Zahlung von 130.000 Deutschen Mark zurückzukaufen.
Wir stehen zur Klärung Ihrer Fragen jederzeit zu Ihrer Verfügung.
Wir bedauern nochmals Ihren großen Verlust. Ihnen und Ihrer Tochter gilt unser größtes Mitgefühl.
Herzlichst,
Jonas Lewenson
Kanzlei Lewenson, Rosenfeld & Partner

Als Nanny geendet hatte, waren alle still. Benji fand als Erster die Sprache wieder. »Mam, hat deine Mutter das Grundstück damals zurückgekauft?«

»Bestimmt ned. Nach Jakobs Tod war sie durch den Schock und die Trauer kaum noch in der Lage, die Wirtschaft am Laufen zu haltn. Und i war damals in Garmisch, i konnt ihr überhaupt ned helfn. Des war a ganz a schlimme Zeit für mei Mam. I woas, dass sie irgendwann Geld von dem Konto abghobn hat, um die Zimmer und ois andre instand zu haltn und weiter auszubaun. Und als i gheiratet hab, hab i a scheens Vermögn auf meim Konto ghabt. Ab und an hab i was davon gnomma, aber es is no gnug da. Jetzt grad hab i den Bus davon kauft. Ganz ehrlich, i wüsst ned, was i mit an Grund und Boden in Minga sollt. I brauch des ned, was moants ihr dazu?«

»Ich finde, Bekka soll über das Erbe Ihres Urgroßvaters Jakob entscheiden. Denn sie setzt hier auf dem Hof fort, was Nannys Großeltern angefangen haben, als sie den Hauserhof vor über hundert Jahren gebaut haben.« Benji lächelte Bekka an.

Bekka senkte ihren Kopf, das war eine Entscheidung größter Tragweite.

Sie sollte das nun auf ihren Schultern tragen, gerade sie, die ständig von Kaspar deswegen angegriffen worden war, ohne dass sie den Hauch einer Ahnung gehabt hatte? Wenn sie sich vorstellte, dass Kaspar Stockacher seit etwas mehr als sechzig Jahren damit rechnen musste, dass er sein Eigentum in München gegen die Zahlung einer verhältnismäßig niedrigen Summe zwangsweise abgeben sollte, dann konnte sie sich sein sonderbares Verhalten ihr und Nanny gegenüber allmählich erklären. Natürlich wäre es viel besser gewesen, die Rückübertragung offen anzusprechen, aber vermutlich hatte er damit keine schlafenden Hunde wecken wollen. Da Frieda bis zu ihrem Tod nicht von ihrem Recht des Rückkaufs Gebrauch gemacht hatte und er nicht sicher gewesen war, ob Nanny überhaupt darüber Bescheid wusste, hatte ihn vielleicht die Hoffnung getragen, Nanny würde das Wissen über ihr Erbe mit ins Grab nehmen. Seinem Sohn Max musste er davon erzählt haben, denn schließlich hätte er diese *Erblast* dereinst übernommen. Einen ganz neuen Aspekt hatte Bekkas Einzug bei Nanny offenbart, damit hatte sich die Situation für Kaspar und auch Max erneut zugespitzt. Die Demenz Kaspars hatte die offensichtliche Abneigung gegenüber den Hauserinnen verstärkt, durch seine geistige Verwirrtheit hatte er nicht bemerkt, dass er die nahezu vergessene Geschichte um den Rückkauf wieder ans Tageslicht befördert hatte. Und nun stand er kurz vor seinem Lebensende, und was vorherrschte, waren Wut und Aggression, die Max aus verletztem Stolz von ihm übernommen hatte und fortführte.

Wie sollten Nachbarn in Frieden leben, wenn ein derartiges Damoklesschwert ständig zwischen ihnen hing, das jederzeit herabstürzen könnte.

Bekka atmete tief ein, sie wusste jetzt, was ihr wichtig war. »Am liebsten würde ich die unguten Verstrickungen zwischen dem Stockacher- und Hauserhof für immer beenden. Ich weiß nicht, was aus dem Münchner Grundstück und dem zerstörten Haus in den vergangenen Jahren geworden ist, aber meinem Gefühl nach gehört es dem, der es damals rechtmäßig erworben hat. Das Geld ermöglichte Jakob die Flucht und die Fortführung der Firma in Neuseeland. Irgendwann muss doch mal ein Schlussstrich unter die Vergangenheit gezogen werden.« Bekka schaute in die Runde, und alle nickten ihr erleichtert zu. »Das ist doch eine wichtige Voraussetzung für einen Neuanfang ...«

»Darüber reden wir noch, Bekka ... aber ich bin sicher, es bleibt sowieso in der Familie«, ergänzte Vitus ihren Beschluss und küsste sie voller Liebe.

Danksagung

In jeden Roman fließen mehr oder weniger eigene Erinnerungen, Gedanken und Erlebnisse ein. Beim »Leuchten der Gipfel« waren diese ziemlich umfangreich. Zum einen meine jahrelange Erfahrung beim Stricken – eine wunderbare Handarbeitstechnik, auf die sich viele Frauen und auch einige Männer in den langen Stunden der verschiedenen Lockdowns gestürzt haben. Beigebracht hat mir das Stricken meine Oma, die nun schon seit zwanzig Jahren nicht mehr lebt. Posthum möchte ich mich bei ihr dafür bedanken; ich kann mich heute noch an ihren erstaunten Gesichtsausdruck und Ausruf über meine ersten Versuche erinnern. Selbst die Beziehung mit meiner Oma spiegelt sich im Roman auf die eine oder andere Art wider, auch wenn ich das erst am Ende des Buches erkannt habe.

Ganz wichtig für mich war im Lockdown meine Yogalehrerin Maria Ostermayer, die ihre Kurse online angeboten hat. Sie hat die Beschreibungen der Yogatechniken so aufgebaut, wie sie das auch im wahren Leben praktiziert: kurz, prägnant und wirkungsvoll. Danke für die vielen Übungen, die gerade beim Schreiben für das Lockern diverser Muskelpartien ein Segen sind.

Ein riesiges Dankeschön an meine Freundin Evi, die meine Schreib- und Ausdrucksweise der bayerischen Sprache ins rechte Licht gerückt hat. Der Kreis meiner Testleserinnen hat sich von meiner Schwester Ingrid und meiner Nichte Annika auf meine Freundin Ingrid erweitert. Ganz herzlichen Dank euch vieren für euer genaues Lesen, Hinschauen und Nachfragen.

Sehr glücklich war ich wieder über meine Lektorin Julia Feldbaum; es lief wie auch beim ersten Roman direkt und unkompliziert.

Wieder musste mein Lebensgefährte meine sowieso schon geringe Freizeit mit den Romanfiguren und deren Leben teilen, ohne zu wissen, an wen er unsere gemeinsame Zeit verschenkte. Es war eine immense Unterstützung, wenn ich an vielen Wochenenden stundenlang ohne Unterbrechung schreiben konnte. Ein dickes Bussi dafür!

Mein Dank geht besonders an alle, die sich im Verlag mit mir und meinem Roman auseinandergesetzt haben. Ich fühle mich sehr gut bei euch aufgehoben.

Und zuletzt gilt ein riesiges Dankeschön all denen, die meinen Roman gelesen haben. Danke für eure Zeit und eure Lust daran, meinen Figuren durch Höhen und Tiefen zu folgen!